形成外科治療手技全書 Ⅴ

腫瘍・母斑・血管奇形

監　修　波利井清紀
　　　　野﨑幹弘
総編集　平林慎一
　　　　川上重彦
編　集　磯貝典孝
　　　　山本有平

克誠堂出版

形成外科治療手技全書

監　修

波利井 清紀
東京大学名誉教授
杏林大学医学部形成外科学教室特任教授

野﨑 幹弘
東京女子医科大学名誉教授

総 編 集

平林 慎一
帝京大学名誉教授

川上 重彦
金沢医科大学名誉教授

形成外科治療手技全書 V 腫瘍・母斑・血管奇形

【編 著】 磯貝 典孝　近畿大学医学部形成外科学教室教授
　　　　　山本 有平　北海道大学大学院医学研究院・医学院形成外科学教室教授

【執筆者】 赤松　正　　東海大学医学部形成外科
　　　　　朝村 真一　和歌山県立医科大学形成外科
　　　　　今川孝太郎　東海大学医学部形成外科
　　　　　漆舘 聡志　弘前大学医学部形成外科
　　　　　尾崎　峰　　杏林大学医学部形成外科
　　　　　鬼塚 哲郎　静岡県立静岡がんセンター頭頸部外科
　　　　　梶川 明義　聖マリアンナ医科大学形成外科
　　　　　清澤 智晴　防衛医科大学校形成外科
　　　　　黒川 正人　熊本赤十字病院形成外科
　　　　　河野 太郎　東海大学医学部形成外科
　　　　　澤泉 雅之　がん研究会有明病院形成外科
　　　　　髙木 信介　今給黎総合病院形成外科
　　　　　竹内 正樹　東京女子医科大学八千代医療センター形成外科
　　　　　田中 克己　長崎大学医学部形成外科
　　　　　堤田　新　　国立がん研究センター中央病院皮膚腫瘍科
　　　　　寺師 浩人　神戸大学大学院医学研究科形成外科学
　　　　　長尾 宗朝　東北大学医学部形成外科
　　　　　中岡 啓喜　愛媛大学医学部附属病院形成外科
　　　　　中川 雅裕　静岡県立静岡がんセンター再建・形成外科
　　　　　野村　正　　神戸大学大学院医学研究科形成外科学
　　　　　橋本 一郎　徳島大学医学部形成外科
　　　　　林　礼人　順天堂大学医学部附属浦安病院形成外科・再建外科
　　　　　林　利彦　北海道大学大学院医学研究院・医学院形成外科学教室
　　　　　深水 秀一　浜松医科大学医学部附属病院形成外科
　　　　　藤原 雅雄　浜松医科大学医学部附属病院形成外科
　　　　　古川 洋志　北海道大学大学院医学研究院・医学院形成外科学教室
　　　　　朴　修三　静岡県立こども病院形成外科
　　　　　前田　拓　北海道大学大学院医学研究院・医学院形成外科学教室
　　　　　元村 尚嗣　大阪市立大学大学院医学研究科形成外科学
　　　　　諸富 公昭　近畿大学医学部形成外科学教室
　　　　　山内　誠　近畿大学医学部形成外科学教室
　　　　　吉龍 澄子　国立病院機構大阪医療センター形成外科

(敬称略，五十音順)

形成外科治療手技全書
監修にあたって

　形成外科は過去半世紀以上にわたり非常な発展を遂げ，現在，ほとんどの大学で講座，診療科が設置されており，一般社団法人日本形成外科学会の認定する専門医は2,500名を超えております。また，2018年度から日本専門医機構が認定する基本領域19診療科の一つとして，新しい専門医研修プログラムによる研修もスタートされます。

　一方，形成外科が診療する疾患の範囲は非常に幅広く，他科の診療分野とのオーバーラップ，疾患名と治療手技が一致しないことなどがあり，形成外科の治療手技を体系的に記述した日本の教科書はありませんでした。

　今回，本全書を刊行する目的の一つに，臨床外科の一分野として発展してきた形成外科を，将来に向けて広く独立した学問としてとらえた教科書を作りたい，ということがあります。すなわち，「形成外科学」を一つの体系としてとらえ，共通の概念に基づく診断から治療法の選択，そして治療の実際に関する標準的かつ最新の知識を網羅した，大系的な教科書作りを目指しております。

　「形成外科学」の，より一層の発展に寄与できれば幸いです。

　　　　　　　　　　　　　　　　　　監修　波利井 清紀
　　　　　　　　　　　　　　　　　　　　　野﨑 幹弘

形成外科治療手技全書 V 腫瘍・母斑・血管奇形

序

「腫瘍・母斑・血管奇形」を発刊する運びとなりました。形成外科治療手技全書シリーズの4冊目となります。

本書は，これまで発刊した「形成外科の基本手技Ⅰ」，「形成外科の基本手技Ⅱ」，「創傷外科」と同様に各項，総論と各論の構成となっており，臨床の場に役立つ実践書として活用していただきたいと思っています。

今回取り上げた腫瘍，母斑，血管奇形は，形成外科の日常診療において最も診療機会の多い領域です。とくに，腫瘍は形成外科が手術対象として扱うことの多い疾患のひとつであります。しかしながら，形成外科医はともすれば手術治療にのみ目が行きがちとなり，腫瘍の分類や病態，その元となる病理組織像については病理診断医の診断を鵜呑みにする傾向があるのではないかと思います。本書では，各執筆者に日常診療に役立つ標準的な治療法について記述をお願いしましたが，併せて，腫瘍・母斑・血管奇形病変を理解するための基本的な事項として，分類・病態・病理組織像・診断（鑑別診断を含む）についても詳細な記述をお願いいたしました。

本書を座右の書として日常診療に活用していただくことで，腫瘍などの病変を単に治療するだけではなく，病変の全体像を把握し，鑑別診断も念頭に置きながら治療を行う形成外科医が育つことを願っています。

2018年3月1日

総編集　平林　慎一
　　　　川上　重彦
編　集　磯貝　典孝
　　　　山本　有平

形成外科治療手技全書 V 腫瘍・母斑・血管奇形

もくじ

監修にあたって … v
序 … vii

第1章 生検　1

生検 ─────────────────────────────── 田中　克己　2
　Ⅰ パンチによる皮膚生検…2
　Ⅱ 切除による皮膚・軟部腫瘍生検…3

第2章 皮膚良性腫瘍，母斑　7

1. 上皮・付属器系 ─────────────────────── 清澤　智晴　8
　　粉瘤／皮様嚢腫／石灰化上皮腫／脂漏性角化症／日光黒子／アクロコルドン／
　　脂腺母斑／尋常性疣贅
2. 神経堤系 ───────────────────────── 梶川　明義　14
　　色素性母斑／皮膚線維腫／神経線維腫と神経鞘腫
3. 間葉系 ────────────────────────── 黒川　正人　20
　　脂肪腫／外骨腫／ガングリオン／指粘液嚢腫／腱滑膜巨細胞腫

第3章 皮膚・軟部組織悪性腫瘍　25

1. 日光角化症 ──────────────────────── 吉龍　澄子　26
　　特徴・症状／診断／一般的な治療法／予後
2. 上皮・付属器系
　1）上皮内癌（ボーエン病）────────────────── 中岡　啓喜　32
　　　特徴・症状／診断／鑑別診断／一般的な治療法／予後
　　　Ⅰ ボーエン病　下腿…35
　　　Ⅱ ボーエン病　上背部…36
　2）基底細胞癌 ─────────────────── 寺師　浩人・野村　正　38
　　　特徴・症状／診断／鑑別診断／一般的な治療法／予後
　　　Ⅰ 下眼瞼…43
　　　Ⅱ 鼻部…44
　3）有棘細胞癌 ────────────────────── 山内　誠　46
　　　特徴・症状／診断／鑑別診断／一般的な治療法／予後
　　　Ⅰ 口唇…52

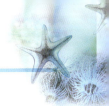

　　　Ⅱ 耳介…53
　　　Ⅲ 頭部…54

　4）脂腺癌 ──────────────────────── 朝村 真一　56
　　　　　　特徴・症状／診断／一般的な治療法／予後
　　　■ 下眼瞼に対する Hughes flap を用いた再建…59

3. **神経外胚葉・間葉系**
　1）乳房外パジェット病 ──────────────── 橋本 一郎　62
　　　　　　特徴・症状／診断／鑑別診断／一般的な治療法／予後
　　　Ⅰ 外陰部・男性…67
　　　Ⅱ 外陰部・女性…68
　　　Ⅲ 腋窩部…69

　2）悪性黒色腫 ────────────────── 古川 洋志・山本 有平　71
　　　　　　特徴・症状／診断／鑑別診断／一般的な治療法／予後
　　　Ⅰ 母指：爪床原発黒色腫（IP切断と掌側皮弁を用いた再建）…75
　　　Ⅱ 母指：局所皮弁による再建…77
　　　Ⅲ 頬部：植皮による再建…78
　　　Ⅳ 踵部：内側足底皮弁による再建…79

　3）軟部肉腫について ─────────────────── 澤泉 雅之　81
　　　　　　特徴・症状／分類／検査所見／標準的治療方針／予後

　4）隆起性皮膚線維肉腫 ─────────────────── 竹内 正樹　85
　　　　　　特徴・症状／診断／一般的な治療法／予後
　　　■ 左大腿外側部…87

　5）脂肪肉腫 ─────────────────────── 漆舘 聡志　90
　　　　　　特徴・症状／診断／一般的な治療法／予後
　　　■ 頬部…95

第4章　血管腫，血管奇形　97

1. 乳児血管腫 ─────────────────────── 朴 修三　98
　　　　　特徴・症状／診断／鑑別診断／一般的な治療法
　　　Ⅰ 薬物療法：プロプラノロール内服療法…103
　　　Ⅱ 色素レーザー…104
　　　Ⅲ 外科的切除術…105

2. 毛細血管奇形 ─────────────── 河野 太郎・今川 孝太郎・赤松 正　106
　　　　　特徴・症状／診断／レーザー治療／外科的治療
　　　Ⅰ レーザー…110

Ⅱ 外科的切除術…112

3. 静脈奇形 ————————————————————————————————髙木 信介　114
　　　特徴・症状／診断／鑑別診断／一般的な治療法
　　　Ⅰ 硬化療法…119
　　　Ⅱ 外科的切除術…120

4. 動静脈奇形 ——————————————————————————野村 正・寺師 浩人　122
　　　特徴・症状／診断／鑑別診断／一般的な治療法
　　　Ⅰ 外科的切除術（四肢）…132
　　　Ⅱ 外科的切除術（頭頸部）…133
　　　Ⅲ 硬化療法を含む血管内治療…134

5. リンパ管奇形 ————————————————————————————————尾崎 峰　137
　　　特徴・症状／診断／一般的な治療法
　　　Ⅰ 外科的切除術（背部）…141
　　　Ⅱ 硬化療法…143

第5章　唾液腺の腫瘍　147

1. 耳下腺 ————————————————————————————————————林 礼人　148
　　　特徴・症状／診断／一般的な治療法
　　　■ 耳下腺腫瘍に対する外科的切除術…155

2. 顎下腺, 舌下腺 ———————————————————————————————林 礼人　159
　　　特徴・症状／診断／一般的な治療法

第6章　リンパ節郭清　163

1. センチネルリンパ節生検 ——————————————————林 利彦・山本 有平　164
　　　概要／原発巣とSLN／合併症と予防
　　　■ 方法…168

2. 頸部 ——————————————————————————————中川 雅裕・鬼塚 哲郎　172
　　　概要／郭清範囲／合併症と予防／手術
　　　■ 手技…175

3. 腋窩部 ————————————————————————————藤原 雅雄・深水 秀一　180
　　　概要／郭清範囲／合併症と予防
　　　■ 手技…184

4. 鼠径部・骨盤内 ————————————————————————前田 拓・山本 有平　191

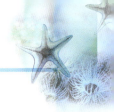

　　　　　概要／郭清範囲／合併症と予防
　■ 手技…193

第7章　知っておきたい知識　199

1. メラノーマの薬物治療⋯⋯⋯⋯⋯⋯⋯⋯⋯⋯⋯⋯⋯⋯⋯⋯⋯⋯⋯⋯⋯⋯⋯⋯⋯堤田　新　200
　　　免疫チェックポイント阻害薬／低分子性分子標的薬／治療薬の選択／今後の展望

2. 血管奇形の画像診断⋯⋯⋯⋯⋯⋯⋯⋯⋯⋯⋯⋯⋯⋯⋯⋯⋯⋯⋯⋯⋯⋯⋯⋯⋯⋯長尾　宗朝　204
　　　画像診断への手順／画像診断の役割／画像診断に用いられる医療機器の特徴と選択／
　　　疾患別血管奇形の画像診断／画像診断のプロセス

3. 悪性腫瘍の画像診断⋯⋯⋯⋯⋯⋯⋯⋯⋯⋯⋯⋯⋯⋯⋯⋯⋯⋯⋯⋯⋯⋯⋯⋯⋯⋯元村　尚嗣　210
　　　原発腫瘍の画像検査／リンパ節の画像検査

4. 神経皮膚症候群⋯⋯⋯⋯⋯⋯⋯⋯⋯⋯⋯⋯⋯⋯⋯⋯⋯⋯⋯⋯⋯⋯⋯⋯⋯⋯⋯⋯諸富　公昭　217
　　　神経線維腫症1型（レックリングハウゼン病）／神経線維腫症の治療

索引…223

形成外科治療手技全書 V

腫瘍・母斑・血管奇形

第1章 生検

第1章 生検

生　検

田中克己

Knack & Pitfalls
- ◎生検には目的に応じた種々の方法があり，診断に加えて切除法や再建法に対しても重要となる
- ◎パンチ生検，全切除生検（excisional biopsy），部分切除生検（incisional biopsy）を理解する
- ◎病態に応じた適切な生検術を行うことが重要である
- ◎全切除生検は診断と治療を兼ねることもある
- ◎生検，迅速病理組織診断，永久標本での診断を正しく理解する
- ◎軟部腫瘍では迅速病理組織診断を質的診断には用いない
- ◎病理組織診断は臨床経過や画像診断と併せて評価を行う

I　パンチによる皮膚生検

- 診断に十分な組織を得るためには3～5mm程度のものを使用する

❶ 手技

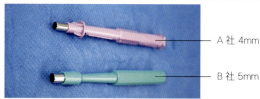

A社 4mm
B社 5mm

パンチ

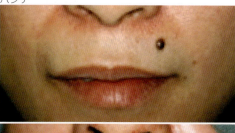

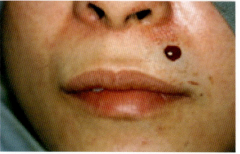

主に円形の腫瘍に対して，診断目的に用いる。一般に長径5mm以内の小病変を完全に切除する場合や詳細な病変の診断および治療方針の決定のための生検に使用する。診断に十分な組織を得るためには3～5mm程度のものを使用する。

Advice
・悪性黒色腫が疑われる場合には禁忌のため使用してはいけない。

30歳代，女性，左上口唇皮膚腫瘍
母斑細胞母斑として診断したが，基底細胞癌の可能性も残されていたため直径5mmのパンチで切除した。水平方向にも，垂直方向にも病変の残存がないように行った

❷ 術後管理

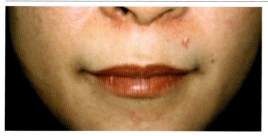

同症例のパンチ生検開放療法（open method）後3週
10日間で上皮化が完了した。その間に永久標本として
の病理組織診断が確定した（母斑細胞母斑）。切除断端
はいずれも陰性であった

パンチ後の欠損は，基本的に一般の創傷と同様の処置を行う。部位や目的によっても異なるが，3〜4mm程度のパンチでは抗生剤加ワセリン軟膏による開放療法や，テーピングによる創の引き寄せを行う。

5mm以上の場合には縫合を行う。

- 乳房外パジェット病の mapping biopsy
  以前は標準的な検査法であったが，近年のガイドラインでは境界不鮮明な部分においてのみ行われている。通常，臨床的に境界と推定されている部分から周囲放射状に1〜3cm離して複数箇所を生検する。

II 切除による皮膚・軟部腫瘍生検

- 切除による皮膚生検には，全切除生検（excisional biopsy）と部分切除生検（incisional biopsy）がある
- 腫瘍の種類や大きさにより全切除生検と部分切除生検を適切に使い分ける

❶ 手技

▶ 全切除生検

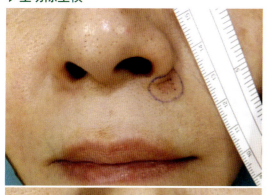

腫瘍の種類や大きさにより適切に使い分ける。病変が小さい場合や悪性黒色腫の場合には，水平および垂直方向の境界を意識的に確保して，全切除生検を行う。

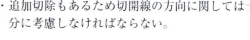
・追加切除もあるため切開線の方向に関しては十分に考慮しなければならない。

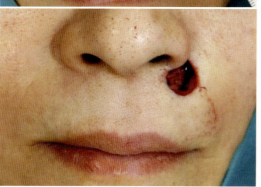

60歳代，女性
左上口唇上皮系悪性腫瘍の疑い

第1章 生検

▶部分切除生検

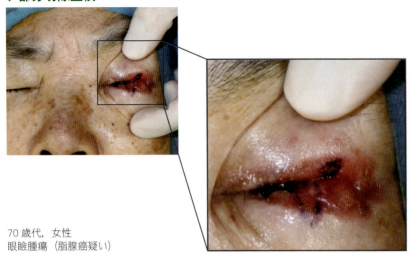

70歳代，女性
眼瞼腫瘍（脂腺癌疑い）

　主に腫瘍の病理組織学的診断を中心に考えて行う。病変部に正常組織を含めて切除する方が病変部との比較や移行部分の細胞個々の状態や細胞配列が把握できるため望ましい。

　悪性黒色腫の場合，全切除生検が理想的であるが，部分切除生検でも局所再発率，生存率に影響しないという比較的高いエビデンスも報告されている。

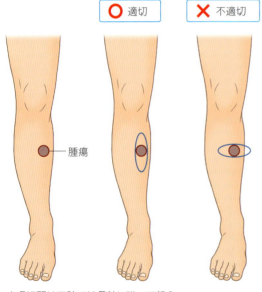

皮膚切開は四肢では長軸に沿って行う

〈軟部腫瘍の切開生検時の注意点〉
　軟部腫瘍の生検も基本的には皮膚腫瘍の生検と同様に考えるが，以下に注意点を列記する。

・皮膚腫瘍に対する生検とやや異なる。長径5cm以内であれば摘出し，5cm以上であれば原則として腫瘍内生検を行う。
・皮膚切開は四肢では長軸に沿って行う。追加手術が必要になる場合を想定する。
・神経血管束の近傍は避ける。
・剥離は可能な限り行わない。
・侵入経路は一定として，複数にまたがらない。
・血腫は腫瘍細胞の拡散につながるため，念入りな止血を行う。
・ドレーンを入れる場合には創から出す。
・腫瘍の中心は壊死している可能性があるため，適切な採取を心がける。
・縫合のバイトは最小限とする。

❷ 術後管理

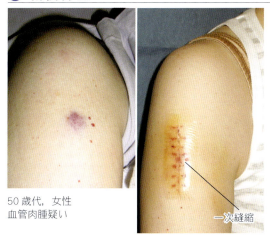

50歳代，女性
血管肉腫疑い

一次縫縮

全切除生検では基本的に一次縫縮する。その際，補助切開の方向や長さに注意する。皮下組織の剥離は行わない。

一次縫縮が難しい場合には追加手術への影響を最小とするために人工皮膚の貼付を行う。眼瞼など特殊な部位以外には皮弁などを同時に適用しない。

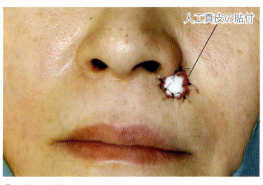

人工真皮の貼付

①と同一症例
生検後の創には人工真皮を貼付する

著者からのひとこと
眼窩腫瘍では，しばしば悪性リンパ腫などの可能性もあるため，診断と治療をかねて全切除生検を適用することもある。この場合には眼窩外側を外す手術法も検討する。

History & Review

- 各種疾患における生検の基本的事項が記載されている。
 皮膚悪性腫瘍取扱い規約（第2版）．p26，p40，p50，pp59-60，金原出版，東京，2010
- 各種疾患における生検の基本的事項が記載されている。
 日本皮膚悪性腫瘍学会編：科学的根拠に基づく皮膚悪性腫瘍診療ガイドライン（第2版）．pp12-13，p66，p89，金原出版，東京，2015
- 皮膚腫瘍の生検の要点が記載されている。
 清澤智晴：生検．形成外科医に必要な皮膚腫瘍の診断と治療，pp159-162，文光堂，東京，2009
- 皮膚腫瘍の生検の要点が記載されている。
 清澤智晴：生検術の行い方．PEPARS 100：109-115，2015
- 軟部腫瘍の生検に関してまとめられている。
 大石正雄，田中克己：間葉系悪性腫瘍の特徴と診断アプローチ．PEPARS 122：82-90，2017
- 軟部腫瘍の生検に関してまとめられている。
 岩本幸英：軟部腫瘍の生検の要点と盲点．骨・軟部腫瘍外科の要点と盲点．pp50-52，文光堂，東京，2005

形成外科治療手技全書 V

腫瘍・母斑
・血管奇形

第2章 皮膚良性腫瘍，母斑

第2章 皮膚良性腫瘍，母斑

1. 上皮・付属器系

清澤智晴

Knack & Pitfalls
◎上皮・付属器系腫瘍で肉眼的に診断が難しい場合は病理組織所見から診断する
◎粉瘤でサイズの大きい場合は，悪性腫瘍を合併することがある
◎脂漏性角化症，日光黒子，アクロコルドンなどは，必ずしも切除する必要はない
◎日光黒子を治療する際は，肝斑や日光角化症との鑑別が重要である

粉瘤

■特徴・症状

粉瘤（atheroma）は，角質などの粥状物が内部に蓄積した囊腫（cyst）の総称であり，研究者によって分類が異なるが，多くの場合，表皮囊腫〔epidermal（inclusion）cyst〕を指す（図1）。一般に粉瘤と呼ばれている病変は別名としてアテローマ，アテローム，表皮囊腫，表皮囊胞，類表皮囊腫，類表皮囊胞などと呼ばれることもある。

粉瘤の広義には皮様囊腫（dermoid cyst），漏斗部型毛包囊腫（follicular cyst, infundibular type），峡部型毛包囊腫（follicular cyst, isthmus-catagen type）または外毛根鞘囊腫（trichilemmal cyst），汗囊腫（hidrocystoma），稗粒腫（millium）などを含む。なお欧米でatheromaという名称は，動脈硬化の内膜における粥状変化を指すものであり，わが国における粉瘤の意味はない。

表皮囊腫の内側は表皮細胞様の角化細胞で構成されており，角化物の脱落が囊腫内に増えていくことにより，体表からも腫瘤として触れる。病理組織学的に皮膚付属器を含まず，囊胞壁に顆粒層を確認できることが特徴である（図2）。体表の一部に開口部を確認できることが多い。皮膚陥凹部は正常表皮，真皮に連続しているので，開口部付近の可動性は悪い。細菌感染を伴うと異臭を放

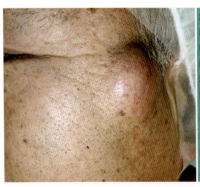
左耳前部に生じた表皮囊腫

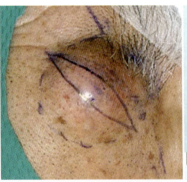
中心の皮膚陥凹を含めて紡錘状（spindle）に切除する

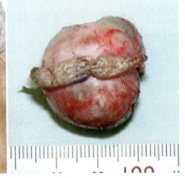
摘出した腫瘍

図1 顔面の表皮囊腫

1. 上皮・付属器系

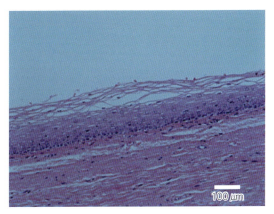

図2 表皮嚢腫壁の病理組織学的所見
角層を形成していく角化細胞に、顆粒層を含むことと、汗腺や毛嚢などの付属器がないことで診断が可能である（HE染色、×200）

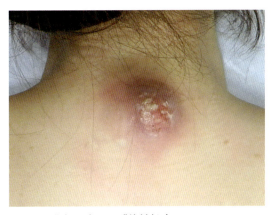

図4 上背部に生じた感染性粉瘤
発赤と疼痛を伴い、粉瘤が自潰しつつある

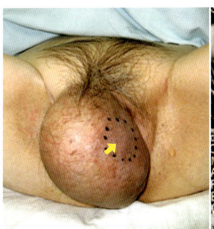

臨床像
大きな表皮嚢腫と硬い部分の有棘細胞癌（➡）

MRI所見
嚢腫壁の一部が増大している（➡）。嚢腫内容は均一である

図3 外陰の表皮嚢腫と合併した有棘細胞癌

ち、排膿が見られる。発生原因としては、外傷による表皮細胞の埋入のほか、嚢腫壁の角化細胞に細胞質内封入体が見られることや、角質内の空胞様構造からヒトパピローマウイルス（human papillomavirus 60：HPV-60）の感染が報告されている。全身、いかなる部位の皮膚にも生じる。足底では尋常性疣贅に合併することも多い。粉瘤の約0.6％に悪性腫瘍が合併するとされる（図3）。

漏斗部型毛包嚢腫は有毛部に生じ、嚢胞内に毛髪が確認できることがある。峡部型毛包嚢腫も有毛部に生じ、外毛根鞘性角化を示し、顆粒層は見られない。汗嚢腫は、汗腺細胞に類似する上皮細胞で構成され、嚢胞内に角化物は見られない。汗腺の腺腫と考えられる。稗粒腫は体表から視認できる1〜2mm大の淡黄色ないし白色の小さな腫瘍で、病理組織学的には毛包嚢腫に類似する。

■一般的な治療法

通常は細菌感染がない時期に局所麻酔下に陥凹部の皮膚を小さく含めてメスで切除する。一般的ではないが、皮膚陥凹部を含めてパンチにより皮膚を切開し、嚢胞部分を鑷子で嚢胞の内腔から摘出する方法も報告されている。

細菌感染が軽度である場合には、抗菌剤にて炎

症が鎮静化し，数週間以上の期間を設け瘢痕が柔軟になった後に全摘を行う。細菌感染が著しく，皮膚の炎症所見が強い場合（図4）には，排膿切開し，開放創としていったん瘢痕治癒化するまで，ガーゼ交換を行う。残存角化細胞上皮が瘢痕内に残っていることが多いため，数週間以上の間隔を空けて，瘢痕が成熟した後に腫瘤の全摘を行う。社会的事情などで炎症性粉瘤を止むを得ず切除する時は，紅斑を目安に広範切除を行うこともある。

皮様囊腫

■特徴・症状

　皮膚様の組織が囊腫となっている先天性の腫瘤を皮様囊腫（dermoid cyst）という。類皮囊腫，類皮囊胞ともいう。婦人科領域では卵巣に生じることがあるが，形成外科領域では眉毛部や上眼瞼付近に好発する（図5）。体表の正常表皮組織とは連続性がない。骨に癒着している場合や，骨内，時に頭蓋内にまで病変が及ぶこともある。表皮囊腫が角化細胞で構成されているのに対し，皮

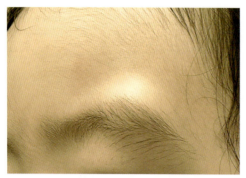

図5　左眉毛外側皮下に生じた皮様囊腫

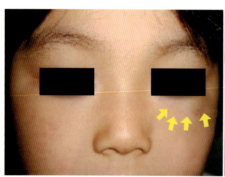

(a) 左下眼瞼の石灰化上皮腫（→）

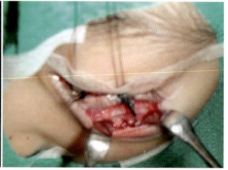

(b) 術中所見
腫瘤直上の皮膚は切開せず眼瞼睫毛下切開を行う。病変部の真皮下層を含めて摘出する

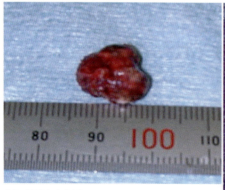

(c) 摘出した標本

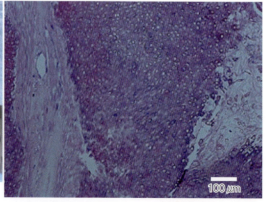

(d) 病理組織学的所見
腫瘤は分葉状を呈し，好塩基性で陰影細胞の配列が見られる（HE染色，×200）

図6　顔面の石灰化上皮腫（毛母腫）

様嚢腫は汗腺や脂腺，毛包といった皮膚付属器を病変内に含んでいる。

■一般的な治療法

整容的に配慮し，摘出が望ましい。体表の正常皮膚合併切除は通常不要である。

石灰化上皮腫

■特徴・症状

石灰化上皮腫（calcifying epithelioma）は別名で毛母腫（pilomatricoma）ともいう。臨床的には一見，皮下腫瘍のごとく感じられる。病理組織学的には上皮系良性腫瘍であり，次第に増大する。石灰化上皮腫という名称から誤解があるが石灰化が必須条件ではなく，石灰化がない石灰化上皮腫も少なくない。

■一般的な治療法

外科的に摘出する。通常は腫瘍直上の切開から摘出する。表皮を含めて切除する場合と，表皮を含めないで切除できる場合がある。病変が真皮下層にあり，皮膚の上層に可動性がある場合は，必ずしも直上切開にて摘出しなくても，目立たない切開線から皮下剥離と腫瘍周囲を剥離して，真皮下層の毛母組織から発生している腫瘍を摘出できることもある（図6）。

脂漏性角化症

■特徴・症状

高齢者の皮膚の良性腫瘍としては脂漏性角化症（seborrhic keratosis）は，最も多いものである。老人性疣贅（verruca senilis），俗に「年寄りイボ」などと呼称されることもある。顔面や頬部，体幹などに単発あるいは多発する（図7）。大きさはさまざまであるが，1mm大から数cm大の病変もある。茶褐色から黒色で，表面は顆粒状を

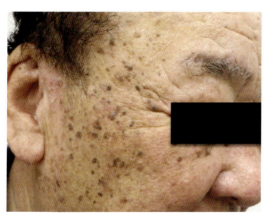

（a）顔面多発例

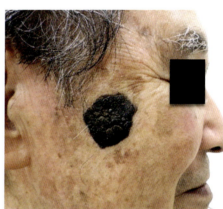

（b）頬部に発生した大きな脂漏性角化症
表面は顆粒状，乳頭状で隆起し，黒色の腫瘤を呈す。その周辺には褐色斑を呈す日光黒子が複数見られる

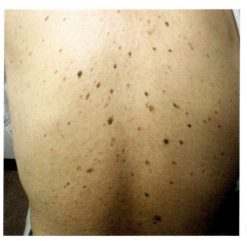

（c）背部多発例

図7　種々の脂漏性角化症

第2章 皮膚良性腫瘍，母斑

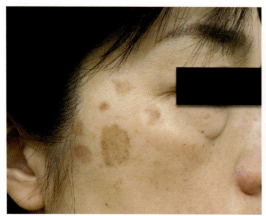
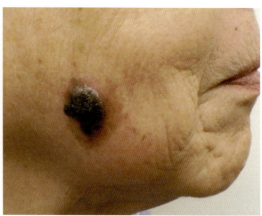

（a）頬部の多発例

（b）頬部の日光黒子
中央部に脂漏性角化症が共存している

図8　日光黒子（老人性色素斑）

呈することが多い。加齢に伴い多発する。加齢変化による要因が大きい疾患であり医学的治療は必須ではなく，整容的な意味での治療が多い。

■一般的な治療法

小さい病変は液体窒素による凍結療法や炭酸ガスレーザーによる焼灼が一般的である。Qスイッチルビーレーザーも有効である。多発している場合は，すべての腫瘍を除去するのではなく顔面など整容的な部分のみ対応することも多い。大きな脂漏性角化症は，切除を要することがある。肉眼的に診断が難しい症例では病理学的検査を行う。ヨクイニンの内服のみでは根治性はないが，効果を示す場合もある。

日光黒子

■特徴・症状

日光黒子（solar lentigo）は主に中高齢者に見られ，多くは正円形かつ扁平な茶褐色斑である。若年者に見られることもある。老人性色素斑〔senile lentigo，senile（pigment）freckle〕とも呼ばれる。俗に「しみ」として治療を希望されることが多い（図8）。

■一般的な治療法

Qスイッチルビーレーザーや炭酸ガスレーザー，時に液体窒素による凍結療法が有効である。

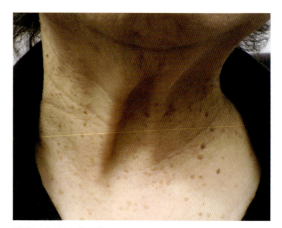

頸部。多くは丘疹状

図9　アクロコルドン（懸垂性線維腫）

アクロコルドン

■特徴・症状

アクロコルドン（acrochordon）は，日常的に見られる疾患であり，頸部に多発するポリープ状あるいは懸垂状の小さな皮膚の腫瘍である。腋窩などにも生じる。軟性線維腫（soft fibroma）やスキンタッグ（skin tag）とも呼ばれる（図9）。日光による皮膚老化や衣服による反復する擦過が要因とされる。病理組織学的に膠原線維の増生があるが，表皮の肥厚や時に角質囊胞も見られることから脂漏性角化症の類縁疾患とも考えられる。

1. 上皮・付属器系

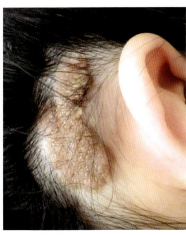

(a) 耳後部

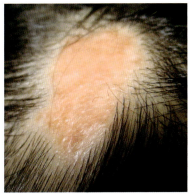

(b) 頭皮部
表面は比較的平滑であり，毛髪は少ない

図 10　脂腺母斑

る。大きな病変は局所麻酔にて切除する。

脂腺母斑

■特徴・症状

　脂腺母斑（sebaceous nevus）は類器官母斑（organoid nevus）とも呼ばれる。脂腺などの皮膚付属器の過誤腫として認められる（図 10）。頭髪部に多く発生し病変部は無毛あるいは乏毛となるため，整容的な改善を求める患者も多い。実際の頻度は低いが，高齢になると脂腺母斑部に基底細胞癌が発生しやすいといわれている。

■一般的な治療法

　外科的切除による。頭皮の場合は，整容的改善を考慮し，菱形皮弁や回転皮弁などの局所皮弁が好まれる。

尋常性疣贅

■特徴・症状

　100 種類以上同定されている human papilloma virus（HPV）の皮膚感染により生じる皮膚の小腫瘤で，単発ないし多発する。

■一般的な治療法

　液体窒素による凍結療法を繰り返す。時に自然治癒がある。ヨクイニンの内服は，有効性が認められるが完治には至ることは少ない。イミキモドは尖圭コンジローマのみ保険適用がある。大きな尋常性疣贅には外科的切除が行われることがある。

■一般的な治療法

　液体窒素による凍結療法や炭酸ガスレーザーによる焼灼のほか，小さなアクロコルドンでは，眼科用剪刀にて無麻酔で切除することも可能であ

History & Review

- 皮膚疾患の病理組織が詳細に記載され，病態が理解しやすい。
  Elder DE, Elenitsas R, Rosenbach M, et al: Lever's Histopathology of the Skin (11th ed). Lippincott Williams & Wilkins, Philadelphia, 2014
- 形成外科の疾患，分類，治療法などが詳しい。
  添田周吾，塚田貞夫，大浦武彦：図説臨床形成外科講座．メジカルビュー，東京，2000
- 皮膚疾患の臨床像と病理組織の解説が理解しやすい良書。
  木村鉄宣，宮地良樹，清水宏：皮膚科サブスペシャリティーシリーズ 1 冊でわかる皮膚病理．文光堂，東京，2010
- 形成外科で扱う腫瘍性疾患のアトラス。
  清澤智晴 編：診断に差がつく皮膚腫瘍アトラス．PEPARS，2017

第2章 皮膚良性腫瘍，母斑

2. 神経堤系

梶川明義

Knack & Pitfalls

- ◎色素性母斑は最も一般的な良性皮膚腫瘍であるが，悪性黒色腫などの悪性腫瘍との鑑別を要する場合がある
- ◎色素性母斑の治療では，母斑を残さず除去するとともに，瘢痕を最小限の目立たないものにするように注意を払わなければならない
- ◎鼻尖，尾翼部の母斑はくり抜き切除が有用である
- ◎大きな母斑には，植皮術，連続縫縮術やティッシュ・エキスパンダー法などの適応がある
- ◎巨大化した神経線維腫には悪性化の可能性がある
- ◎神経鞘腫の治療では，癒着する神経を可能なかぎり温存する。まれではあるが，悪性神経鞘腫があるので，術後の病理診断像の確認も重要である

色素性母斑

■特徴・症状

色素性母斑（pigmented nevus）は，母斑細胞性母斑（nevocellular nevus）とも呼ばれ，神経堤由来で色素細胞にも Schwann 細胞にも分化しきれなかった未分化なメラノサイト系細胞である母斑細胞（nevus cell）の増殖したものである。

黒色から褐色，時に正常皮膚色の色素斑ないし腫瘤で，表面は平滑なものから疣状のものまである。小さなもの（図1-a）は俗に「黒子，ほくろ」と呼ばれ，大きなもの（図1-b）は「黒あざ」と呼ばれることもある。一般に成人で直径20cm以上のものを巨大色素性母斑と呼ぶことが多く，有毛性のものは獣皮様母斑と呼ばれる。多くは先天性で，加齢とともに大きくなる傾向があり，加齢とともに色素が薄くなることもある。一般に遺伝性は認められない。メラニン欠乏性（amelanotic）のもの（図1-c）もあるため，皮膚病理的には母斑細胞性母斑という名称の方が適当とする考えもある。

●診断と検査所見

形態や成長速度などの肉眼的所見から診断が可能だが，悪性黒色腫などとの鑑別は重要であり，ダーモスコピー所見が有用である（図2）。特に

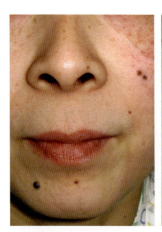

(a) 俗に黒子と呼ばれるような小さな色素性母斑

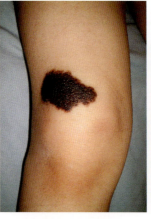

(b) 俗に黒あざと呼ばれるような大きな色素性母斑

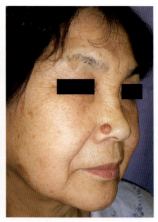

(c) 黒くない母斑（amelanotic nevus）

図1　種々の色素性母斑

手掌や足底では，色素性母斑は色素斑が皮溝に一致した parallel furrow pattern（PFP）をとり，悪性黒色腫では色素斑が皮丘により多く一致する parallel ridge pattern（PRP）をとることが鑑別のポイントになる。

● 病理組織学的所見（HE染色）

メラニンを多く含む母斑細胞が真皮から表皮接合部に増殖する（図3）。

母斑細胞の存在位置から真皮内母斑（intradermal nevus），境界母斑（junctional nevus），複合母斑（compound nevus）に分類される。真皮内母斑は母斑細胞がほぼ真皮内に限局し，表層の母斑細胞は四角形でメラニン産生能が高く，深部に行くほど紡錘形でメラニン産生能は低い。境界母斑は母斑細胞が真皮表皮接合部に限局し，四角い大型の母斑細胞はメラニン産生能が高い。複合母斑は真皮内母斑と境界母斑の混合型で，小型の母斑細胞が多い。

■ 一般的な治療法

悪性腫瘍が否定された場合は，皮膚科的には経過観察でも構わないとされるが，手掌や足底の大きな母斑は悪性化の報告があり，積極的な外科切除が勧められる。診断に迷う場合は，腫瘍を切除して病理検査で確定診断を行う。形成外科的には，整容性の面から，患者が希望する場合は除去が行われる。

● 切除・縫縮術

小さな色素性母斑は単純切除する。色素性母斑は良性腫瘍であり，母斑の0.5～1mm外側で残さずに切除すればよい（図4）。しかし amelanotic nevus の場合は，色素を認める範囲が母斑の範囲と一致しないので，手術用ルーペなどで皮膚の性状をよく観察し，慎重に切除範囲を決定する。

切除術は relaxed skin tension line（RSTL）を考慮し，それに沿う方向で spindle に切除する。

● くり抜き切除術

鼻尖部や鼻翼部にある直径5mm程度までの母斑は，デルモパンチやメスによるくり抜き切除術の適応となる。母斑の0.5mm外側で，確実に母斑組織を皮膚全層で打ち抜く形に切除する。くり抜き切除でも母斑組織が残ると再発を来たすので注意を要する。切除部は一時的に母斑の径以上の穴となるが，2カ月程度で平坦化し，1年以内に目立たなくなることが多い（図5）。

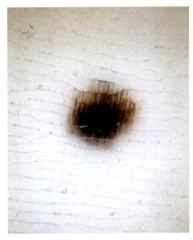

図2　色素性母斑のダーモスコピー所見
Parallel furrow pattern を認める

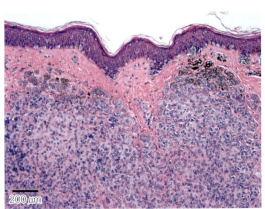

(a) 顔面の色素性母斑

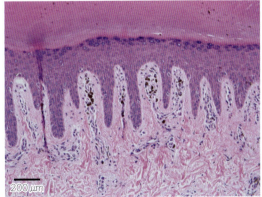

(b) 足底の色素性母斑

図3　色素性母斑の病理組織学的所見（HE染色，×200）

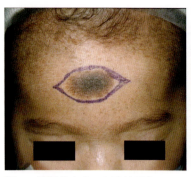

図4 前額部中央の色素性母斑（20×35mm）

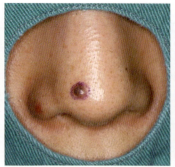

図5 鼻尖部の色素性母斑（径4mm）

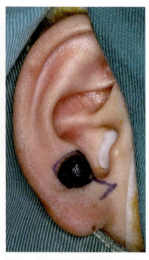

図6 耳垂部の隆起性色素性母斑（径11mm）

●皮弁形成術

単純切除，縫縮は難しいが，植皮やエキスパンダーを使うほどの大きさでなければ，母斑を切除して局所皮弁を移行する。母斑の大きさに比してあまり大きな皮弁を用いると，皮弁の瘢痕が目立つこともあるので，デザインは注意を要する（図6）。

●植皮術

大きな母斑で，切除後に局所皮弁で創閉鎖ができないものは，植皮術の適応となる。しかし，植皮瘢痕が目立つことも多いので，適応は慎重に検討する必要がある（図7）。

●連続縫縮術

1回の手術で切除縫縮が困難な場合は，複数回に分けて切除縫縮を繰り返すことで，最終的に全切除が可能である。連続縫縮術では，回数を重ねるほど切除縫縮できる幅が少なくなる傾向があるため，均等に分割して切除していくのではなく，初回手術でできるだけ大きく切除するようにする。手術の回数が多い場合は，回数を重ねるほど手術の間隔を空ける必要がある（図8）。

●ティッシュ・エキスパンダー法

母斑周囲に1〜数個のエキスパンダーを埋入し，皮膚伸展後に母斑部を切除する。2回の手術で完結するように，エキスパンダーの大きさ，埋入位置をよく検討する必要がある。

●その他，レーザー治療・削皮術など

レーザーや削皮術は長い傷跡や植皮によるパッチワーク瘢痕ができないことが利点であり，母斑細胞を完全に除去できないことが多く，繰り返し施術が必要なことが欠点である。

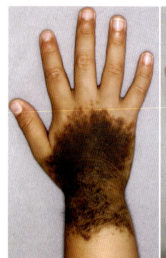
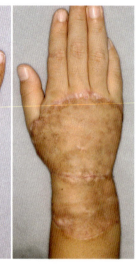

術前／全層植皮術後1年　母斑はなくなったが，植皮部の瘢痕がやや目立つ

図7 手背から手関節部にかけての色素性母斑

皮膚線維腫

■特徴・症状

皮膚線維腫（dermatofibroma）は，線維芽細胞やマクロファージが真皮内で限局的に増殖した良性腫瘍である。直径1〜20mm程度の類円形で，赤褐色あるいは黒褐色の硬い隆起性腫瘤として見つかる（図9）。境界は比較的明瞭で，「皮膚

2. 神経堤系

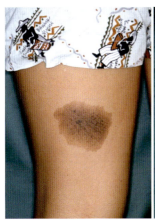
術前

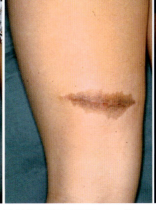
連続縫縮術を計画した。第1回手術で母斑の約2/3を切除し，縫縮した

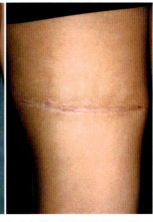
約1年後の第2回手術で残りの母斑を切除した

図8　大腿後面の色素性母斑

の浅い部分にボタンを入れられた感じ」と表現される。

成人の四肢に好発し，「虫刺され」などの小さな外傷後に発生することも多いため，真の腫瘍ではなく，反応性の結合組織増殖症とする説もある。ゆっくり大きくなるが，ある程度の大きさになって変化が止まることが多い。単発性のものが多いが，多発することもある。自発痛はないが，硬い腫瘤のため圧痛を自覚することもある。

● 診断

急速に成長するものや色調の濃いものは，隆起性皮膚線維肉腫，表皮嚢腫，色素性母斑，悪性黒色腫などと鑑別を要する。

● 生検・病理組織学的所見（HE染色）

真皮から皮下に膠原線維，線維芽細胞，組織球の増殖が見られる。表皮は肥厚し，基底層にメラニン顆粒の増加を認める。また，毛細血管の増殖が強い場合もある（図10）。

腫瘤が硬く，膠原線維と線維芽細胞の増殖が強いものを fibrous type，腫瘤が柔らかで，組織球の増殖の強いものを cellular type と呼ぶ。

● 組織化学染色，免疫組織化学染色

腫瘍細胞は，第XIIIa血液凝固因子陽性，CD34陰性である。

■ 一般的な治療法

悪性が否定できれば，長期的には自然退縮も期待できるため，経過観察でもよいとされるが，悪性腫瘍を完全には否定できない場合も多いため，切除して病理検査を行って確定診断する。それほ

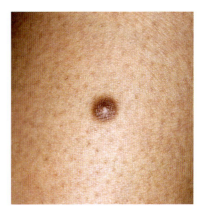
図9　皮膚線維腫

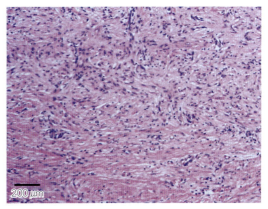
図10　皮膚線維腫の病理組織学的所見（HE染色，×200）

17

ど大きくない場合が多いので，単純切除して縫縮か，局所皮弁で対応できる．腫瘍を全切除すれば，通常，再発は見られない．

神経線維腫と神経鞘腫

■特徴・症状

神経系腫瘍として神経線維腫（neurofibroma）と神経鞘腫（neurilemmoma/Schwannoma）がある．

神経線維腫は末梢神経の髄鞘のSchwann細胞，神経内膜細胞，神経周膜細胞由来の良性腫瘍で，腫瘍細胞が被膜をもたず真皮から皮下に増殖し，表面に正常皮膚色から淡紅色の柔らかい隆起性腫瘍となり，ゆっくり成長する（図11）．レックリングハウゼン病（神経線維腫症Ⅰ型）は，全身に多発する神経線維腫とカフェオレ斑により診断される．このほか，中枢神経系の神経線維腫，末端肥大症や甲状腺機能亢進症などの内分泌異常，側弯症などの骨形成異常，眼底や虹彩の異常などを見ることがある．まれに悪性化することがあり，悪性神経鞘腫（malignant nerve sheath tumor）と呼ばれる．

一方，神経鞘腫は髄鞘のSchwann細胞由来の良性腫瘍だが，通常，腫瘍細胞は皮下に単独の被膜をもつ弾性硬の球状腫瘍となって増殖し，神経線維に接して存在する（図12）．このため，圧迫によって末梢に放散痛を生じる．腫瘍が多発するものは神経線維腫症Ⅱ型と呼ばれる．

●診断

浅い神経線維腫は外観や腫瘤の柔らかさから診断される．カフェオレ斑があれば，レックリングハウゼン病（神経線維腫症Ⅰ型）の診断は容易である．レックリングハウゼン病では，思春期ごろから全身に神経線維腫を多発する．

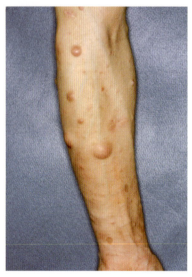

図11　神経線維腫（レックリングハウゼン病）

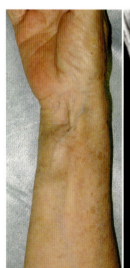
前腕部神経鞘腫
（30×20mm）

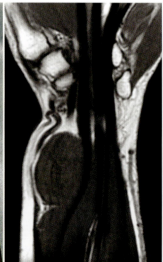
MRI（T1強調）

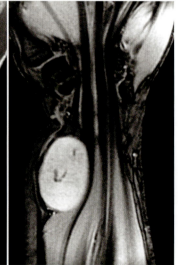
MRI（T2強調）

図12　神経鞘腫

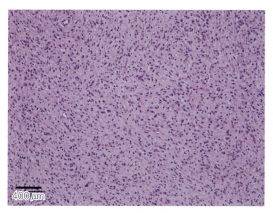
図13 神経線維腫の病理組織学的所見（HE染色，×200）

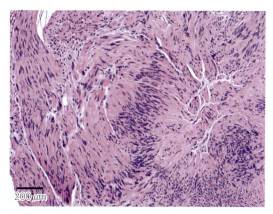
図14 神経鞘腫の病理組織学的所見（HE染色，×200） Antoni A 領域と Antoni B 領域が見られる

　一方，神経鞘腫の鑑別として皮下の紡錘形，弾性硬の腫瘤として平滑筋腫も挙げられるが，MRI所見や圧迫によって生じる放散痛から神経鞘腫が診断される．

　鑑別を要するものとしては，脂肪腫，表皮嚢腫，神経腫，平滑筋腫などが挙げられる．超音波エコーやMRIで腫瘤の状態をチェックする．悪性腫瘍の有無は病理診断で行う．

● 検査所見：MRI

　神経鞘腫では，T1強調像で低信号の卵形の腫瘤を認め，T2強調像では腫瘤中心で低信号，辺縁で高信号を認める．

● 生検・病理組織像（HE染色）

　神経線維腫は境界明瞭で被膜のない腫瘍病変が真皮から皮下に見られ，増殖した紡錘形の腫瘍細胞の間に波打つ膠原線維が錯綜する．粘液性の間質と肥満細胞の浸潤も見られる（図13）．

　一方，神経鞘腫は皮下の被膜をもつ腫瘤で，腫瘍は細長い核が柵状に並ぶ帯と核の乏しい好酸性の部位（Antoni A 領域）と，方向性がなく細胞成分の疎な部位（Antoni B 領域）が見られる（図14）．

● 組織化学染色，免疫組織化学染色

　神経線維腫で S-100 蛋白陽性である．悪性腫瘍では，核の異型，多数の分裂像を認める．

■ 一般的な治療法

　神経線維腫は皮膚を含めて単純切除縫縮する．瘢痕は比較的目立たなくなる．一方，神経鞘腫は，圧排されている神経をできるだけ温存するように注意して，腫瘤のみを摘出する．完全切除すれば，再発は見られない．レックリングハウゼン病では，腫瘍が多発するので，切除後に他の腫瘍の発生を見ることも少なくない．神経線維腫が巨大化し，悪性化することがあるので，注意を要する．

History & Review

● 各皮膚疾患の多くのカラー写真で解説．
　西山茂夫：皮膚病アトラス（第5版）．pp230-231，p247，p276，文光堂，東京，2004
● 各皮膚疾患を詳細に解説．
　清水宏：あたらしい皮膚科学（第2版）．pp49-53，pp354-357，pp410-411，中山書店，東京，2011
● 形成外科医が皮膚腫瘍を扱ううえで必要な診断と治療方針をまとめた．
　山本有平：形成外科医に必要な皮膚腫瘍の診断と治療．pp87-93，pp99-101，pp106-107，pp108-109，pp146-149，文光堂，東京，2009

3. 間葉系

黒川正人

Knack & Pitfalls
◎間葉系腫瘍においては超音波，CT，MRIなどの画像検査は，その性状，位置，他の組織との関連を診るために有効である
◎脂肪腫で急速に増大する場合や，硬さが不均一な場合には脂肪肉腫の可能性があるので注意する
◎外骨腫の診断には単純X線検査が有効である
◎ガングリオンの診断のために穿刺吸引は有効で，ゼリー状の内容を吸引できる
◎ガングリオンの治療として，穿刺吸引，圧搾，摘出術のいずれの方法を行っても再発は多い
◎指粘液嚢腫では嚢腫切除のみならず，骨棘および滑膜の切除が必要である
◎四肢の間葉系腫瘍の外科的治療においては，神経・血管を損傷しないために，駆血して手術を行う必要がある

脂肪腫

■特徴・症状

脂肪腫（lipoma）は，間葉系腫瘍のなかでも日常診療で最もよく遭遇する疾患である。好発年齢は成年以降であるが，生下時より存在する場合もある（図1）。好発部位は頸部，背部，殿部，上腕，大腿などであるが，顔面や四肢末端など，どこにでも発生し得る。皮下に発症することが多いが，筋肉間や筋肉内にも発症する。脂肪肉腫との鑑別や，筋肉内脂肪腫など局在の診断のためにMRI検査が有効である（図2）。

一般的には弾性軟のなだらかに隆起する皮下腫瘤として触知する。特別な症状を呈することは少ない。放置していると徐々に増大することが多い。摘出腫瘍は薄い線維性の被膜で覆われ，黄色の柔らかく，やや大きい脂肪組織の集合体である。病理組織所見では正常の成熟脂肪細胞よりなる（図3）。

亜型として，血管脂肪腫，紡錘型細胞脂肪腫／多形細胞脂肪腫などがある。血管脂肪腫は多発することが多く，病理組織所見では成熟脂肪細胞とともに血管成分が多く存在する。紡錘型細胞脂肪腫／多形細胞脂肪腫は40～60歳代の男性の項部，肩に好発する皮下腫瘍で，一般的な脂肪腫より硬

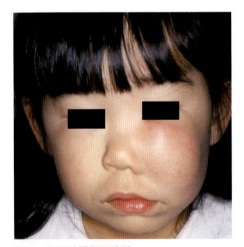

図1　先天性頬部脂肪腫
生下時より左頬部の腫脹を認め，徐々に増大してきた。下眼瞼睫毛下切開より眼輪筋下に脂肪腫に至り，全摘出した

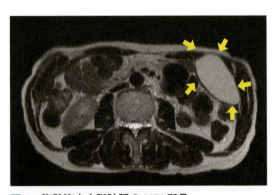

図2　腹壁筋肉内脂肪腫のMRI所見
左腹壁内腹斜筋と腹横筋の間に筋肉内脂肪腫を認める

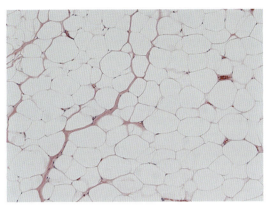

図3 脂肪腫の病理組織学的所見（HE染色, ×40）

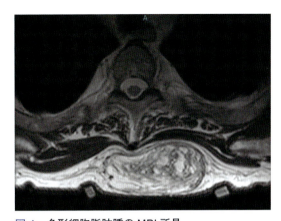

図4 多形細胞脂肪腫のMRI所見
不均一な内部構造を呈し，一般の脂肪腫よりも硬い

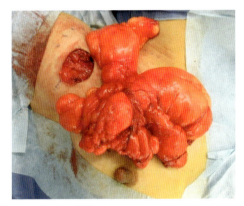

図5 スクイーズ法
胸部脂肪腫に対して，腋窩の小切開より腫瘍周囲を鈍的に剥離した後に，揉み出して全摘出した

い。病理組織所見では成熟脂肪細胞，紡錘型細胞，粘液腫様間質，膠原線維よりなる。MRI検査では不均一な内部構造を呈するが，悪性所見はない（図4）。

急速に増大した場合や，硬さが不均一な場合には脂肪肉腫の可能性があり，MRI検査でも不均一な像を呈する。病理組織学的検査で確定診断がつく。

■一般的な治療法

腫瘍直上に切開を加えて，被膜を破らないように鈍的に剥離すると容易に摘出できる。小切開から摘出する場合には，腫瘍被膜上で皮下を広く剥離した後に，揉み出すようにすると腫瘍が皮膚切開部より出てくるので，その後に腫瘍を引き出しつつ底面も剥離する（スクイーズ法，図5）。項部や背部では腫瘍周囲の線維成分が多く，剥離が困難なことがあるために注意を要する。脂肪吸引による治療の報告もあるが，一般的ではない。

筋肉内脂肪腫では，筋膜を切開した後に，可能な限り愛護的に筋線維に沿って筋を分割して腫瘍に至り，鈍的に剥離して全摘出する。筋線維が脂肪に変性して脂肪腫内に取り込まれていることもある。

外骨腫

■特徴・症状

四肢においては骨幹端に好発して，病理組織学的には骨軟骨腫であることが多い。頭蓋顔面領域では，病理組織学的に骨腫であることが多い。

爪甲下外骨腫（subungual exstosis）は指趾の末節骨に生じて，爪甲下から指尖部に硬い腫瘍として出現することが多く，10～20歳代の若年者に好発する。爪甲の変形を伴い，疼痛を訴えることがある。単純X線検査にて容易に診断ができる（図6）。

頭蓋骨の外骨腫は前額部に発症することが多く，表面平滑でなだらかな隆起として見られ，可動性のない硬い腫瘍として触れる。しばしば打撲や外傷の既往を認める。CT検査を行うと容易に診断がつく（図7）。

■一般的な治療法

爪甲下外骨腫の治療では，腫瘍直上の爪甲は全抜爪または部分抜爪を行い，爪床は可能な限り温存して外骨腫のみを摘出する。摘出にはノミ・槌を用いるが，末節骨との境界は不明瞭であり，基部をリュウエルで削除することもある。爪床が菲

第2章 皮膚良性腫瘍，母斑

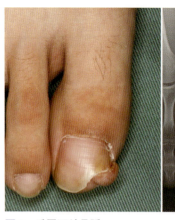
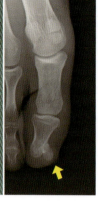

図6 爪甲下外骨腫
爪甲下に硬い腫瘍が存在し，爪甲変形を来たしている。
X線所見で外骨腫を認める

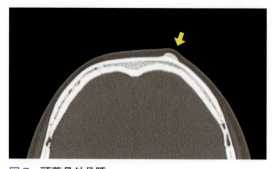

図7 頭蓋骨外骨腫
前額部に硬い腫瘍が存在し，CTにて外骨腫を認める

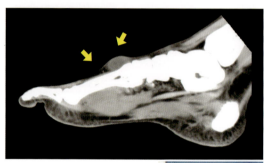

(a) MRI所見
足背に内部が均一な囊胞を認める

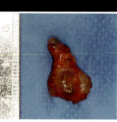

(b) ガングリオンの摘出
手関節屈側のガングリオンに対して明視下にガングリオンを茎部まで剥離し，靭帯・関節包の一部も含めて全摘出した

図8 ガングリオン

薄化している場合には，菲薄化した爪床も切除して，人工真皮を貼付することもある。人工真皮は2週間後にシリコンシートを除去して，その後は軟膏処置などを行い，上皮化を待つ。爪床が上皮化した後はその上に正常の爪甲が伸展してくる。

前額部の外骨腫は直上の皮膚を横切開して皮下剥離を行い，神経を損傷しないように前頭筋の筋線維に沿って筋を分割して，腫瘍に至り基部をノミ・槌を用いて摘出する方法が一般的である。前額露出部の瘢痕が気になる場合には，頭髪内に切開を加えて骨膜下に剥離を進めて外骨腫に至り，内視鏡補助下にノミ・槌を用いて摘出する方法もある。

ガングリオン

■特徴・症状

ガングリオン（ganglion）は手関節部，手背，足背，膝関節部に好発する境界明瞭な囊胞で，被膜内にゼリー状のムチン質を含有している。すべての年齢で発症するが，中年の女性に多く，時に圧痛や運動時痛を訴える。皮膚との癒着はないが，関節，靭帯，腱鞘と癒着していることが多い。特に関節由来のガングリオンでは，茎部を有していて，関節包を通過するところでチェックバルブ機構が働き囊胞が形成されると考えられている。

超音波検査やMRI検査を行えば内部の均一な囊胞が確認できる（図8-a）。試験穿刺は簡便であるが，手関節屈側においては神経・血管を損傷しないように注意が必要である。試験穿刺ではや や黄色味を帯びたゼリー状の内容が吸引できる。

■一般的な治療法

症状がない場合には経過観察でよい。自壊することや自然消失することもある。症状を伴う場合には治療が行われる。穿刺吸引，圧搾は簡便に行えるが再発が多い。穿刺吸引後にステロイドやピシバニールの囊胞内注入が行われることもある。

手術を行う場合には，駆血下に皮膚切開を行い，直視下でガングリオン周囲の神経・血管を損傷しないように慎重に剥離する。茎部も慎重に剥離して発生部位の関節包や靭帯の一部を含めて切除する。術中，囊胞の一部が破れて内容が出た場合は，ピオクタニン色素などを囊胞内に注入して染色することで，基部の取り残しが少なくなる。開放した関節包や靭帯を縫合閉鎖した後に，皮膚

縫合を行う。関節部では術後安静のためにシーネ固定を行う。ただし，手術治療を行っても10～20%の再発があると言われている。

指粘液囊腫

■特徴・症状

指粘液囊腫（digital mucous cyst）はDIP関節の背面に生じる透明なドーム状の隆起であるが，自壊していることがある。DIP関節内の骨棘や変形性関節症から生じる滑膜炎が発症要因である。爪母付近に存在すると，腫瘍が爪母を圧迫して，その遠位の爪甲に陥凹変形を来たすことがある。診断には視診以外に，単純X線検査にて骨棘や変形性関節炎の有無を確認する（図9）。

DIP関節の変形性関節症で，関節が変形して背側に骨棘を生じたものをヘバーデン結節というが，この場合も粘液囊腫を合併することがある。

■一般的な治療法

保存的治療では再発を繰り返すために手術療法が行われる。手術は嚢胞とともに直上の皮膚も切除するが，発症要因である骨棘と伸筋腱両側の増殖した滑膜を同時に切除しないと再発する可能性が高くなる。腫瘍切除後の皮膚欠損の再建には指背側の回転皮弁を用いることが多い。

腱滑膜巨細胞腫

■特徴・症状

腱滑膜巨細胞腫（tenosynovial giant cell tumor）は2013年のWHO軟部腫瘍分類において提唱された概念で，限局型とびまん型に分類される。限局型はほぼ以前の腱鞘巨細胞腫を指し，手指に好発する。びまん型はほぼ以前の色素性絨毛結節性滑膜炎を指し，膝関節に好発する。ここでは限局型腱滑膜巨細胞腫について述べる。

手指のPIP関節およびDIP関節近傍に好発し，皮下の硬い腫瘍として触れるが，無痛性のことが多い。手指の皮下腫瘍としてはよく遭遇する疾患である。腫瘍は薄い被膜を有し，黄色からオレンジ色の脂肪様顆粒の集簇として認められる。

単純X線検査では骨圧排像を認めることがある。腫瘍内にヘモジデリン沈着があるために，MRI検査ではT1WIでは低～中等度の信号，T2WIで低信号を認める。腱を取り囲むように存在することや関節内に広がっていることもある（図10）。

鑑別疾患としては，腱鞘線維腫や腱鞘に生じた類上皮肉腫がある。腱鞘線維腫は病理組織学的検査で確定診断がつく。類上皮肉腫も四肢末梢に好

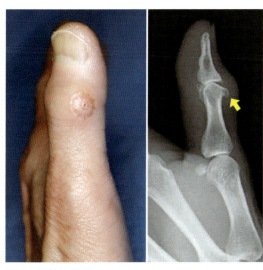

図9　指粘液囊腫
粘液囊腫の下床の母指IP関節内に骨棘を認める（→）

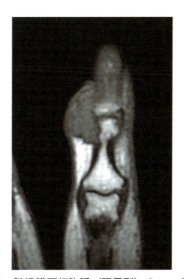

図10　腱滑膜巨細胞腫（限局型）のMRI所見
伸筋腱を一部取り囲むように腫瘍が存在し，中節骨骨頭に骨圧排像を認める

第2章 皮膚良性腫瘍，母斑

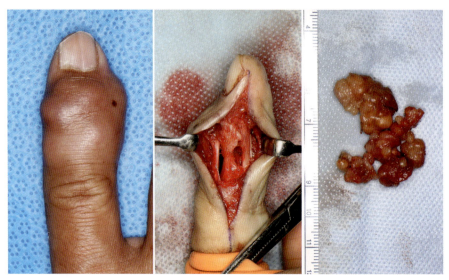

図 11 腱滑膜外骨腫の外科的切除術
指側方切開より皮下に腫瘍を露出して一塊として摘出した．伸筋腱・屈筋腱の裏面にも腫瘍は存在し，一部は関節内にも及んでいた

発するが，硬い結節として自覚し，疼痛や知覚異常を伴うことが多い．また，腫瘍は比較的早く増大して，中央が潰瘍化することが多い．

■一般的な治療法

　手術は駆血下に行い，指の側方切開やジグザグ切開から皮下に腫瘍を剥離して全摘出する．腱を取り囲むように存在する場合には腱の裏面の取り残しがないように注意する（図 11）．また，関節内に連続している場合には，関節の一部を付けて関節内の腫瘍も全摘出する必要がある．取り残しがあると高頻度に再発する．

History & Review

●軟部腫瘍全般について記載されたバイブルである．
　Enzinger FM, Weiss SW: Soft Tissue Tumors（2nd ed）. Mosby, St. Louis, 1988
●WHO の最新の骨軟部腫瘍分類である．
　Fletcher CDM, Bridge JA, Hogendoorn PCW, et al: WHO Classification of Tumours of Soft Tissue and Bone（4th ed）. IARC Press, Lyon, 2013
●手部の腫瘍全般について記載されている．
　津下建哉：手の腫瘍．手の外科の実際（改訂第 7 版），pp647-673，南江堂，東京，2011
●外骨腫について詳細に記載されている．
　桑原広昌：外骨腫．形成外科診療プラクティス　形成外科医に必要な皮膚腫瘍の診断と治療，山本有平編，pp119-121，文光堂，東京，2009
●指粘液嚢腫とガングリオンに関する詳細がわかる文献である．
　坪川直人：指粘液嚢腫と手関節ガングリオン．PEPARS 121: 25-32, 2017

形成外科治療手技全書 V

腫瘍・母斑・血管奇形

第3章 皮膚・軟部組織悪性腫瘍

第3章 皮膚・軟部組織悪性腫瘍

1. 日光角化症

吉龍澄子

Knack & Pitfalls
- 日光角化症は，紫外線による皮膚の光老化が発生要因であり，有棘細胞癌が表皮内に限局している状態，いわゆる表皮内癌である
- 高齢者の顔面・手背などに，赤みのある褐色の病変を見た時は本症を疑う
- 長期間紫外線に暴露した皮膚では，日光角化症が多発することがある
- 日光角化症の異型角化細胞は，通常は皮膚付属器の上皮には侵入しないとされているが，まれに皮膚付属器の上皮に沿って真皮深部へ下降することもあるため，切除層が真皮浅層だと再発することもある
- 治療は，個数が少ない場合は外科的に皮膚全層切除するのが確実であるが，多発する場合はイミキモドクリーム外用によるフィールド療法が良い適応になる

特徴・症状

■概念と特徴

日光角化症（actinic keratosis）は，長期間日光に暴露した皮膚に出現する病変で，紫外線による表皮角化細胞の遺伝子変異や免疫抑制が主な原因である。

日光角化症は従来，前癌状態ないしは表皮内癌と見なされてきた。しかし，1938年にSuttonが，日光角化症は前癌状態でなく，すでに癌と見なすべき状態であると主張し，その後Ackermanは日光角化症を表在型有棘細胞癌あるいは日光角化症型有棘細胞癌と見なすという報告をした。2010年にはPadillaら[1]によって，日光角化症の表皮内の特に基底層に多く見られる異型角化細胞は，有棘細胞癌のそれと同様の遺伝子変異を示すことが証明された。よって現在では日光角化症は前癌状態でなく，表皮内に限局した早期の有棘細胞癌であるという考えが主流である。

日光角化症は表皮内に限局しており，その悪性度は極めて低い。まれに自然消退することもある。

■臨床症状

高齢者の顔面や手背などの日光暴露部に存在する境界不明瞭な紅斑状病変で，それに種々の程度の色素沈着，角化・鱗屑を伴う（図1）。しばしば周囲皮膚に炎症所見を伴う。萎縮性病変や皮角状病変を示すこともある。臨床像は，紅斑型，色素沈着型，疣状型，皮角型，肥大型の5型に分類されるが，これらの型の中間型や複数混在する病変もある。病変の基本は毛細血管拡張を伴う紅斑状病変であり，これに種々の角化や鱗屑（不全角化）や色素沈着を伴うと考えると理解しやすい。

診断

診断ではまず臨床所見を丁寧に観察する。高齢者の日光暴露部にある皮疹で，特徴的な臨床所見から本疾患を疑った場合，以下の検査を行う。

■ダーモスコピー

ダーモスコピーは，臨床所見から本症を疑われた場合の診断に有用である。その診断精度は98.5％，特異度は95％と報告されている[2]。日光角化症の基本的なダーモスコピー所見は紅斑状病変であり，strawberry pattern/red pseudo-networkが接触型ダーモスコピーで見られる。詳しくは成書にゆずるが，角層の厚い病変では周辺近くの角化の少ない部位で，このstrawberry patternなどを観察するとわかりやすいことがある。

■生検

最終的な診断は病理組織検査になるので，本症を疑わせる病変があれば，punchなどで部分生検を行う。病変全体や周辺正常組織との境界部分を切除生検する必要はなく，病変内の一部のみ切除生検でよい。病変が小さい場合は全切除生検でよい。

日光角化症についてはそのほか特に有用なマーカーや画像検査はない。

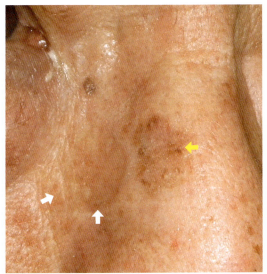 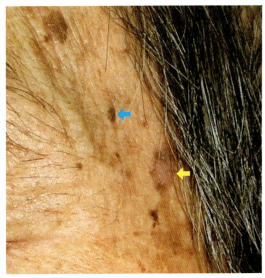

(a) 鼻背部の日光角化症
境界不明瞭な淡褐色斑で，軽度の紅斑を伴い，表面に軽度鱗屑を認める（⇨）。⇨は右頰部の日光角化症切除後の植皮部位

(b) 眼窩外側部の日光角化症
境界不明瞭な紅斑状病変（⇨）で，表面に鱗屑，角化傾向を伴う。周囲の褐色斑（脂漏性角化症，⇨）に比較して紅色調がある

図1　日光角化症の臨床症状

■病理組織学的所見

日光角化症は前述の通り，表皮内に限局した有棘細胞癌と考えられている。すなわち，異型な角化細胞が表皮内に限局して存在する。異型角化細胞が集塊をなす部分では，角層が正常角化でなく錯角化を示すことが多い（図2）。また皮膚付属器（毛包，汗管）へは，通常は異型角化細胞の侵入は見られない（図2-a, b）。これは，表皮内付属器上皮の成熟が，表皮の角化細胞の成熟とは独立しているからとされている。角層では正常角化と不全角化が混在することが多く，これが臨床所見での表面の粗造感につながっている。初期は異型角化細胞が基底層に限局しているが，進行すると，表皮は肥厚し異型細胞の増殖は基底層だけでなく表層にも及ぶようになる。（図2-c, d）

日光角化症は紫外線による光老化が根底にあるので，真皮層には日光弾力線維変性（solar elastosis）が認められる。真皮上層には，表皮の直下や血管周囲にリンパ球を主体とした炎症性細胞浸潤（tumor-infiltrating lymphocytes）と毛細血管拡張が認められるのが特徴である（図2）。これが臨床上の特徴である紅斑状病変として認められる。

病理組織型はいくつかの分類がある。肥大型，萎縮型，類Bowen型，棘融解型，色素沈着型の5型に分類するのが一般的であったが，最近ではこれらに苔癬型を加えて6型に分類することが多い。臨床像と同じくこれらの組織型は混在することがしばしばある。

一般的な治療法

治療法は，病変そのものを除去する局所的破壊療法と，病変とその周囲を含めた領域を治療するフィールド治療の2つに大別できる。局所的破壊療法としては，切除術やレーザー治療や凍結療法があり，フィールド治療としては，イミキモドクリーム，5-FU軟膏，光線力学療法などがある。これらの治療法の中では，手術によって病変部皮膚全層を切除するのが最も確実である。しかし，日光角化症は多発することがあり，多発例では手術による切除よりも，外用療法（フィールド治療）が行われることが多い。外用療法ではイミキモドクリーム（ベセルナクリーム5%®）が使用されることが多い。その他，ケミカルピーリングやレチノイド内服などの治療法もあるが，あまり一般的ではない。

■局所的破壊療法
●切除術

日光角化症の数が少ない場合，切除するのが確

第3章 皮膚・軟部組織悪性腫瘍

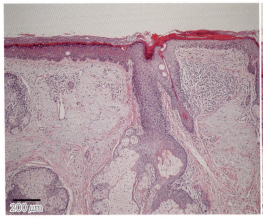

(a) 鼻背部日光角化症の組織像（弱拡大像）
角層の過角化，錯角化が認められる。真皮浅層にリンパ球の浸潤および日光による弾性線維の著明な変性像（solar elastosis）を認める

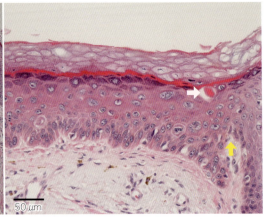

(b) 鼻背部日光角化症の組織像（強拡大像）
表皮の角化細胞には軽度の異型性がある。個別角化（⇨）も見られる。また，これらの異型な角化細胞は皮膚付属器の上皮には侵入していない（⇨）

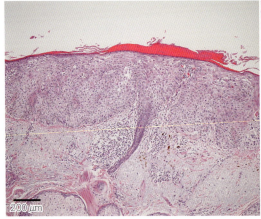

(c) 眼窩外側部日光角化症の組織像（弱拡大像）
角層の過角化，錯角化が見られ，表皮が肥厚し，病変部の一部で表皮の全層を異型角化細胞が置換する。真皮浅層にリンパ球の浸潤および著明な solar elastosis を認める

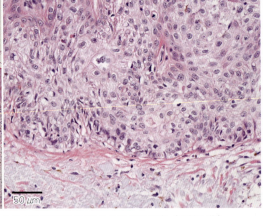

(d) 眼窩外側部日光角化症の組織像（強拡大像）
基底層部の細胞は核が大きく N/C 比が高く，核小体が目立ち異型性を認める。核が重なり合う細胞を認める

図2　日光角化症の病理組織学的所見（HE 染色）

実な方法である。切除に先立ち，punch などによる部分生検を行って確定診断を得ておくのが望ましいが，前述のように小さい病変では生検を兼ねて全切除を行うことも多い。日光角化症は上皮内の病変であるため，通常は切除は真皮層を含む深さで十分である。ただし，皮膚付属器の上皮に沿って侵入することがまれにあるため，皮膚全層切除を行う方が確実に切除できる。

水平の切除縁が1mm の切除だと1年後の局所再発率は4%との報告があるので[3]，それより多い2～3mm の切除縁で十分と考えられる。もし術後の病理組織で側方断端が陽性であれば，再切除が推奨されるが，症例によってはイミキモドクリームなどの外用療法を行うか，経過観察を行い再発すれば再切除を行うという方針でもよい。

表皮内という浅い病巣であることや多発することがあるため，切除後の再建には皮弁は適応になりにくく，植皮や縫縮を行う。顔面では鎖骨部や耳介後部などの近傍からの全層植皮で，整容的に良好な結果が得られる（図3）。

1. 日光角化症

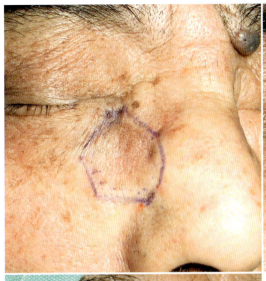
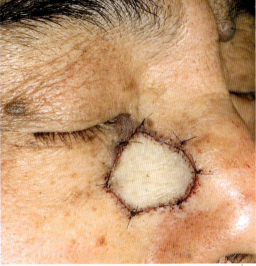

(a) 術前の切除縁マーキング（頬部）
右頬部の日光角化症を部分生検で確定診断後，2mmの切除縁で皮膚全層で切除した。切除予定線をマーキングしている

(b) 術中所見
病巣切除後に鎖骨下部より採取した全層植皮片を移植した。一般に植皮の tie over の糸は植皮片と周囲皮膚に縫合するが，顔面の場合は，縫合糸瘢痕を予防する整容上の工夫として，周囲皮膚にあらかじめ滅菌した医療用テープ剤を貼り，tie over の糸をテープ剤に縫合するなどの方法がある。ここではその方法を行ったので，tie over の糸を皮膚に縫合していない。また図のように植皮片周囲を数カ所細いナイロン糸などで固定した後，8-0 などの細い吸収糸（バイオシン®）などで周囲皮膚と段差がないように細かく連続縫合すると，植皮片周囲の瘢痕を最小にできる

(c) 術後1年10カ月の状態
鼻背部にも出現したため（マーキング），同様の手術を行った

図3 切除術と全層植皮による再建（整容的な工夫）

また，切除の深さは通常は真皮内で十分であるため，真皮内で皮膚をメスで薄く削り取って，上皮化させてもよい。削り取った組織は病理検査に出して切除が十分であるか確認できる。ただし前述のように，まれに皮膚付属器上皮に沿って深部へ侵入していることがあるので，再発に注意する。しかし，この方法であれば，多発する病変にも問題なく簡便に行える。

● 凍結療法
液体窒素を綿棒などにしみこませて，病変部を凍結する。10数秒間病変部全体が白くなるまで凍結させ，数秒間以上待って融解させ，また凍結を行う。これを数回繰り返す。角層が厚い病変では，あらかじめメスなどで角層を削っておくとよい。凍結療法は，外来で無麻酔で行える簡便な方法であるが，切除術やレーザーによる焼灼に比べると根治性で劣る。また切除術と異なり病理組織を確認できないのが欠点である。

● 炭酸ガスレーザー
表皮内癌であることを考えると，表皮をレーザ

ーで焼灼する方法も適応になる。レーザーで焼灼する以外でも鋭匙で掻破する方法や，電気メスで焼灼する方法も同様の治療法である。いずれも局所麻酔が必要なため，凍結療法の方が外来で簡便に行うことができる。また凍結療法と同様に病理組織の確認ができないのが欠点である。

■**外用療法（フィールド療法）**

イミキモドクリーム，5FU軟膏などがある。わが国ではイミキモドクリームが主に使用されている。

●**イミキモドクリーム（ベセルナクリーム 5%®）**

Toll-like receptor 7（TLR-7）アゴニストとして作用することで，局所に各種サイトカインが産生され，免疫反応を誘発する。その他，アポトーシスの誘導など各種の反応を起こして，抗腫瘍効果を発揮する。イミキモドクリームを病変部位だけでなく，周囲の正常に見える皮膚も含めて広範囲に外用する。こうすることで，周囲の一見正常に見える皮膚に潜在病変が存在していた場合，イミキモドによる炎症反応で潜在病変が浮かびあがってくる。このように周囲の潜在病変が顕在化してくることをあぶり出し効果（light up現象）と呼ぶ。病変部だけでなくその周囲を含めた領域を治療するため，フィールド治療と呼ばれている。週に3回，4週間外用させる。もし炎症症状が強く出る場合は，いったん中止することもある。週3回，4週間の外用が終了後，経過観察を行う。再発してきたら，同じように4週間の外用療法を繰り返す。わが国では2011年11月より日光角化症に対して保険が適用されるようになってから，本症の主な治療法の1つになった。特に多発例に良い適応になる。イミキモドの免疫賦活作用のために，塗布後に紅斑・びらんなどの皮膚障害や掻痒感が出ることを説明しておく必要がある。

●**5-FU軟膏**

外用により腫瘍細胞を死滅させる。イミキモドクリームと同様に多発例に良い適応になる。1日に1〜2回外用を2〜4週間続ける。密封療法による外用が推奨されている。イミキモドクリームと比較して，外用後にびらん，疼痛が強いので，あらかじめよく説明しておく必要がある。また，初回治療後1年の病変の消失維持率はイミキモドクリームが73%であったのに対して，5FU軟膏は33%と，イミキモドクリームに比較して再発しやすいとの報告がある[4]。

●**光線力学療法（photodynamic therapy）**

腫瘍親和性の光感受性物質を腫瘍にとりこませ，その後にその吸収波長の光を当てることで腫瘍を死滅させる方法である。5-aminolevulinic acid（5-ALA）などを外用し，4時間以上密封した後に特定の波長の光を照射する。前2者の外用療法と異なり，単回の治療でも効果を得やすい。しかし，保険適用がないため，自費診療になる。

また治療法ではないが，紫外線遮光を続けることで自然消退した例も報告されており[5]，日常生活での紫外線遮光の指導も行う方がよい。

予後

日光角化症の自然経過では，①まれに自然消退する，②変化せず現状のまま，③基底膜を越えて真皮内に侵入し浸潤性の有棘細胞癌になる，などの経過をとる。1つの日光角化症が1年間に浸潤性の有棘細胞癌になる確率は約8%という報告もある[6]。また一方，米国での統計では，顔面および耳介の日光角化症が浸潤性の有棘細胞癌に進展する率は1年間で0.60%，4年間で2.57%とされている[7]。このように，日光角化症から浸潤癌になる確率は低いため，遮光の指導と経過観察のみ行い，積極的に治療しないという考えもある。また日光角化症由来有棘細胞癌は，転移のリスクが低く予後良好であるとの報告があるが，これについては，いまだ統一の見解は得られていない。したがって，どの日光角化症がいつ真皮内に侵入するかは予測できないため，浸潤癌になる前に治療することが望ましいと考える。

引用文献

1) Padilla RS, Sebastian S, Jiang Z, et al: Gene expression patterns of normal human skin, actinic keratosis, and squamous cell carcinoma: a spectrum of disease progression. Arch Dermatol 146: 288–293, 2010 doi: 10. 1001/archdermatol. 2009. 378.
2) Huerta-Brogeras M, Olmos O, Borbujo J, et al: Validation of dermoscopy as a real-time noninvasive diagnostic imaging technique for actinic keratosis. Arch Dermatol 148: 1159–1164, 2012
3) 広瀬寮二, 富村沙織, 武石恵美子ほか：日光角化症の側方断端陽性例についての検討. Skin Cancer 25: 85–89, 2010
4) Krawtchenko N, Roewert-Huber J, Ulrich M, et al: A randomised study of topical 5% imiquimod vs. topical 5-fluorouracil vs. cryosurgery in immunocompetent patients with actinic keratoses: a comparison of clinical and histological outcomes including 1-year follow-up. Br J Dermatol 157 (Suppl 2): 34–40, 2007
5) Marks R, Foley P, Goodman G, et al: Spontaneous remission of solar keratoses: the case for conservative management. Br J Dermatol 115: 649–655, 1986
6) Glogau RG: The risk of progression to invasive disease. J Am Acad Dermatol 42 (1 Pt 2): 23–24, 2000
7) Criscione VD, Weinstock MA, Naylor MF, et al: Actinic keratoses: Natural history and risk of malignant transformation in the veterans affairs topical tretinoin chemoprevention trial. Cancer 115: 2523–2530, 2009 doi: 10. 1002/cncr. 24284.

History & Review

●日光角化症の治療法の推奨度が記載されている。
　日本皮膚科学会/日本皮膚悪性腫瘍学会編：科学的根拠に基づく皮膚悪性腫瘍診療ガイドライン（第2版）. pp55-56, 金原出版, 東京, 2015
●イミキモドクリームによるフィールド治療が記載されている。
　山下利春：日光角化症の診断・治療：日光角化症に対するフィールド治療. 皮膚病診療 37：1-7, 2015
●日光角化症の診断と一般的な治療法が記載されている。
　斎田俊明：日光角化症の診断と治療（解説）. Skin Cancer 25：214-231, 2010
●日光角化症のダーモスコピー診断について記載されている。
　斎田俊明：日光角化症の診断・治療：日光角化症とダーモスコピー診断. 皮膚病診療 36：1-12, 2014
●日光角化症の病理組織所見について記載されている。
　Elder DE: Lever's histopathology of the Skin (11th ed). pp987-999, Wolters Kluwer, Philadelphia, 2014

第3章 皮膚・軟部組織悪性腫瘍

2. 上皮・付属器系

1) 上皮内癌（ボーエン病）

中岡啓喜

Knack & Pitfalls

- ◎ボーエン病は日光（光線）角化症とならぶ表皮内有棘細胞癌の1つであり，日光（紫外線）暴露部でない体幹や四肢に好発する
- ◎多発例では砒素中毒の1症状の可能性もあるため，砒素暴露も念頭におき，必要があれば多臓器癌に対する全身検索も行う
- ◎病理組織学的に表皮細胞は異型性のある腫瘍細胞で置換され，一部には特徴的な集塊細胞（clumping cell）や異常角化細胞（個細胞角化：individual cell keratinization）を認めるため，診断は生検により確定される
- ◎治療は外科的切除が第1選択で，辺縁は5mm程度，深層は毛包などの表皮成分が残存しないよう脂肪織内で切除する

特徴・症状

■概念と特徴

ボーエン病（Bowen's disease）は，1921年にBowenが臨床的に梅毒疹に似ているが，病理組織学的に特異な表皮増殖を示す症例を皮膚の前癌病変として報告したことに始まる。その後Darierが同様の病理組織学的所見を呈する病変をボーエン病として報告したことによりこの病名がある。現在では，日光（光線）角化症（actinic keratosis）とならんで有棘細胞癌の表皮内癌（squamous cell carcinoma in situ）の1つとされている。

日光角化症がその名のとおり日光（紫外線）暴露部に好発するのに対し，従来わが国においては，ボーエン病は体幹部に多いとされてきた。これは日光角化症のうちのボーエン病様の病理組織学的所見を呈する病変を，ボーエン病とするか日光角化症とするかという意見の相違であるとの見解もある。ただし，ボーエン病は粘膜を含めた全身に発生するとされ，近年の報告では下肢（下腿）発症が多いとする報告も見られる。まれには手掌や爪甲下にも発生する。通常は単発であるが，砒素中毒の1症状として多発病変を認めることもあるため，多発している場合には砒素暴露歴について問診する必要がある。わが国でも過去に多数例の多発性ボーエン病患者が発生した砒素汚染地域が明らかにされたことがあったが，現在新しく明らかにされた該当地域はほとんどない。

特殊型として中高年男性の陰茎亀頭部から環状溝，まれに女性外陰部，口腔粘膜に病理組織学的にボーエン病の所見と一致する紅色調の病変が生じる場合がある。フランス人のQueyratが最初に報告したことにより紅色肥厚症（erythroplasia of Queyrat）と呼ばれる。

■疫学

60歳以上の高齢者に多いとされており，男女差については報告により結果が異なっている。病因として砒素，瘢痕，タール，紫外線などの関与が報告されているが，近年ではヒト乳頭腫ウイルス（human papilloma virus：HPV）の関与を強く疑う報告がある。ボーエン病の病変部，特に陰部病変，手指病変にHPV 16型をはじめとするhigh riskあるいはintermediate riskのHPVが検出されたとの報告が多くある。

ボーエン病は，ボーエン癌へ進展することもあるとされるが，わが国におけるその頻度は数～20%程度と報告されている。

■臨床症状

ボーエン病の一般的な症状は，円形から類円形の比較的境界明瞭な，わずかに隆起する局面で，表面に鱗屑や痂皮が付着している。色調は黒色調，褐色調，赤褐色調とさまざまであり，先に述べたように日光暴露の少ない体幹部に好発するが，下肢（下腿）に見られることも多い（図1，2）。爪甲下に発生した場合は爪甲の剥離・欠損，びらん，肉芽様病変など一般的な症状とは異なる症状を呈する。紅色肥厚症では，中高年男性の陰茎亀頭部から環状溝，まれに女性外陰部などに紅色調の病変を見る（図3）。

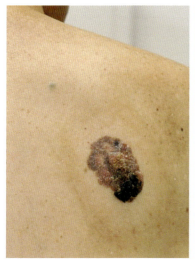

図1　右上背部のボーエン病
楕円形の境界明瞭でわずかに隆起し，表面に鱗屑，痂皮を付着した黒色，褐色，赤褐色調が混在する局面を認める

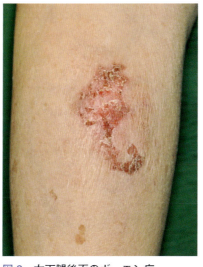

図2　左下腿後面のボーエン病
右下腿後面に境界やや不明瞭な地図状の鱗屑を伴う赤褐色の局面を認める

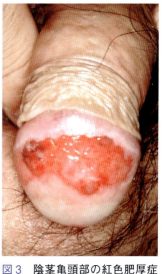

図3　陰茎亀頭部の紅色肥厚症（erythropalsia of Queyrat）
ボーエン病の特殊型で，亀頭部に境界明瞭な紅色局面を認める

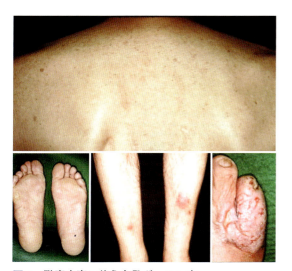

図4　砒素中毒に伴う多発ボーエン病
背部の褐色調の雨だれ様色素斑，両足底の砒素性角化症，両下腿・右第Ⅲ趾の多発ボーエン病

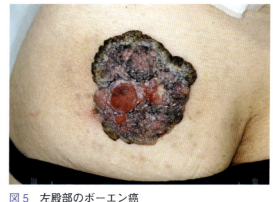

図5　左殿部のボーエン癌
辺縁は病理組織学的にボーエン病であったが，中央の肉芽腫様の病変はボーエン癌（有棘細胞癌）の所見を呈していた

　多発する場合には砒素中毒の可能性を念頭に置く必要があり，掌蹠の角化症（砒素性角化症），全身の雨だれ様色素沈着（砒素性色素沈着），肺癌をはじめとする内臓悪性腫瘍の発生に注意が必要となる（図4）。
　ボーエン癌に進展している場合には，病変内に隆起性病変や肉芽腫様病変などを伴うようになる（図5）。

診断

■生検
　診断確定のためには病変の生検が有用である。小病変の場合は治療を兼ねて切除生検（excisional biopsy）を行うことも可能であるが，比較的大きな病変の場合には病変の一部より部分生検（incisional biopsy）を行う。後述する特徴的な病

理組織学的所見により診断は比較的容易である。

また，病変内に腫瘍を形成している場合には浸潤性のボーエン癌を発生していることもあるので同部の生検も行うことが必要になる。

■全身検索

単発例の場合には全身検索の必要はまずないが，多発例で砒素の関与が疑われる場合には肺癌をはじめとする砒素中毒に伴う内臓悪性腫瘍の検索を含め，全身検索が必要となる。

■病理組織学的所見

中高年以降の日光（紫外線）暴露を受けにくい体幹あるいは下肢に前述の臨床所見を呈する病変を見た場合には本症を考えるが，生検による病理組織学的診断により確定診断を行う。

病理組織像で表皮突起は肥厚，延長しており，表皮細胞は不規則に配列して全層が異型性のある腫瘍細胞で置換される。一部には複雑な形態の大きな核を有する集塊細胞（clumping cell）や，細胞が好酸性に染まる異常角化細胞（個細胞角化：individual cell keratinization）を認める。しかし，表皮基底層は保たれ，真皮内への浸潤はない。真皮上層の乳頭層ではリンパ球，形質細胞などの炎症細胞浸潤を認める（図6）。

真皮内に異型細胞が浸潤した場合には有棘細胞癌となるが，ボーエン病の細胞形態学的特徴を有しているためにボーエン癌と呼ばれる。

鑑別診断

湿疹，扁平苔癬，尋常性乾癬，体部白癬などの良性皮膚病変のほか，基底細胞癌，乳房外パジェット病，日光性角化症などの皮膚悪性腫瘍との鑑別が必要になることもある。

一般的な治療法

■病期

ボーエン病は表皮内癌（carsinoma in situ）であるため，UICC（Union for International Cancer Control）の皮膚腫瘍TNM分類にあてはめるとT分類はTisで病期は0期（stage 0）となる。ボーエン癌の場合には皮膚の有棘細胞癌のTNM分類，病期にあてはめて分類する。

■外科的切除術

わが国においては，ボーエン病治療の第1選択は外科的切除術である。ボーエン癌は皮膚有棘細胞癌の治療法に準ずるため本稿では対象としない。

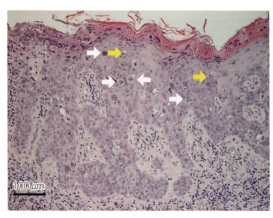

図6　ボーエン病の病理組織学的所見（HE染色）
表皮突起は肥厚，延長しており，表皮細胞は全層にわたり不規則に配列する異型性のある腫瘍細胞で置換されている。複雑な形態の大きな核を有する集塊細胞（⇨）や，細胞が好酸性に染まる異常角化細胞（個細胞角化⇨）も認める。

●切除範囲

確立された切除範囲の記載はないが，表皮内癌であるため水平方向の切除縁は5mm，垂直方向は皮下脂肪組織内で汗腺，毛根などの表皮成分を残さないように切除すれば十分とされている。また，外科的切除術は後述する保存的療法に比べ，病理組織学的に完全切除を確認できるため最も確実な治療法と考えられている。

●リンパ節郭清

ボーエン病において，リンパ節郭清術は原則として必要ない。

●再建術

多くの病変の境界は明瞭で，臨床的に完全切除がほぼ確認できるため，切除後に一期的再建が可能であるが，もし切除範囲に疑問がある場合には二期的再建を選択する。

小病変はもとより腹部などの比較的大きな病変の場合でも切除，縫縮が可能であれば第1選択とする。切除，縫縮が不可能な場合でも，病変の多くが被服部である体幹，あるいは下肢などにあること，表皮内癌であることなどにより複雑な再建術を用いなくても全層／分層植皮術で十分なことが多い。皮弁による再建が不可欠な場合や仕上がりを考えて皮弁を選択する方がよい場合には，局所皮弁などの再建術を選択する。

■凍結療法

軽症例，小病変の場合でも全身／精神状態など

のために外科的切除が行えない場合には有用な方法である。1サイクル治療後の再発率は他の保存療法（5-FU外用療法，PDT，イミキモド外用療法）に比べてやや高いとの報告があるが，簡便，安価，複数病変に対しても容易に治療が行えること，再発に対しても再度応用可能なことなどを考えると，定期的な経過観察を行いながら行えば有用な治療法と考えられる。

■ 5-FU外用療法

治療後の病変再発率は後述のPDT，イミキモド外用療法に比べ高いとの報告があるが，凍結療法と同様に簡便，かつ複数病変に対応可能なことを考えれば，定期的な経過観察のもとに用いれば有用な治療法である。

■ Photo dynamic therapy（PDT）

諸外国においてはボーエン病治療に対してのシステマティックレビューがあり，その有効性は確立している。病変消失率も凍結療法，5-FU外用療法より高いと報告されている。しかし，現時点ではわが国においては保険適用外であり，本治療法を適用できる施設は限られている。

■ イミキモド外用療法

5%イミキモドの外用療法は顔面，禿頭部日光角化症の治療法としてわが国においても保険適用とされているが，現時点ではボーエン病は保険適用外である。諸外国においては外用治療後1〜2週間の病変消失率も極めて良好で，重篤な副作用もないとの報告があるため，今後の適用拡大が望まれる。

予後

■ 局所再発

ボーエン病は，切除後の組織標本において病理組織学的に完全切除が確認されれば再発はほぼないと考えるが，切除術後約5%に再発を認めたとの欧米の報告がある。

■ 予後因子

ボーエン病は表皮内癌であるため確実な外科的切除術により治療が行われれば予後は良好と考える。しかし，多発例で砒素に関連した病変では内臓悪性腫瘍などにより予後が左右される場合がある。また，ボーエン癌に進展した病変では皮膚有棘細胞癌の病期に応じた予後に準ずることになる。

I　ボーエン病　下腿

KEY POINTS
- 生検は病変を代表する部位から行い，確実に脂肪組織まで含める
- 毛根が脂肪組織に達する部位では毛包が残存しないように切除する
- 再建は多くの場合，全層植皮術で良好な結果となる

❶ 生検

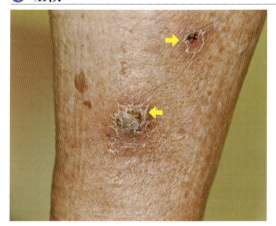

85歳，男性，左下腿

生検には病変の一部を切除する部分生検と病変全体を切除する切除生検がある。

病変を代表する部位から標本を採取する。メスやパンチで行うが，脂肪組織まで確実に採取する。

Advice
・小病変では2mm程度の側方マージンで切除生検を行い，完全切除が確認されれば治療を兼ねることも可能である。

❷ 切除術

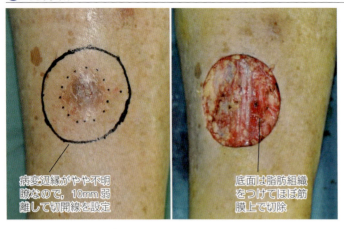

病変辺縁がやや不明瞭なので，10mm弱離して切開線を設定

底面は脂肪組織をつけてほぼ筋膜上で切除

病変辺縁より多くの場合は側方マージン 5mm 程度に切除縁を設定すれば問題ない。辺縁が不明瞭な場合はやや広めに設定する。垂直マージンは脂肪組織内で切除すれば十分であるが，脂肪組織の薄い四肢では筋膜上での切除になることも多い。

Advice
・表皮内癌であるが，毛根が脂肪組織内に達する腋窩や外陰部では毛包が残存しないように注意する。

❸ 再建術

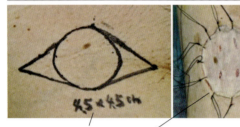

右鼠径部より全層植皮を行い，欠損部に tie-over 固定する

病変が被服部に多いこと，表皮内癌であることなどから，多くの場合は全層植皮術で良好な結果となる。

II　ボーエン病　上背部

KEY POINTS
- 体幹部では比較的大きな病変でも切除・縫縮が可能な場合もある

❶ 生検

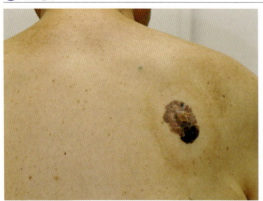

81歳，男性，右上背部

生検は下腿部と同様に行う。病変内に一部隆起性病変が認められるので，ボーエン癌を念頭にその部分も生検を行う。

❷ 切除術

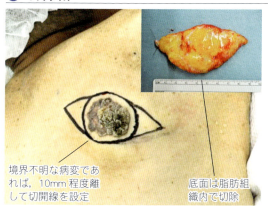

境界不明な病変であれば，10mm 程度離して切開線を設定

底面は脂肪組織内で切除

境界明瞭な病変であるため，病変辺縁より 5mm 強離して，脂肪組織内で切除する。

Advice
・体幹部では筋膜上までの切除は必ずしも必要ない。

❸ 再建術

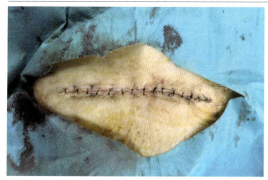

十分に余裕があり，体幹部では比較的大きめの病変でも切除後に縫縮可能な場合がある。

切除，植皮が基本的な治療法となるが，病変が体幹部に好発するため，腹部，殿部などでは比較的大きな病変でも切除術後に縫縮することが可能なことも多い。高齢者や全身状態が悪い患者では考慮してもよい。

History & Review

●ボーエン病の名称にかかわるエピソード。
　Bernhard DJ, Elliot AD: A letter from Darie to Bowen on the naming of Bowen's disease. Arch Dermatol 119: 261-262, 1983
●内容は少し古いがボーエン病の病態について体系的に整理されている。
　安齋真一：Bowen 病．最新皮膚科学体系 12 上皮性腫瘍，pp46-50，中山書店，東京，2002
●砒素汚染地域における多発性ボーエン病について述べている。
　小野文武，安元慎一郎，前山直ほか：久留米大学における最近 6 年間のボーエン病及びボーエン癌 100 例の統計：福岡県筑後地方における砒素汚染井戸の存在との関連について．日皮会誌 112：29-35，2002
●比較的新しいボーエン病の診断と治療が述べられている。
　師井洋一：Bowen 病．日光角化症・皮膚癌カラーアトラス，pp40-46，メディカルビュー，大阪，2012
●現時点で推奨されるボーエン病治療について簡潔に述べられている。
　土田哲也，古賀弘志，宇原久ほか：皮膚悪性腫瘍診療ガイドライン（第 2 版）CQ13．ボーエン病の治療は何が奨められるか．日皮会誌 125：44-46，2015

第3章 皮膚・軟部組織悪性腫瘍

2. 上皮・付属器系

2) 基底細胞癌

寺師浩人・野村　正

- ◎臨床像と腫瘍占拠部位の解剖学的特徴，病理組織所見から判断した最小限の摘出術を施行する
- ◎病理組織所見を診断のみに利用するのではなく，手術治療に最大限利用する
- ◎神経浸潤を見逃さないと同時に，罹患神経を同定し摘出においてその方向性を見極める
- ◎完全に切除されたことが確実ではないことが予想される際には，躊躇なく人工真皮貼付や開放創として，全摘出標本の病理組織所見からその後の手術方法を決定する
- ◎基底細胞癌の好発部位である下眼瞼と外鼻などは，3層構造の機能的再建術を施行する

特徴・症状

　基底細胞癌は表皮の基底細胞発症の癌というより，毛芽を構成する細胞由来の悪性腫瘍である。高齢者の顔面，特に外鼻部，内眼角部，下眼瞼に好発する傾向にある。そのため，腫瘍を皮膚表面から見るのではなく，三次元解剖に則り立体的に捉える意識が重要である。多くはメラニンによる黒色調を呈しており，小結節に始まり成長すれば表面に潰瘍を形成する傾向がある（図1）。無症状であることが多い。悪性腫瘍であるが転移はまれで，むしろ局所破壊性をもつ（図2）。時に神経，骨へも浸潤・進展し局所制御不能となることもある。

診断

■ダーモスコピー

　病理組織以外の検査では，ダーモスコピーが最も推奨されている。基底細胞癌に特徴的な所見は，pigment network（色素ネットワーク）欠如，ulceration（潰瘍），large blue-gray ovoid nests（大型青灰色卵円形胞巣），multiple blue-gray globules（多発状青灰色小球），multiple leaf-like areas（多発葉状領域），spoke wheel areas（車軸状領域），arborizing vessels（樹枝状血管）で，これらの所見があれば確定診断に近く（図3），診断のための病理検査を省略してもよい。

■病理組織学的所見

　腫瘍胞巣の増殖パターンから，充実型，表在型，囊腫型，腺様型，斑状強皮症型（モルフェア型）などに分類されているが，治療において，斑状強皮症型以外はあまり意味がない。腫瘍細胞は，クロマチンの粗い楕円形の核を有する細胞が胞巣をなし，胞巣辺縁で柵状配列を示す。また，胞巣周囲には結合織との境に裂隙があるのが特徴的である（図4）。間質にはメラニンやアミロイドの沈着があり診断の補助となる。多くは境界が明瞭だが，斑状強皮症型では周囲への浸潤傾向が強く，結合織成分が増え典型的な柵状配列も失われる傾向にある（図5）。また，irregular spiky pattern，peripheral palisading irregularity，micronodular nestを示す組織像では筋肉への浸潤傾向が強い（図6）。

　神経（周囲）浸潤が報告上0.18～10％に認められるため，注意を要する。病理組織像は二次元画像なので，神経浸潤はskip lesionとして現れる。罹患神経の方向性を重視した同定を行う。

■その他の診断法

　深部浸潤が疑われる際は，マイクロコイル使用のMRIが手術のための補助診断に有用なことがある（図7）。

鑑別診断

　鑑別診断では，毛芽腫（毛包上皮腫）が挙がる。毛芽腫は毛芽細胞に由来する良性腫瘍である。好塩基性細胞よりなる腫瘍胞巣の辺縁は基底

2. 上皮・付属器系—2）基底細胞癌

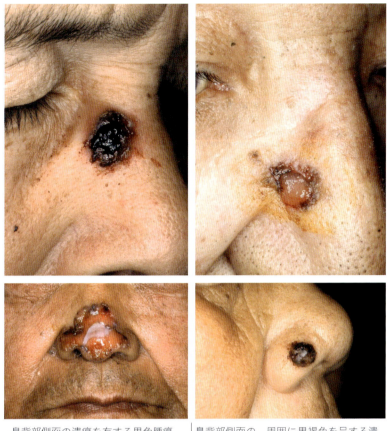

鼻背部側面の潰瘍を有する黒色腫瘍	鼻背部側面の，周囲に黒褐色を呈する潰瘍
鼻尖部に広く潰瘍があり，周囲が黒褐色状に隆起している	鼻翼部の黒色隆起結節

図1　典型的な基底細胞癌
臨床像は一見多彩である。顔面，特に外鼻部に多く発生し，当初は黒色小結節であるが，しだいに潰瘍を呈し堤防状に取り囲む結節潰瘍型が代表的である

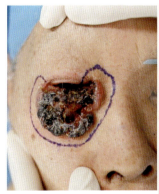 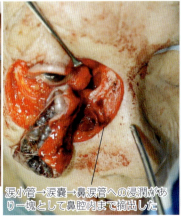 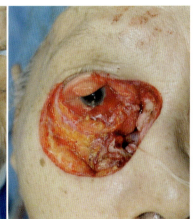

切除デザイン　　　　　涙小管→涙嚢→鼻涙管への浸潤があり一塊として鼻腔内まで摘出した　　術直後
　　　　　　　　　　　術中所見

図2　破壊型基底細胞癌

第3章 皮膚・軟部組織悪性腫瘍

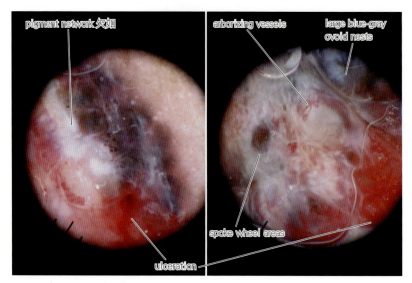

図3 ダーモスコピー像
悪性黒色腫や色素細胞性母斑で認められる pigment network のないことを確認し、他の項目が認められれば基底細胞癌と診断可能である

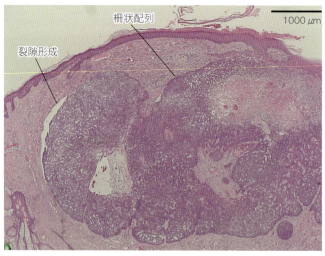

図4 最も典型的な充実型の基底細胞癌の病理組織学的所見

細胞癌同様、柵状配列を示すが、胞巣と間質の間に裂隙形成がないことが大きな特徴である。

一般的な治療法

■外科的治療法

手術的治療が大原則である。日本におけるガイドライン上では、低リスクの基底細胞癌は、4mm の切除縁が強く勧められている。一方で、切除縁3mm で85％の症例で腫瘍の完全切除が可能であったとの報告があり、臨床的に境界明瞭な症例においては必ずしも 4mm でなくてもよい場合もある。基底細胞癌の高リスク症例の定義は、高リスク部位（頰・前額部以外の顔面、外陰、手、足）で大きさ 6mm 以上、中リスク部位（頰・前額部、頭部、頸部）で 10mm、低リスク部位（体幹、四肢）で 20mm 以上、再発、斑状強皮症型、硬化型、浸潤型、微小結節型、神経浸潤が挙げられる。これら高リスクの基底細胞癌においては、5～10mm の切除縁が勧められている。特に、斑

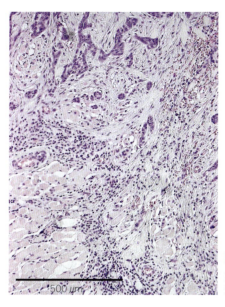

図5 斑状強皮症型の基底細胞癌の病理組織学的所見
好塩基性細胞からなる小さなspikyな胞巣が不規則に浸潤している。また，間質では線維化が強い

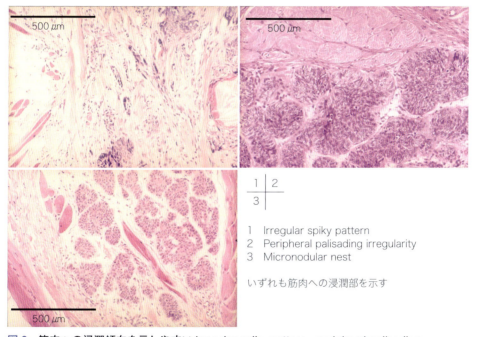

1 Irregular spiky pattern
2 Peripheral palisading irregularity
3 Micronodular nest

いずれも筋肉への浸潤部を示す

図6 筋肉への浸潤傾向を示しやすいirregular spiky pattern, peripheral palisading irregularity, micronodular nestの病理組織学的所見

状強皮症型では，3mmの切除縁で66％の完全切除率，5mmでは82％，13〜15mm離せば95％の完全切除率であったとの報告がある。

深部の切除縁については，顔面が皮膚−皮下脂肪−筋肉−軟骨−骨と順序よく構築されていないため規定が困難である。特に好発部位である外鼻と下眼瞼では，部位によって構造が大きく異なる。

外鼻では，頭側の非可動性外鼻と尾側の可動性外鼻では解剖が異なることと，軟骨の位置，遊離縁などで腫瘍深部の切除縁は異なる。そのなかでも，鼻翼および鼻翼溝では筋層まで浸潤する症例が多く，粘膜のみを残すか，場合によっては全層切除を要する。

下眼瞼では，腫瘍が遊離縁にかかる場合には全

第3章 皮膚・軟部組織悪性腫瘍

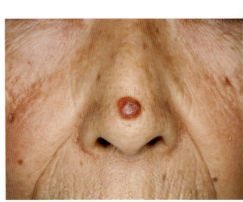

臨床像

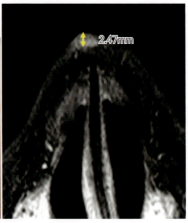

マイクロコイル使用のMRI所見

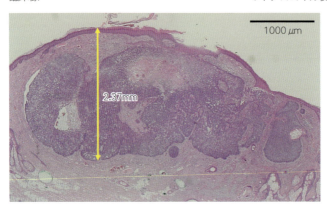

病理組織学的所見

図7　MRI画像を用いた補助診断

鼻尖部に褐色状の小結節を認める。MRIでは，high intensityの小結節を認め，深部浸潤がわかりやすい。病理組織所見は，典型的な充実型基底細胞癌で，ホルマリンで固定されているため，実際のMRI画像よりもtumor thicknessがやや縮小している

層切除を要するが，尾側になれば瞼板や時には眼輪筋を残すことができる症例も存在する。これら遊離縁では，触診によって下床との可動性も重視する。

しかし，辺縁，深部とも完全に切除できたことが確実ではないと判断した際には，人工真皮や開放創として，全切除標本を確認する二期的再建術を推奨する。

■補助療法

完全に切除できた可能性が高くない時，周囲の神経浸潤が疑われる時，再発予防などに術後放射線照射（表在性では電子線）が有効である。

一般的ではないが，手術治療が困難な場合に化学療法が考慮される。5-FU軟膏やイミキモドの外用療法がその適応となる。

予後

局所再発の有無が機能的・整容的予後にかかわってくる。辺縁に腫瘍が残存していれば17%，深部に腫瘍が残存していれば33%の局所再発率と報告されている。つまり，腫瘍が残存していても再発しない可能性があることを示している。そして，再発の多くは3年以内に起こる傾向にある。また，基底細胞癌を一度発症した患者に，その後新たに同癌を発症する危険性は，わが国では7.1%との統計がある。

I 下眼瞼

 KEY POINTS
- 腫瘍の局在と病理組織所見から，切除が全層になるのか粘膜や瞼板を残すことができるのかを判断する
- 腫瘍が涙小点へ及べば，涙囊→鼻涙管→鼻腔への浸潤を疑う
- 再建には，下眼瞼外反を来たさない涙三角（涙液メニスカス，tear meniscus）を維持できる方法を選択する

❶ 生検

ダーモスコピーにて診断できれば生検は不要である．そうでなければ部分では切除生検で確定診断を得て，腫瘍が遊離縁であれば，通常は全層切除となるため，辺縁が完全切除されているか不明な場合に迅速病理検査を施行する．腫瘍が遊離縁から離れている場合には全層切除とならないため，完全切除できる可能性が疑わしいと判断すれば全切除生検を施行し，いったん人工真皮を貼付する．

❷ 切除術

遊離縁であればベースボール型全層切除を施行する．遊離縁から離れている場合には，全層切除とならないため深部断端への配慮を要する．眼瞼皮膚は薄く直下に眼輪筋が存在しているため，切除では眼輪筋を切除せざるを得ない症例が多い．切除が下涙小点にかかり二期的再建をする場合には，残存涙小管に4-0黒ナイロン糸などを挿入しておく．涙小管は上皮で覆われているため，これに沿い横方向へ浸潤することがあり，病理組織学的精査を要する．

❸ 再建術

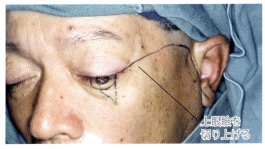

55歳，男性．本症例では切除縁を5mmと設定し，デザインを行った

下眼瞼欠損が全長の1/4までであれば直接縫合する．それを越える場合にはmalar flapによる再建術が一般的である．

▶ Malar flap

Malar flapの外眼角部の皮切方向は，下眼瞼からそのまま眼輪筋を含め直線的に上眼瞼へと向かう．外眼角を平行に切り込まないように注意する．そのことにより術後の外反を防ぎ，かつ涙三角（tear meniscus）を維持できる．

結膜と瞼板の再建には，耳介軟骨，鼻中隔軟骨と粘膜，口蓋粘膜が利用される．何らかの硬組織再建がなければ術後に眼瞼外反となりやすい．

移植する硬組織は，残存瞼板と外眼角部の骨膜に，非吸収性のナイロン糸で固定することが望ましい．

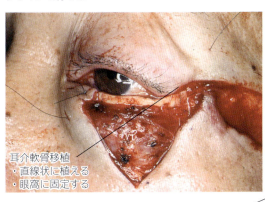

耳介軟骨移植
・直線状に植える
・眼窩に固定する

涙三角（tear meniscus）の維持

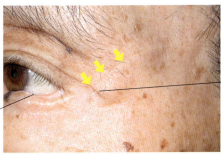

上眼瞼を切り上げた結果，瘢痕は目立たず，再び外眼角部が形成されている

II 鼻部

KEY POINTS
- 外鼻は部位により構造が異なるため，部位別に切除深度を検討する
- 切除が十分でない可能性がある場合には，人工真皮を貼付して二期的再建術とする
- 外鼻再建には，lining（鼻粘膜），support（硬再建），cover（表面皮膚）を考慮する

❶ 生検

ダーモスコピーにて診断できれば生検は不要である。そうでなければ臨床的に浸潤傾向の強いと思われる部位から一部切除生検を行う。辺縁が完全切除されているか不明な場合に迅速病理検査を施行する。完全切除の可能性が高くないと判断すれば全切除生検を施行し，いったん人工真皮を貼付する。

❷ 切除術

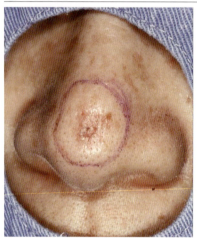

50歳，女性
本症例では切除縁を8mmと設定し，デザインを行った

筋肉への浸潤傾向の強い術前の病理組織像（図6）であれば，全切除生検を施行していったん人工真皮を貼付し，確実に取り切れているか否かを判断して再建術を行う。

また，aggressive typeであれば神経（周囲）浸潤を常に念頭に置く必要性があり，切除の際には神経に沿うskip invasionの可能性を含め三叉神経や顔面神経への組織学的精査を要することがある。

❸ 再建術

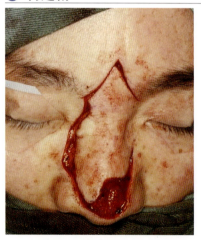

欠損が20mmとなりaxial frontonasal flapによる再建とした

再建方法は切除深度による。切除が全層となればlining（鼻粘膜），support（硬再建），cover（表面皮膚）を考慮した再建術を施行する。表在性であれば，部位別に再建術を決定する。小範囲であれば耳介からの遊離複合組織移植術が3層構造の再建に有利である。鼻唇溝皮弁や前額皮弁を用いる際にも耳介軟骨などの硬組織移植を要する。

頭側外鼻では，皮膚のみの場合には，通常は鼻唇溝皮弁が最も有用であるが，より頭側，内眼角部寄りになれば前額皮弁も利用される。

2. 上皮・付属器系—2）基底細胞癌

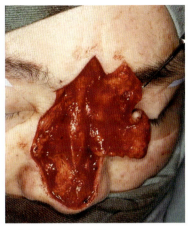

鼻背部から鼻尖部では、皮膚のみの20mmまでの欠損であればaxial frontonasal flapが最も有用で、20mmを越える場合には、前額皮弁や頭皮皮弁を利用する。

また、人工真皮貼付後の肉芽であれば顔面に近い皮膚（耳前部、耳後部、鎖骨部）からの遊離全層植皮術も有用である。

Advice
- 外側鼻軟骨を切除すればnasal valveが破綻するため鼻呼吸障害を残す。
- 頭側（非可動性外鼻）は下床に鼻骨を有し皮膚は可動性であるが、尾側（可動性外鼻）は鼻軟骨と一体化し皮膚は非可動性である。鼻軟骨は鼻粘膜とも一体化しているためlining再建は薄いほどよい。耳介からの遊離複合移植術が再建に有用な所以である。

皮弁を挙上したところ

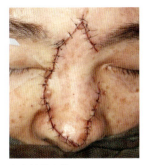

皮弁縫着直後

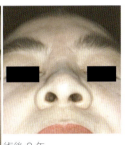

術後2年
再発なく外鼻形態は良好である

 著者からのひとこと　両側の鼻軟骨が露出した鼻背部の再建の際、皮弁デザイン前に軟骨を中央へ寄せると欠損部がやや縦長に縮小し、かつ再建鼻が手術前よりやや高くなる。

History & Review

- 本邦における皮膚悪性腫瘍の診療ガイドライン。
  土田哲也、古賀弘志、宇原久ほか：皮膚悪性腫瘍診療ガイドライン（第2版）．日皮会誌 125：49-65, 2015
- 全皮膚悪性腫瘍の疫学、診断、治療まで広くまとめた教科書。
  土田哲也編集：V 基底細胞癌 皮膚悪性腫瘍（基礎と臨床の最新研究動向）．日本臨牀 71：S577-S649, 2013
- 腫瘍病理組織をどのように手術へ活用するかを詳述した論文。
  寺師浩人、野村正：特集／皮膚外科のための皮膚軟部組織腫瘍診断の基礎Ⅰ．臨床ならびに病理診断：皮膚外科のための腫瘍病理の見方．PEPARS 100：23-33, 2015
- 皮膚悪性腫瘍において神経浸潤時の手術方法について提唱した論文。
  Terashi H, Kurata S, Tadokoro T, et al: Perineural and neural involvement in skin cancers. Dermatol Surg 23: 259-264, 1997
- 外鼻基底細胞癌100症例を部位別に検討し最小限の摘出方法と各部位の再建術式を述べた論文。
  寺師浩人、橋川和信、野村正ほか：外鼻基底細胞癌100症例の必要切除深度に応じた部位別再建術式の選択．日頭頸顔外会誌 21：203-212, 2005
- 外鼻再建の3つの原則であるSupport（支持組織），Linning（鼻粘膜と前底部皮膚で構成される裏打ち），Cover（表面の再建）を述べた論文。
  Burget GC, Menick FJ: Nasal support and lining: the marriage of beauty and blood supply. Plast Reconstr Surg 84: 189-203, 1989
- 外鼻再建の原則を詳述した教科書。
  寺師浩人、橋川和信：外鼻の再建．各種局所皮弁による顔面の再建：最近の進歩（改訂第2版），田原真也編，pp52-65，克誠堂出版，東京，2009

第3章 皮膚・軟部組織悪性腫瘍

2. 上皮・付属器系

3）有棘細胞癌

山内　誠

◎有棘細胞癌は中年以上の露光部に好発する表皮角化細胞から生じる皮膚悪性腫瘍である
◎さまざまな先行病変や前癌病変から発生することが多い
◎転移が生じる場合，通常はまずリンパ行性転移であることが多い
◎切除範囲については，原発巣は最低限4mm離して切除し，高リスク群では6～10mm離して切除する

特徴・症状

■概念と特徴

皮膚の有棘細胞癌（squamous cell carcinoma：SCC）は表皮角化細胞（ケラチノサイト）への分化を示す悪性腫瘍である。腫瘍細胞がケラチンを発現し，多少とも角化傾向を示すことが特徴である。SCCは，扁平上皮癌と同義語であり，皮膚以外に，粘膜上皮を有する口腔，咽頭，食道，外陰部などの扁平上皮細胞からも発生する。

■臨床症状

初期には多少の鱗屑を伴う硬い紅色結節や小型のびらん・潰瘍などを呈し，徐々にドーム状腫瘤やカリフラワー状腫瘤となり，角質や痂皮が付着することも多い（図1～3）。進行するとびらん・壊死を来たし，さらに潰瘍化し，二次感染を伴うと独特の悪臭（癌臭）を発するようになる（図4）。

■疫学

本疾患は日本人に多い皮膚悪性腫瘍の1つであり，わが国では基底細胞癌に次いで頻度の高い皮膚悪性腫瘍である。男性に多く，中年以上に好発し，加齢とともに増加し70歳以上が過半数を占めている。

SCCの発生には，紫外線や放射線暴露，ヒト乳頭腫ウイルス（human papillomavirus：HPV），砒素化合物やタール類などの化学物質，熱傷瘢痕・慢性放射線皮膚炎・色素性乾皮症などの先行病変，日光角化症などの早期病変が関与し

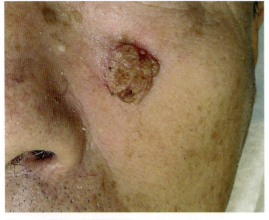

図1　左頬部の有棘細胞癌（76歳，男性）
疣贅様外観を呈する有茎性腫瘤を認める

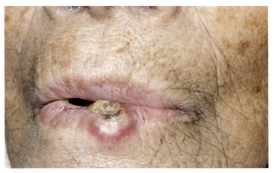

図2　下口唇の有棘細胞癌（91歳，女性）
紅色結節で，表面中央部に痂皮の付着を認める

表1 有棘細胞癌の表皮内癌と前駆症

第1群 局所的な準備状態	熱傷瘢痕，慢性放射線皮膚炎，慢性膿皮症，慢性瘻孔（骨髄炎などを伴う），尋常性狼瘡，慢性円板状紅斑性狼瘡，下腿潰瘍，粉瘤，集簇性痤瘡，温熱性紅斑（erythema ab igne），栄養障害型先天性表皮水疱症，脂肪性類壊死症，持久性隆起性紅斑，硬化萎縮性苔癬，褥瘡など
第2群 SCC *in situ* ないしはその早期病変	Bowen 病，日光角化症，放射線角化症，温熱性角化症（thermal keratosis），紅色肥厚症，白板症，砒素角化症，汗孔角化症など
第3群 SCC を生じやすい身体的状態	色素性乾皮症，疣贅状表皮発育異常症，Werner 症候群，慢性砒素中毒，臓器移植患者，AIDS など

(斎田俊明：有棘細胞癌の診断と治療指針ならびに全国アンケートの集計と説明．Skin Cancer 9：69-77, 1994 より引用改変)

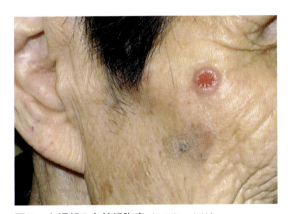

図3 右頬部の有棘細胞癌（84歳，女性）
周囲に紅斑を認め，日光角化症から発生した有棘細胞癌

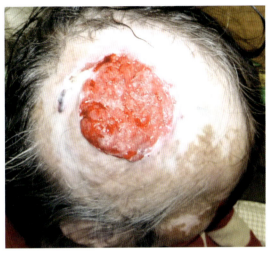

図4 頭部の有棘細胞癌（60歳，男性）
幼少時の外傷後の瘢痕から発生した有棘細胞癌であり，頭蓋骨まで浸潤していた

ている（表1）。

　紫外線は最も重要な発癌因子であり，特に中波長紫外線（ultraviolet B：UV-B）が大きな影響を与えている。日本人のSCCの約60％が日光露出部に発生するとされており，紫外線に対する防御能のスキンタイプ，日焼けの程度，年齢がSCC発生に強く相関していると考えられている。SCCや日光角化症は，白人の日光露出部に高頻度に発生し，黒人にはまれである。日本人でもサンタン（日焼けで黒くなること）の低い者は皮膚悪性腫瘍を発生する危険性が高く，色白でサンタンを起こしにくいスキンタイプの者や小児はサンスクリーン剤による紫外線予防が推奨される。

　一方，外陰部のSCCでは，HPV-16や18などの子宮頸癌の発生に関与するタイプのHPVが検出されることがあり，また，手指のBowen病でも同様に検出される。そのほか，さまざまな発生母地や先行病変から生じることも多く，前駆病変（瘢痕，慢性潰瘍，sinus tract，放射線皮膚炎）

から生じたSCCは高リスク群に分類される。これらの潜伏期間は20～30年と長く，サイズも大きく，深達度も深く，未分化で，遠隔転移も高率とされている。さらに，化学物質の砒素化合物，タール類や不純な切削油などが発生に関与することも知られている。

　以前は熱傷瘢痕や慢性放射線皮膚炎，あるいは外陰部など非露出部のものが多かったが，近年は日光露出部，日光角化症由来のSCCが増加しており，特に頭頸部のものが半数以上を占めるようになってきている。

診断

　SCCは多種・多様の臨床所見を呈するため，臨床所見のみでは診断を確定し得ないことも多

表2 有棘細胞癌のTNM分類（UICC第7版，2009年）

T	原発腫瘍
TX	原発腫瘍の評価が不可能
T0	原発腫瘍を認めない
Tis	上皮内癌
T1	最大径が2cm以下の腫瘍
T2	最大径が2cmを超える腫瘍
T3	筋肉，骨，軟骨，顎，眼窩など深部構造へ浸潤する腫瘍
T4	頭蓋底，中軸骨格の直接または神経周辺への浸潤を伴う腫瘍
	注：同時性の多発腫瘍では，最も進展した腫瘍のT分類で表示する。また腫瘍の個数を（ ）に記入する。
N	所属リンパ節
NX	所属リンパ節の評価が不可能
N0	所属リンパ節転移なし
N1	1個のリンパ節に転移があり，最大径が3cm以下
N2	1個のリンパ節に転移があり，最大径が3cmを超えるが6cm以下，または複数のリンパ節転移があるが，すべて最大径が6cm以下
N3	1個のリンパ節に転移があり，最大径が6cmを超える
M	遠隔転移
M0	遠隔転移なし
M1	遠隔転移あり

表3 有棘細胞癌の病期分類（UICC第7版，2009年）

0期	Tis	N0	M0
I期	T1	N0	M0
II期	T2	N0	M0
III期	T3	N0	M0
	T1, T2, T3	N1	
IV期	T1, T2, T3	N2, N3	M0
	T4	Nに関係なく	M0
	T, Nに関係なく		M1

い。しかし，慎重な病歴聴取と，腫瘍の形態・色調，周囲皮膚の状態などの視診，皮膚および下床組織との可動性や皮下・周囲での硬結の範囲，所属リンパ節腫大の有無などの触診による理学的検査も腫瘍の浸潤の深さや範囲を予測するために重要である。その結果を元に以下の検査を追加して行う。

■**生検**

診断確定のためには生検が必須である。生検を行う際には，腫瘍の中で壊死組織や角化物の少ない充実性の部分を選んで行う。また，熱傷瘢痕部や慢性放射線皮膚炎などの前駆病変の存在部位が潰瘍化（Marjolin's ulcer）した場合や原因不明の難治性皮膚潰瘍に対しては，皮膚悪性腫瘍の可能性を疑う必要があり，生検を考慮すべきである。

■**病理組織学的所見（HE染色）**

表皮基底膜を破壊し，真皮内へ不規則に侵入する異常角化細胞の増殖巣を認める。大型の有棘細胞様細胞が渦巻き状に角質塊をとりまく癌真珠（cancer pearl）や核が萎縮し，細胞質が好酸性に染まる個細胞角化などを認める（図5）。ほかにも細胞配列の乱れ，核異型，核分裂像などが見られる。

悪性度を見るにあたっては角化という分化所見を有することが重要であり，未分化で角化傾向が少なるにつれ悪性度が高くなる。Brodersの悪性度分類では有棘細胞様のよく分化した細胞が75％以上を占めるものをI度，50〜75％のものをII度，25〜50％のものをIII度，25％未満のものをIV度と分類している。

■**画像検査**

視診，触診により腫瘍の周囲への浸潤や深部への浸潤が疑われた場合，X線検査，超音波検査，CT，MRIなどの画像検査を行う。X線検査は骨浸潤が疑われた場合，超音波検査は腫瘍の厚さや拡がりを予測したりリンパ節転移の有無を検索したりすることに用いる。さらに，CTは骨浸潤の程度やリンパ節の評価，MRIは軟部組織内の進展度や末梢神経や頭蓋内への進展度の診断に有用である。必要に応じて，シンチグラムやPETな

表4　有棘細胞癌の再発リスク分類（NCCN）

		低リスク	高リスク
臨床所見	解剖学的部位とサイズ[J]	L領域で20mm 未満[K] M領域で10mm 未満[K] H領域で 6mm 未満[K]	L領域で20mm 以上 M領域で10mm 以上 H領域で 6mm 以上
	原発巣の境界	明瞭	不明瞭
	初発／再発	初発	再発
	患者の免疫抑制状態	―	＋
	放射線治療歴や慢性炎症の先行	―	＋
	急速な増大	―	＋
	神経学的な自覚	―	＋
病理組織学的所見	分化度	高分化	中等度から低分化
	特殊な組織型[L]	―	＋
	神経あるいは脈管浸潤	―	＋
	浸潤度（Clark level）[M]	Ⅲ以上	Ⅳ以上
	腫瘍の厚さ	4mm 未満	4mm 以上

[J] 腫瘍周囲の紅斑も含める
[K] H領域：顔面正中，眼瞼，眼窩周囲，鼻，口唇，顎，耳前部，耳後部，会陰部，手，足背・足底部
　M領域：頬，前額，頭頂，頸部
　L領域：体幹，四肢
[L] adenoid（acantholytic）または adenosquamous（ムチン産生），または desmoplastic type
[M] 厚さに不全角化，鱗屑痂皮を含めない。または，潰瘍がある場合は潰瘍底から測定する（修正Breslow法）

上記の1つでも高リスク因子があれば高リスク群とし，1つもない場合のみ低リスク群に分類する

ども利用して，リンパ節転移および遠隔転移を検索して，進行度（病期）を決定する（表2，3）。

再発例，病理組織所見，腫瘍の径2cm以上，解剖学的部位，免疫不全患者などのリンパ節転移の高リスク群（表4），瘢痕や慢性皮膚潰瘍などにより触診が困難な場合には画像検査が有益とされている。リンパ節転移のないSCCに遠隔転移があることは極めてまれであり，遠隔転移の検索は所属リンパ節転移がなければ通常は不要とされている。

■血中腫瘍マーカー

SCCの血中腫瘍マーカーはSCC関連抗原が代表的であり，角化傾向の強い高分化型では高値を示し，進行度の指標となる。しかし，非特異的な上昇を認めることもあるので注意が必要である。

鑑別診断

ケラトアカントーマ，日光角化症，ボーエン病，皮膚付属器癌（汗腺癌，脂腺癌），無色素性悪性黒色腫，内臓癌の皮膚転移などが鑑別疾患に挙げられる。いずれも生検による病理組織学的診断により鑑別する。なお，ケラトアカントーマは，部分生検後に急速に増大したり，診断確定後

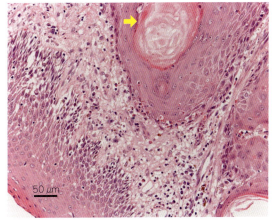

図5　有棘細胞癌の病理組織学的所見（HE染色）
表皮下に角質真珠（⇨）を認め，その周囲に核異型を伴う腫瘍細胞を認める

も一定期間増大したりする症例がまれではないため，できる限り早期に全摘出するべきである。

一般的な治療法

■病期

UICC（Union Internationale Contre le

Cancer, 国際対癌連合) では, 皮膚悪性腫瘍の TNM 分類と病期分類を呈示している (表 2, 3)。この各病期に対して, 皮膚悪性腫瘍診療ガイドラインでは SCC の診療アルゴリズムで一般的な治療指針を示している (図 6)。

SCC の治療の第 1 選択は外科的切除であり, 所属リンパ節転移を認める場合はリンパ節郭清を行う。さらに化学療法や放射線療法を症例に応じて併用する。

■ 外科的切除術
● 切除範囲

腫瘍の切除範囲については, 以前は病期に応じて辺縁から 1~3cm 離して切除するのが一般的であったが, 現在は腫瘍の大きさや部位, 分化度により低リスク群と高リスク群に分類 (表 4) し, リスクに応じて切除範囲を決定する。皮膚悪性腫瘍ガイドラインでは原発巣は最低限 4mm (低リスク群) 離して切除し, 径 2cm 以上, 組織学的分化度が Broders 分類の grade Ⅱ 以上, 高リスク領域 (頭部, 耳, 眼瞼, 鼻, 口唇), 皮下への浸潤を認める腫瘍などの高リスク群では 6~10mm 離して切除する。NCCN (National Comprehensive Cancer Network) のガイドラインでは, SCC 周囲の紅斑も腫瘍に含めて切除範囲とするよう勧めている。

また, 原発巣を完全に切除するためには水平方向での切除範囲だけではなく, 垂直方向つまり深部断端にも考慮が必要である。垂直方向の切除範囲については明確な基準はないが, 脂肪層までの浸潤を認める場合には固有筋膜を含めた切除を考慮すべきである。Mohs 手術は完全切除が顕微鏡的に確認できるまで切除を繰り返す方法であり, 利点も多いが手技的に煩雑であり, わが国では一般的ではない。

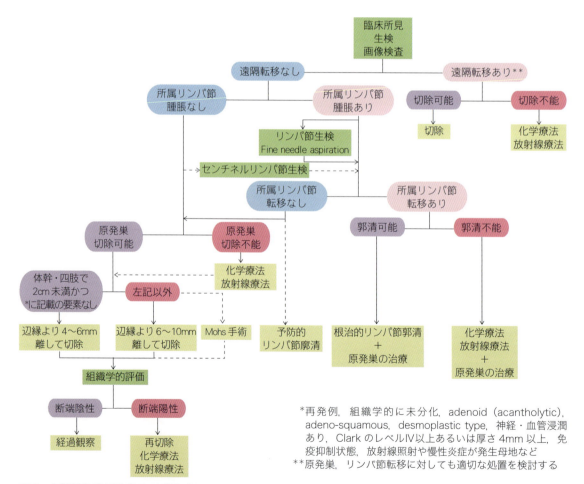

図 6　有棘細胞癌の診療アルゴリズム

(日本皮膚科学会ほか編：皮膚悪性腫瘍診療ガイドライン 第 1 版 有棘細胞癌, pp41-57, 金原出版, 東京, 2007 より転載)

熱傷瘢痕や放射線皮膚炎などの前駆病変よりSCCが発生した場合，再発率および転移率が高く，また，原発巣以外の周囲に残存する瘢痕も悪性腫瘍の発生母地となり得るため，可能であれば一緒に切除することを考慮すべきである．しかし，症例によっては前駆病変の全切除が困難な場合もあり，広範な切除と注意深い経過観察を行う必要がある．

●リンパ節郭清

SCCの転移は，通常はまずリンパ行性転移であることが多く，いきなり血行性転移を生じることはまれであるため，リンパ節転移の有無が重要である．所属リンパ節転移を認めた場合，まず根治的リンパ節郭清を行うべきである．一方，理学的所見で所属リンパ節転移が疑われない場合，SCCでは予防的郭清を行わないのが原則である．しかし，原発巣の手術時にリンパ節腫脹を認めていなかった症例でも1～5％で後に転移を生じるものがあり，そのうち8割以上が所属リンパ節への転移であるとされる．所属リンパ節転移は重要な予後因子であり，早期の微小リンパ節転移の早期発見のため，リンパ節転移を起こしやすい高リスク群ではセンチネルリンパ節生検を考慮してもよいとされている．実際のリンパ節郭清の手技については，他項に詳細に述べられているので参考にされたい．

●再建術と周術期管理

原発巣切除後の欠損部位に対する再建についてであるが，理想的には欠損部を一時的に人工真皮などで被覆し，永久標本で顕微鏡的に断端陰性であることを確認してから二期的に再建を行うことが望ましい．しかし，口唇や眼瞼などの機能的に重要な部位や欠損が広範囲や深部に及ぶ場合には一期的に再建を行わざるを得ない．この選択については明確な統一見解はなく，各施設や各術者が腫瘍や患者の状態を念頭に最善の選択をするほかないと思われる．

再建方法には，遊離植皮，局所皮弁，遊離皮弁などがある．遊離植皮を顔面に行う場合は，color match，texture matchの観点から耳後面や鎖骨付近からの遊離全層植皮が用いられる．手背，足背，陰茎，陰嚢などの皮膚の薄い部位が皮膚移植の良い適応である．眼瞼や口唇などの遊離縁では機能的再建が重要であり，局所皮弁を用いることが多い．

顔面の中でも耳介，外鼻，口唇はSCCの好発部位であり，種々の再建方法が用いられている．

- 耳介

中等度の欠損に対してはAntiaらの方法や耳甲介からの軟骨皮膚弁がある．さらに広範囲の欠損に対しては，肋軟骨移植と側頭頭頂筋膜弁と皮膚移植の併用などの方法が用いられている．

- 外鼻

皮膚欠損の形のまま，皮弁で被覆してもtrap door効果などにより，再建後の形態が不自然になることがあるため，サブユニットに欠損状態を一致させて被覆するサブユニット原理を念頭に再建を行う必要がある．外鼻再建の中心となるのは前額皮弁であり，眉間ではRintala皮弁，鼻背～鼻尖では鼻背皮弁（axial frontonasal flap, axial nasodorsum flap），鼻翼では鼻唇溝皮弁などが代表的である．

- 口唇

1/3以下の欠損の場合にはV字型に切除し単純縫縮可能であるが，約1/3～1/2の欠損の場合には，Abbé法，Estlander法をベースにした方法が有用である．欠損が口唇の1/2を越えるような症例では，小口症を引き起こしやすいことが欠点であり，種々の口周囲の局所皮弁が利用されるが，同時に口角下制筋などを皮弁に含めて挙上し，口輪筋の再建を行うことが望ましい．

■化学療法

SCCは化学療法に比較的感受性が高く，ペプロマイシンの単独療法，シスプラチンとアドリアマイシンの併用療法（CA療法），ペプロマイシンとマイトマイシンCの併用療法（PM療法），塩酸イリノテカン単独療法などが代表的である．いずれも50％以上の奏効率が報告されており，術前補助療法（neoadjuvant therapy），術後補助療法として施行する．

■放射線療法

SCCは放射線感受性の高い腫瘍であり，術前，術後の補助療法および合併症などで手術が困難な症例に対しても単独で放射線療法が行われる．また，化学療法との併用療法も有効であり，外科的手術が困難な部位や大きさの場合には，放射線照射により縮小させてから根治的切除を行うこともある．神経周囲浸潤例，局所進行期例に対しては根治的放射線療法を考慮する必要がある．

予後

■局所再発

UICC第6版旧分類による厚生労働省研究班か

らの累積生存率（1987〜1994年）では，I期（T1N0M0）は92％，II期（T2,3N0M0）は82.5％と比較的良好であるが，IIIA期（T4N0M0）が59.3％，IIIB期（TanyN1M0）が48％と低下する．遠隔転移を生じたIV期（TanyNanyM1）では10％と不良である．SCCの予後を改善するためには，所属リンパ節転移を生じる前に，特に原発巣が2cm以下の段階までに治療を行うことが重要である．

　原発巣の治療後も，再発や転移に対して外来での注意深い経過観察が必要である．皮膚悪性腫瘍取扱い規約では，リンパ節転移のない症例でも術後リンパ節転移が3年以内に5〜10％程度生じるため，術後2年間は1〜2カ月に1回所属リンパ節腫大の有無の確認を勧めている．また，リンパ節転移がない症例の定期的な画像診断は，転移はまず所属リンパ節に発生するため，リンパ節を中心に行い，遠隔転移の定期的な画像診断は通常不要とされている．経過観察期間は，SCCの局所再発・転移の95％が5年以内に発生するため，最低5年間の経過観察を行う必要がある．

I 口唇

KEY POINTS
- 口輪筋の連続性を再建することと赤唇縁が一致するように縫合することが重要である
- 局所皮弁が第1選択となるが，再建後の小口症に注意が必要である

❶ 切除術

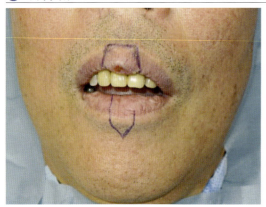

63歳，男性，上口唇

　口唇は高リスク領域なので最低6mm離して切除範囲をデザインする．再建時に赤唇縁を合わせやすいよう切除範囲の外側の赤唇縁に皮内針を用いてピオクタニンにてタトゥーを行っておく．

Advice
・皮膚切開を行う際には，口唇部を指で挟みこむように圧迫しながら切開すると，切開部に緊張をかけやすく，かつ口唇動脈からの出血もコントロールしやすい．

❷ 再建術

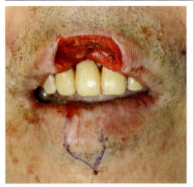

　口唇の約1/3〜1/2の欠損の場合には，交叉唇弁が有用である．下口唇に欠損幅の半分の幅の皮弁をデザインする．腫瘍切除の際と同様に赤唇縁のタトゥーを行い，まず皮弁茎の反対側の皮弁外側を口唇全層で切開する．

Advice
・この際も切開外側の口唇を指で挟みこむように圧迫しながら切開し，口唇動脈の位置を確認しておく．

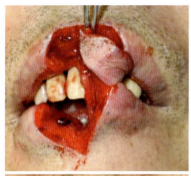

その位置を参考に皮弁茎側も赤唇縁付近まで切開する。口唇動脈は口腔粘膜側の口輪筋より浅層を走行しているので，これを損傷しないよう注意しながら，モスキートなどを用いて口輪筋を剥離し皮弁の茎を細くする。皮弁に無理な緊張やねじれがかからないよう注意しながら欠損部に移動し，口唇粘膜，口輪筋，皮下組織，皮膚の各層ごとに縫合する。

Advice
・赤唇縁がずれないよう確実に縫合する。
・皮弁茎部の口腔粘膜側の組織はある程度残しておく方が血行的に安全である。

❸ 皮弁切断術

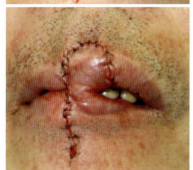

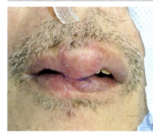
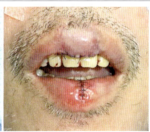

初回手術から10〜14日目に皮弁茎部の切断術を行う。特に縫合創の赤唇の遊離縁部分の陥凹や膨隆は後に目立つので，この際に左右対称になるように併せて修正を行う。

II 耳介

- 腫瘍切除後の創は縫合閉鎖可能なので，二期的再建が可能である
- 耳介周囲には皮膚，軟骨，筋膜など有用な再建材料が多く存在するので，さまざまな再建方法の選択が可能である

❶ 生検

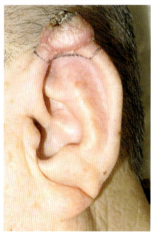
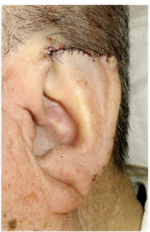

通常は部分生検で十分であり，生検した部分は単純縫合する。

Advice
・腫瘍を切除する場合，耳介は高リスク領域なので本来，切除範囲は最低6mm離す方がよい。

84歳，男性，左耳介
本症例は診察をするたびに急速に増大して来たため，腫瘍から切除必要最低限とされる4mm離して耳介軟骨を含めて全切除生検を行った。耳介の場合は，このような症例でも切開部分を縫合閉鎖可能であることが多い

❷ 再建術

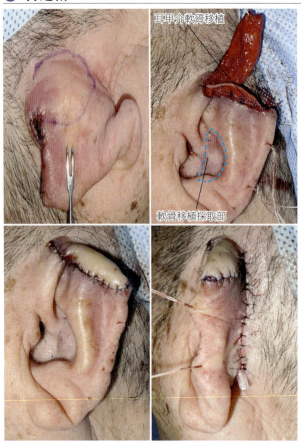

耳介後面は比較的大きな皮弁を採取可能な有用な恵皮部である。皮弁は薄く柔軟で，側頭部にまたがる場合も耳介後面側から耳介軟骨膜上で剥離すると容易に挙上できる。

Advice
- 耳介軟骨の欠損を認める場合は，欠損の大きさにより耳甲介軟骨移植と肋軟骨移植を使い分ける必要がある。
- 耳介の手術の際には，術中に出血が少なくても，術後に予想外に出血することがあるので，ペンローズドレーンなどを留置しておいた方がよい。
- 耳甲介から軟骨を採取した場合には耳介前面から耳甲介腔にタイオーバー固定などで圧迫しておいた方がよい。

III 頭部

- 腫瘍の切除は帽状腱膜下で行う
- 瘢痕癌の場合，周囲瘢痕の全切除を考慮すべきである

❶ 切除術

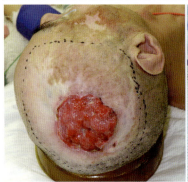
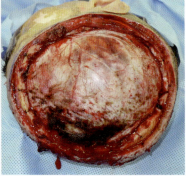

頭部は中リスク領域であり，再発リスク分類に応じて切除範囲をデザインする。皮膚切開は毛根を損傷しないように毛向と平行に斜めに行う。腫瘍の深部は，基本的に帽状腱膜を含めて切除する。

60歳，男性，頭部有棘細胞癌
幼少時の外傷後の瘢痕から発生し，頭蓋骨まで浸潤していた（図4と同症例）

Advice
- 熱傷や外傷後瘢痕に発生した場合には，原発巣だけではなく周囲瘢痕も含めて切除範囲をデザインする方が望ましい．頭部の場合，頭蓋骨まで浸潤していることも多く，頭蓋骨も一緒に切除しなくてはならない場合がある．

❷ 再建術

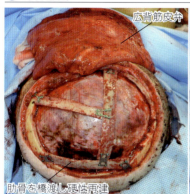
広背筋皮弁
肋骨を橋渡し硬性再建

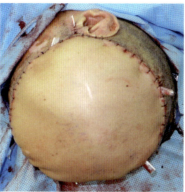

欠損部に骨膜が残存している場合，遊離植皮でもよいが，骨の露出および欠損している場合には局所皮弁や遊離皮弁で被覆する．広範囲の欠損が生じた場合は，遊離広背筋皮弁などが適している．また，脳硬膜を切除した場合は大腿筋膜などを用いて再建を行うなど，欠損した組織に応じて再建を行うが，頭蓋骨の硬性再建は二期的に行ってもよい．

Advice
- 遊離広背筋皮弁を用いる場合，皮膚欠損部をすべて皮島で被覆せず，皮弁採取部を単純縫縮可能な範囲で採取し，広背筋上に網状分層植皮を行ってもよい．

History & Review
- 有棘細胞癌についての皮膚科の代表的教科書である．
  斎田俊明：有棘細胞癌．最新皮膚科学大系 第12巻 上皮性腫瘍，pp66-81，中山書店，東京，2002
- 実際の治療例とともにまとめられている．
  吉田哲憲：有棘細胞癌．形成外科医に必要な皮膚腫瘍の診断と治療，pp2-21，文光堂，東京，2009
- TNM分類や病期分類，再発リスク分類が記載されている．
  皮膚悪性腫瘍学会編：皮膚悪性腫瘍取扱い規約（第2版），有棘細胞癌．pp40-47，金原出版，東京，2010
- 治療ガイドラインについてまとめられている．
  日本形成外科学会ほか編：形成外科診療ガイドライン1 皮膚疾患，有棘細胞癌．pp46-57，金原出版，東京，2015
- 有棘細胞癌の診療アルゴリズムや治療ガイドラインについてまとめられている．
  日本皮膚科学会ほか編：皮膚悪性腫瘍診療ガイドライン 第1版，第2版．金原出版，東京，2007，2015

第3章 皮膚・軟部組織悪性腫瘍

2. 上皮・付属器系

4）脂腺癌

朝村真一

Knack & Pitfalls

- ◎日本人は欧米人と比較して，脂腺癌の臨床像や組織学的所見において大きく異なる。日本人は結節性の腫瘤を呈する nodular type が多く，びまん性の眼瞼肥厚，慢性結膜炎様の所見を呈する diffuse type は欧米人に多い
- ◎切除範囲の安全域は 5mm 以上であり，リンパ節郭清の範囲，予防的郭清の是非において，現状ではコンセンサスは得られていない
- ◎眼瞼前葉の再建には，欠損の大きさ・形状や皮膚の色調・質感から lateral orbital flap が適している
- ◎眼瞼後葉の再建には，眼表面への影響を考慮した低侵襲手術である瞼板・瞼結膜弁（Hughes flap）が推奨される

特徴・症状

脂腺癌〔sebaceous (gland) carcinoma〕は，一般に眼瞼の皮脂腺である Meibom 腺，Zeis 腺より発生する悪性腫瘍を指す。頭部や四肢などの皮脂腺を発生母地とした眼瞼外脂腺癌は比較的まれであるため，ここでは，わが国の眼瞼悪性腫瘍の 30～40％ を占めると言われている眼瞼脂腺癌について述べる。

眼瞼脂腺癌は，瞼板内または Meibom 腺開口部から発生し，黄～白色の結節状の病変として瞼結膜や瞼縁に隆起してくる。そのほとんどが瞼板内の硬い腫瘤として触れ，臨床所見が霰粒腫と類似する。したがって，霰粒腫として治療された後に，すぐに再発してくる症例は脂腺癌を疑うべきである。

臨床像として，①黄色調を呈することが多く，②切開時に粘稠な黄色の粥状物を認めず，黄白色のぼろぼろとした固形物が観察される。また，結節性の腫瘤を呈する（nodular type）ことが最も多く（図1），瞼結膜側に乳頭腫様の増殖を示す（papillomatous type）症例，びまん性の眼瞼肥厚や慢性結膜炎様の所見を呈する（diffuse type）

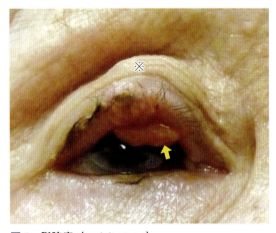

図1　脂腺癌（nodular type）
結節性の腫瘤（nodular type，※）と瞼結膜側に乳頭腫様の増殖（papillomatous type，➡）を認める

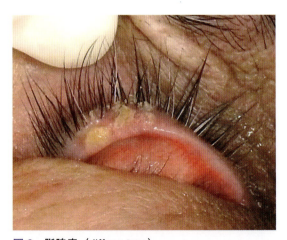

図2　脂腺癌（diffuse type）
瞼縁に眼脂が付着した，慢性結膜様（diffuse type）を呈している

症例も一定の割合で存在する（図2）。

Diffuse type は，Pagetoid spread（腫瘍細胞の上皮内浸潤）を来たしていることが多く，発見が遅れがちであるため注意を要する。欧米人では diffuse type の占める割合が 50％以上と非常に高く，日本人では頻度が低い。すなわち，臨床所見には明らかな人種差が見られる。

診断

■視診

視診上の特徴として，初期の脂腺癌は黄色あるいは黄白色の結節として観察されることが多い。一方，びまん性に浸潤して眼瞼炎のような所見を呈することもあるため，初期における脂腺癌の診断は難しい。したがって，中高年者の霰粒腫様の病変は，まず脂腺癌を疑うことである。霰粒腫として治療された脂腺癌の再発症例では，白色蝋様の外観を呈する（図3）。

脂腺癌に特異的な血中腫瘍マーカーは存在しないため，霰粒腫ではなく脂腺癌が疑われたら，生検による病理診断が必須となる。病理組織学的に脂腺癌が確定したら，所属リンパ節や全身臓器の転移の検索のため，手術までに CT, MRI, PET-CT などを行い評価する。

■画像診断

臨床所見にて脂腺癌が強く疑われた場合，生検を行い，その 2～3 週間後には手術（切除および再建）が行われるように計画する。術前に所属リンパ節や全身臓器の転移を検索するため，CT や PET-CT を行う。

眼窩周囲のリンパ流は特徴的であり，外側は耳前リンパ節（PN）へ，内側は顎下リンパ節（SN）へ流入する（図4）。

■生検

腫瘍細胞が未分化増殖性を示し，脂腺に分化していると判断するのが組織学的に困難であるため，基底細胞癌や扁平上皮癌と診断されることも少なくない。したがって，発生由来を考えると，皮膚組織だけではなく瞼板組織も十分に採取することが肝要である。

■病理組織学的所見

眼瞼部の腫瘍において，脂腺系病変として脂腺上皮腫や脂腺腫などの良性病変が発生することは非常にまれなため，脂腺への分化が確認されたら悪性（脂腺癌）を考慮する。脂腺管は重層扁平上皮で構成されているため，癌化すれば広義の扁平上皮癌である。したがって，前述したように，扁平上皮癌と類似した組織像を呈する。

病理学的特徴として，著明な核異型を有した細胞が浸潤性増殖し，胞巣状構造を呈する。また，脂腺分化と考えられる空胞を伴う淡明な胞体が観察される（図5）。

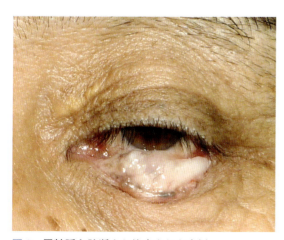

図3　霰粒腫と診断され治療された症例
白色蝋様の外見を呈している

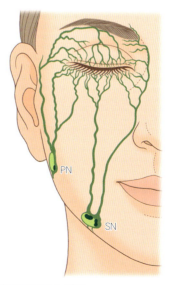

図4　眼窩周囲のリンパ流
外側は耳前リンパ節（PN）へ，内側は顎下リンパ節（SN）へ流入する

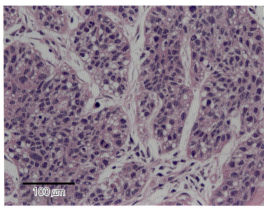
蜂巣状構造を呈している

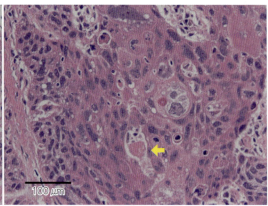
空胞を伴う淡明胞体（⇨）が観察される

図5　病理組織学的所見

一般的な治療法

■標準的治療指針

脂腺癌における診療ガイドラインはなく，外科的治療が第1選択である．放射線治療が著効した報告例もあるが，合併症として角膜上皮障害や網膜障害などが問題になるため，内科的理由により手術が困難な症例や手術を拒否した症例に限られる．また化学療法に関しても，現在のところ有効性は示されていない．

●切除範囲

明確な病期分類，治療指針はない．腫瘍が同一眼瞼内に多中心発生を示したり，Pagetoid spreadを示したりする症例があるため，肉眼的腫瘍境界と組織的腫瘍境界が一致しないことが多い．皮膚悪性腫瘍取り扱い規約では，安全域として切除範囲は10mmとしているものの，眼瞼部の特殊性（自由縁）から最低5mmを必要とする考えが一般的である．実際の手術では，腫瘍が涙点付近に局在している場合，腫瘍辺縁から5mm離し，涙小管や瞼板を含めて眼瞼全層で切除する．

●リンパ節郭清

リンパ節郭清の際に耳下腺浅葉切除を行うべきか，全摘を選択すべきかについては議論があり，頸部郭清の範囲，予防的郭清の是非についても現状ではコンセンサスは得られていない．したがって，耳鼻咽喉科（頭頸部外科）との連携が重要となる．

●再建術

上眼瞼の再建では十分な開閉瞼とともに眼表面への影響を考慮する必要がある．下眼瞼の再建に際しては眼表面への十分な密着による涙液メニスカスの形成が求められる．すなわち，病変が完全に切除されても，眼表面への配慮がない再建術を行うと，術後に異物感や流涙などの新たな問題に悩まされる結果となる．

切除後，後葉の再建を行う前に前葉の再建に用いる皮弁を作成することが肝要であり，この手術手順は，手術時間の短縮にもつながる．欠損の形態は，眼瞼の特殊性から水平方向に幅広く，垂直方向には小さい全層欠損となる．したがって，欠損のサイズや形状，皮膚の色調・質感からlateral orbital flap（LOF）が前葉の再建に適している．

LOFは，眼窩外側に皮島をデザインするsubcutaneous pedicle flapであり，皮下の血管網が密であるため，安全かつ簡単な術式である．LOFにおける注意点は，顔面神経側頭枝の損傷である．神経走行が想定される部位では，flapの挙上はSMASレベルより浅層とし，皮下組織をあまり含まないようにすることで，その神経損傷は容易に避けられる．

そして，迅速病理にて断端部が陰性であることを確認した後，後葉の再建を行う．後葉の再建には耳介軟骨や口蓋粘膜の移植を用いる施設が多いが，これらの方法では，ほとんどの症例で点状表層角膜症を認め，決して推奨されるものではない．特に，移植した口蓋粘膜は角化するため，角膜障害を惹起する．ゆえに，眼表面への影響を考

慮した低侵襲手術という観点から，瞼板・瞼結膜弁（Hughes flap）が推奨される。

1937 年に Hughes が下眼瞼の悪性腫瘍に対して，その切除により欠損した後葉の再建法として，自己の瞼結膜と瞼板からなる複合組織の有茎弁を報告した。この術式の利点は，局所麻酔下で行えること，眼表面がより生理的な環境に近い状態であるため，術後の角膜上皮への侵襲が極めて少ないことである。また，同一術野で前葉および後葉の再建が完結する。

その他の前葉再建法として，上眼瞼では Cutler-Beard bridge flap，下眼瞼では Mustarde の頬部回転皮弁，前葉と後葉の同時再建として，Mustarde の交叉皮弁がある。

また，眼瞼内側に局在する腫瘍では，切除範囲内に涙点が含まれるため，涙点および涙小管が切除される。その際，腫瘍切除と同時に direct silicone intubation（DSI）を行うことによって涙道再建，すなわち涙道機能の確保が期待できる。しかし，患者の大多数は涙液減少をもつ高齢者であるため，積極的に涙道再建を行う必要はない。

予後

脂腺癌の 5 年生存率は約 90％である。眼瞼悪性腫瘍のなかで最も多い基底細胞癌と比較してリンパ節転移が多い原因は，霰粒腫や結膜炎様所見を呈するため，確定診断の遅れによるものと考えられる。

下眼瞼に対する Hughes flap を用いた再建

- 眼瞼の再建は，可能な限り眼瞼もしくは眼瞼周囲の組織を用いる
- 後葉の再建には，粘膜（結膜）と瞼板の両者を利用できる Hughes flap が優れている

❶ 生検

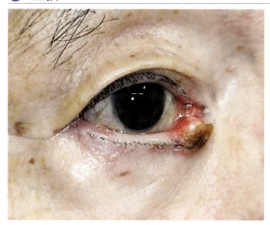

76 歳，男性

腫瘍部の睫毛が脱落し，腫瘍と周囲組織の境界が不明瞭で，腫瘍が不整な形状を呈している。脂腺癌を疑い，可及的に生検を行う。

生検は瞼板組織を含めて眼瞼全層で採取する。採取後の縫合は行わなくてもよい（開放創）。

第3章 皮膚・軟部組織悪性腫瘍

❷ 切除術

　腫瘍辺縁から5mm離して，涙点・涙小管を含めて，眼瞼組織を全層で切除する．術中の迅速検査にて，切除断端の腫瘍細胞の陰性を確認する．

Advice
・腫瘍切除の際，眼瞼縁に1カ所，眼瞼全層に5-0ナイロン糸を通して，その糸を引っぱることにより，眼瞼に適度な緊張がかかり，切開しやすくなる．

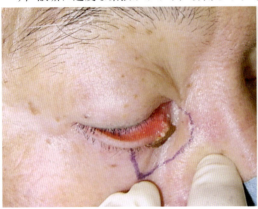
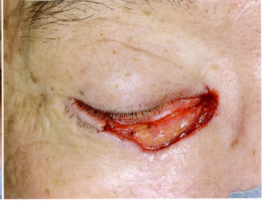

❸ 再建術

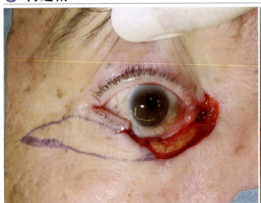
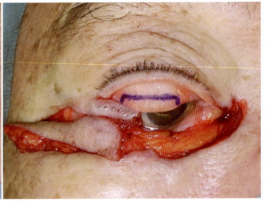

1. 伸瞼縁から5mm離し，瞼板および結膜組織をコの字型に切開し，結膜とミュラー筋の間を円蓋部付近まで剥離する

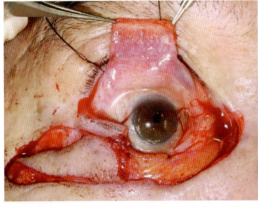
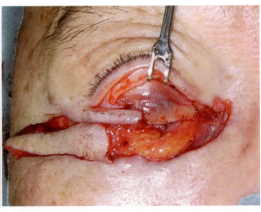

2. これらの操作により有茎の瞼板・瞼結膜弁が作成できる

3. 伸展させた有茎弁を欠損部に吸収糸を用いて縫着し，後葉の再建が終了する

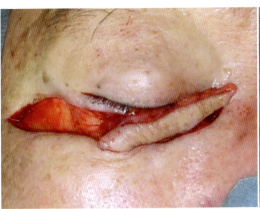 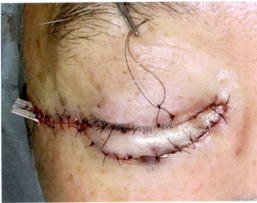

4. 最後に，LOF を回転させ，ナイロン糸を用いて縫着することにより，前葉の再建も完了する

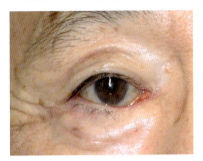

術後 1 年

 Hughes 法の原法によれば，一期手術から上下眼瞼の切り離しまでの（閉瞼状態）期間は 12 週間と比較的長い期間が設けられていたが，最近では 1〜2 週間でも特に問題はないという報告がある．自験例でも切り離しまでの期間は約 1 週間で行っている．なお，切離後の結膜欠損部は粘膜上皮が再生するため，特に処置する必要はない．

History & Review

- 日本人における脂腺癌の特徴を述べている．
  Watanabe A, Sun MT, Pirbhai A, et al: Sebaceous carcinoma in Japanese patients: clinical presentation, staging and outcomes. Br J Ophthalmol 97: 1459–1463, 2013
- 脂腺癌 60 例の診療経験（欧米人）を述べている．
  Shields JA, Demirci H, Marr BP, et al: Sebaceous carcinoma of the eyelids: personal experience with 60 cases. Ophthalmology 111: 2151–2157, 2004
- 眼瞼（眼窩）リンパ流を明記し，そのリンパ流を損傷すると結膜浮腫が遷延することを述べた．
  Takahashi Y, Kang H, Kakizaki H: Lower incidence of chemosis with the Berke incision approach versus the swinging eyelid approach after deep lateral orbital wall decompression. J Plast Surg Hand Surg 50: 15–18, 2016
- 脂腺癌が放射線治療で著効した臨床例を報告した．
  角谷庸子，安積淳：放射線治療が著効した脂腺癌の 1 例．臨眼 58：1699–1703，2004
- はじめて Hughes flap が報告された．
  Hugehes WL: A new method for rebuilding a low lid: report of a case. Arch Ophthalmol 17: 1008–1017, 1937

第3章 皮膚・軟部組織悪性腫瘍

3. 神経外胚葉・間葉系

1）乳房外パジェット病

橋本一郎

◎乳房外パジェット病は表皮内に生じる悪性腫瘍であり，表皮内を広がることが特徴である．悪性度や病状進行は他の皮膚悪性腫瘍と異なるため，独自の病期分類が提案されている
◎表皮内での広がりや同時多発性，異時多発性など，乳房外パジェット病の特殊性を考慮した治療法や経過観察が必要である
◎特に外陰部に発生する乳房外パジェット病に対する切除術，再建術では部位の特殊性を考慮する

特徴・症状

■概念と特徴

乳房外パジェット病は組織学的な特徴を有するパジェット細胞が単一および胞巣状に表皮内に増殖する皮膚悪性腫瘍である．歴史的には乳輪および乳頭に生じた特有の臨床的，組織学的所見を示す表皮内癌が Sir James Paget により 1874 年に報告された．その後，同様の特徴を有する外陰部のパジェット病が発表され，乳房の症例は乳房パジェット病，外陰部などの症例は乳房外パジェット病と呼称されるようになった．この2つの疾患は組織学所見が一致するために，同じパジェット病という名前が付けられているが，その病態はまったく異なっている．乳房パジェット病は下床の乳腺組織内に乳癌を伴って，その乳癌が乳管から乳頭・乳輪に広がったものである．他方，乳房外パジェット病は深部に癌組織を伴わない表皮内癌である．乳房外パジェット病は外陰部に生じることが最も多いが，腋窩，肛門，臍周囲にも生じ，多発することがある．

皮膚に隣接する臓器の癌が上皮内を移動して表皮へ到達し表皮内癌の所見を呈することは，原発性（一次性）乳房外パジェット病に対して続発性（二次性）乳房外パジェット病またはパジェット現象（Paget 現象）と呼ばれる．外尿道口，腟周囲部，および肛門周囲にパジェット病変を認める場合にはそれぞれ膀胱癌，子宮癌・腟癌，直腸肛門癌などが皮膚へ浸潤したために生じる続発性乳房外パジェット病のことがあるので，膀胱鏡，子宮鏡，直腸肛門鏡などによる精査を行うべきである．原発性乳房外パジェット病と続発性乳房外パジェット病は臨床および病理組織像が酷似するが，治療法や予後が全く異なるため両者を鑑別することが重要である．また，浸潤性の病変を伴うまで進行したものは，「浸潤病巣を伴う乳房外パジェット病」あるいは「パジェット癌（Paget 癌）」と呼ばれる．

■臨床症状

乳房外パジェット病は軽微な脱色素斑として発症し，境界不明瞭な紅斑となり，やがて浸潤やびらんを伴うようになる（図1, 2）．自覚症状として軽度のかゆみを訴えることがあり，浸潤やびらんを伴わない初期には肉眼のみでは湿疹との鑑別が難しい．外陰部に生じるものでは，生理的色素沈着があることに加えて乾燥しにくい部位であることから，皮膚側と粘膜側ともに病変の境界がしばしば不明瞭である．進行した場合には，病変の一部が隆起して，局面内に硬い浸潤や結節を生じるようになる（図3）．この部位では浸潤癌に進行していることが強く疑われる．また，前述のように本症は同時期に多発することがあるため，診断の際にはすべての好発部位を調べることが必要である．

■疫学

乳房外パジェット病は皮膚癌の約10％を占めると言われている．本邦では60歳以上の男性に多く女性の約2倍と言われているが，白人では逆に女性優位とされる．本邦で男性が多い理由は明

3. 神経外胚葉・間葉系—1) 乳房外パジェット病

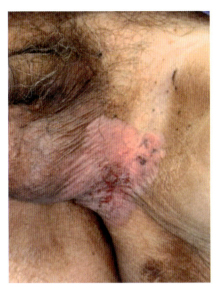

図1　男性例
陰嚢から会陰・肛門部にかけてびらんを伴う紅斑を認める

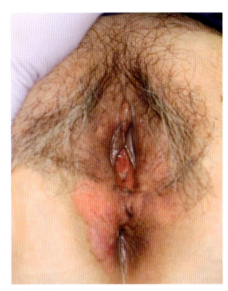

図2　女性例
膣，大陰唇，会陰部，肛門部と広範囲に病変が見られる

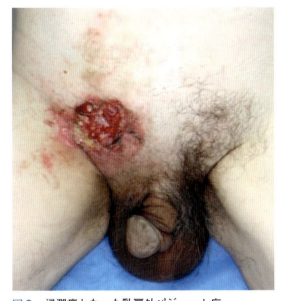

図3　浸潤癌となった乳房外パジェット病
潰瘍を伴う隆起性病変が見られる。画像検査で複数の鼠径部リンパ節転移を認めた

確ではないが，女性患者の一部は婦人科を受診するため皮膚癌ではなく外陰部癌として扱われている可能性がある。発生部位は外陰部が圧倒的に多く，腋窩と肛門部がその約1/10の割合で続く。

診断

■血中腫瘍マーカー

乳房外パジェット病の腫瘍細胞はcarcinoembryonic antigen（CEA）を発現している。そのため，原発巣が浸潤癌となって大きな腫瘍を形成した場合や，転移巣がある場合に血清CEA値は異常を示す。進行例では血清CEA高値は予後因子となり，化学療法や放射線療法などの転移巣への治療効果判定に有用である。

■画像検査

転移と内臓悪性腫瘍の合併を検索するために画像診断を行う。乳房外パジェット病は表皮内癌であるが，浸潤癌の部分があると転移の可能性が出てくる。乳房外パジェット病全体では転移を生じる割合は15％程度とされる。転移部位は所属リンパ節が最も多く，CTやMRIによる診断が有効である。外陰部のパジェット病では病変と病変周囲に炎症が強く，所属リンパ節が炎症性に腫脹することがある。炎症性の腫脹と転移を鑑別するために超音波検査が有用であるが，確認にはリンパ節生検やセンチネルリンパ節生検が必要となる。

■生検

診断確定のためには病変部の生検が必要である。病変の境界が不明瞭な症例において切除範囲を決定するためには，mapping biopsyによって

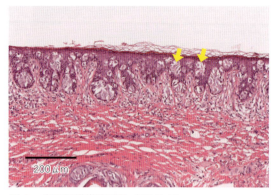

図4　病理組織学的所見（HE染色）
大型で胞体の明るいパジェット細胞が表皮内に留まってみられる。これらの腫瘍細胞は散在性に，あるいは胞巣を形成しながら増殖している

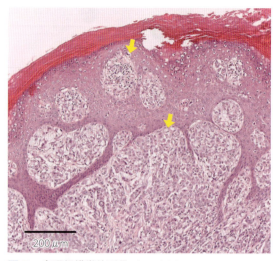

図5　病理組織学的所見（HE染色）
表皮内にパジェット細胞が胞巣状に増殖しており，真皮内にも腫瘍細胞が浸潤している

病変の広がりを把握する必要がある。腫瘍が外尿道口，膣，肛門に近い場合には，粘膜への浸潤とパジェット現象の有無を診るために，各臓器専門科に診察と生検を依頼する。

■ **病理組織学的所見（HE染色）**

　乳房外パジェット病の病理組織では，大型で胞体の明るいパジェット細胞が表皮内に散在性あるいは腺様構造を伴う胞巣を形成しながら増殖する（図4）。パジェット細胞は毛包や汗腺の上皮内にも連続して存在することがあり，真皮内浸潤との鑑別が難しいことがある。進行すると，腫瘍細胞は表皮から直接にあるいは経付属器的に真皮に浸潤して浸潤癌となる。浸潤癌は次の2つに区別される。1つは病巣の一部において真皮上層へ散在性，個別性の浸潤がみられるもので，微小浸潤（microinvasion）と呼ばれる。もう1つは広範囲に真皮深層まで腫瘍細胞の浸潤がみられるものである（図5）。腫瘍細胞が表皮全体を被うほどの増殖が見られなくても微小浸潤が見られることがあり注意が必要である。

■ **組織化学染色，免疫組織化学染色**

　表皮内パジェット細胞は酸性および中性ムコ多糖を有しているため，PAS染色陽性，アルシアン青染色陽性（ジアスターゼ抵抗性）である（図6）。また，腫瘍細胞はCEA染色陽性で腺細胞への分化を示す。免疫組織化学染色は続発性乳房外パジェット病や悪性黒色腫との鑑別に有用である（表1）。

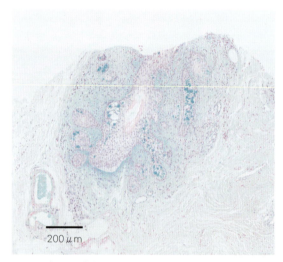

図6　病理組織学的所見（アルシアン青染色）

鑑別診断

　乳房外パジェット病の好発部位は脂漏性皮膚炎・湿疹や真菌感染症などの好発部位でもあり，診断には十分留意する必要がある。

表1　免疫組織化学染色による鑑別

	原発性乳房外パジェット病	続発性乳房外パジェット病	悪性黒色腫
CEA	+	+	−
GCDFP-15	+	−	−
CK7	+	+/−	−
CAM5.2	+	+	−
CK20	−	+	−
S-100	−	−	+
melan A	−	−	+

赤字は鑑別に重要な所見

一般的な治療法

■病期

　乳房外パジェット病は腫瘍細胞であるパジェット細胞が表皮内を水平方向に拡大する。乳房外パジェット病は他の皮膚癌とは違い，病変の大きさではなく腫瘍細胞の真皮以下への浸潤の有無やその程度が悪性度や病期を左右すると考えられている。このため，UICC（Union for International Cancer Control，国際対がん連合）の皮膚悪性腫瘍に関するTNM分類を乳房外パジェット病に当てはめることには無理があり，本邦において現状では大原案，吉野案が試案として用いられている（表2）。

■標準的治療指針
●切除範囲

　乳房外パジェット病では局所再発率が高いとされ，一律に腫瘍辺縁より3〜5cmの正常皮膚を含む切除範囲が設定されていた。最近では病変が表皮内にとどまり境界が明瞭な部分では1cm程度，境界不明瞭な部分では3cm程度の切除範囲が推奨されている。境界が不明瞭な症例では前述のようにmapping biopsyにより病変の広がりを観察することが推奨されている。腫瘍細胞の真皮内浸潤が見られる症例での切除マージンは現状では確立されていない。
　深部の切除範囲については病変が表皮内のみにとどまる症例では皮膚付属器を完全に含めて皮下脂肪層深部で切除する。真皮内への腫瘍細胞の浸潤がみられる症例では，リンパ管への浸潤の可能性を考慮して筋膜レベルでの切除が推奨される。
　尿道粘膜や直腸・肛門粘膜側では，機能的な損失を出来るだけ避けるために，腫瘍断端から十分な正常粘膜を付けなくても術中迅速検査等で断端陰性が確認できればよい。浸潤癌の場合に切除は深層の括約筋を含めた全層に至り，人工肛門や尿路変更が必要となる。

●リンパ節郭清

　乳房外パジェット病に対する予防的リンパ節郭清は腫瘍が上皮内にとどまる場合には不要とされる。真皮内への浸潤が見られる症例では最近はセンチネルリンパ節生検が行われるようになってい

表2　乳房外パジェット病のTNM分類と病期分類（案）

pT分類（原発巣）	M分類（遠隔転移）[a]
TX：原発巣の評価不可能 T1：病変の大きさにかかわらず，組織学的に表皮内癌の状態 T2：基底層を破って真皮内に微小浸潤 T3：* 結節性の浸潤癌で脈管浸潤を伴わないもの 　　** 浸潤癌で脈管浸潤を伴わないもの T4：* 結節性の浸潤癌で脈管浸潤を伴うもの 　　** 浸潤癌で脈管浸潤を伴うもの	MX：遠隔転移の評価不可能 M0：遠隔転移なし M1：遠隔転移あり 病期分類（Staging） 病期IA：T1N0M0 病期IB：T2N0M0 病期II：T3N0M0 病期III：T4N0M0, anyTN1M0 病期IV：anyTN2M0, anyTanyNM1
N分類（所属リンパ節）[a]	
NX：所属リンパ節の評価不可能 N0：所属リンパ節の転移なし N1：* 片側所属リンパ節転移あり 　　** 所属リンパ節転移が1個のみ N2：* 両側所属リンパ節転移あり 　　** 所属リンパ節転移が2個以上または両側所属リンパ節転移あり	

*大原案（1993），**吉野案（2005），無印は大原案と吉野案で共通である　[a] 理学的所見と画像診断にて評価する

る。ただし，一部に隆起を認める浸潤病変において，センチネルリンパ節生検を行う際には以下の問題点が指摘されている。1) tracerを病巣の周囲に注射すると広範囲になるため腫瘍部のリンパ流を見ているのか不明である。2) 腫瘍部に注射すると病巣内への注射になる。3) 骨盤内にセンチネルリンパ節が存在する場合の対処が困難である。

リンパ節に腫脹が見られる場合には，炎症性の腫脹か転移病変であるのか超音波検査やセンチネルリンパ節生検等で検査することも有用である。超音波検査ではリンパ節の内部構造や大きさ，形態などにより転移を診断できることがある。外陰部において片側性のリンパ節転移と判断できる場合にはリンパ節郭清を行う。外陰部はリンパ流がきわめて発達しているため，腫瘍性病変が外陰部中央にあれば，片側のみのリンパ節腫大であっても対側のリンパ節郭清も検討する。外陰部の乳房外パジェット病で両側のリンパ節転移が見られる症例では予後がきわめて悪いとされ，リンパ節郭清を行っても根治は難しいとされている。外陰部と腋窩の乳房外パジェット病では病巣とリンパ節が近いため，リンパ節郭清では両者を一塊として切除するのが望ましい。

■再建術と周術期管理

乳房外パジェット病では病変が広いため，切除後の欠損は縫縮できないことが多い。再建方法には植皮術，皮弁移植術，そして両者の組み合わせがあるが，外陰部や腋窩の形態と機能に十分に配慮する必要がある。皮膚の広範囲欠損で皮下脂肪組織が残る場合には分層植皮術の良い適応となる。

男性外陰部では精巣筋膜や深陰茎筋膜が温存されることが多いため分層植皮術が可能であり術後の機能障害も認めにくい（**I**参照）。女性外陰部の病巣切除後に外尿道口や腟前庭部が露出した場合や肛門粘膜病巣の腫瘍切除後に植皮術を行うと，術後の拘縮により粘膜の露出や狭窄が生じる可能性がある。このため，皮下脂肪組織が残存した場合でもこれらの部位では皮弁移植術を考慮する。使用される皮弁には殿溝皮弁（内陰部動脈穿通枝皮弁），前外側大腿皮弁，薄筋皮弁，後大腿皮弁，腹直筋皮弁などがある。皮弁の選択には，組織欠損部位の状態に適合する皮弁の大きさや厚さ，皮弁血行の安定性，皮弁採取部の瘢痕を考慮する。腋窩病変の再建においても皮下脂肪組織の残存程度により植皮術と皮弁術を使い分ける。

周術期管理では，外陰部・腋窩部の両部位でそれぞれ股関節と肩関節の適度な固定による創部の安静が重要である。外陰部で創部が肛門に近い場合には，創汚染を避けるために術前の経口腸管洗浄剤投与や術後の排便管理システム使用により便のコントロールを行う。

■化学療法

乳房外パジェット病における化学療法は現在のところ確立されておらず，疾患の進行程度と有効性や副作用を勘案する必要がある。使用される薬剤として，単剤では etoposide，docetaxel などが，併用では 5-fluorouracul（5-FU）と mitomycin c，carbiplatin と 5-FU に leucovorin を加えたもの，epirubisin と mitomycin c と vincristin と 5-FU に carboplatin あるいは cisplatin を加えたもの，cisplatin と 5-FU などの組み合わせが投与される。

■放射線療法

乳房外パジェット病の治療は基本的には病変の完全な切除であるが，患者の状態によって放射線療法が選ばれることがある。

まず，患者の事情（高齢者，臓器合併症や認知症，手術拒否など）で手術治療が不可能な場合がある。このような症例で上皮内に限局する病変に対して放射線療法を行うと奏効することが多い。次に病変の広範囲におよぶ浸潤や手術後の再発などの手術不能例に対して局所の治療目的に放射線療法が用いられることがある。この場合は長期有効例もあるが，経過観察中に再発や転移が出現することが多い。遠隔転移を来した症例では症状緩和を目的として放射線療法が行われる。根治には至らない姑息的治療であるが腫瘍縮小効果が期待できるため試みる価値はある。術後補助療法としての放射線治療については，その成績は確立されていないが，さまざまな理由により手術的に切除が不可能な部分が残存した場合には症例に応じてその適応を検討する。

予後

■局所再発

外陰部に発症する乳房外パジェット病では腫瘍細胞を完全に切除できたと思われた場合でも切除縁から局所再発がまれに見られる。原因としては，不明瞭な境界によるあるいは切除マージン不足による残存腫瘍の再発と特有の異時多発性が考えられる。なお，切除縁から離れた部位で腫瘍が発生する場合には異時性の多発病変と考えられ

3. 神経外胚葉・間葉系—1) 乳房外パジェット病

る。経過観察では治療部位以外の好発部位を注意深く診察しなければならない。

■予後因子

重要な予後因子として脈管浸潤とリンパ節転移が挙げられる。病期分類案で示されているように脈管浸潤の有無でT3とT4に分かれ，リンパ節転移の個数でN1とN2が分かれ，それぞれで病期が変わってくる。結節性の病変が出現するとリンパ節転移の可能性が高くなることを認識する必要がある。

I 外陰部・男性

- 腫瘍細胞が表皮内か，真皮への浸潤があるか，術前に病理検査を行う
- 境界が明瞭でない場合は，術前に mapping biopsy を行う

❶ 生検

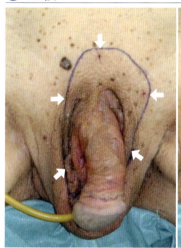
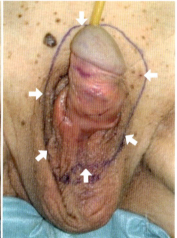

81歳，男性

生検には確定診断のためと境界を検討するための（mapping biopsy）2種類がある。

確定診断のための生検は腫瘍の最も隆起した所やびらん・潰瘍部から行い，真皮層への浸潤の程度を検討する。

Mapping biopsy に確立された方法はないが，腫瘍の境界が不明瞭な場合には有用である。剃毛を行った後，腫瘍の境界と考えられる部位から1〜3cm離して，放射状に円筒状のメス等で生検を行う（⇨）。

❷ 切除術

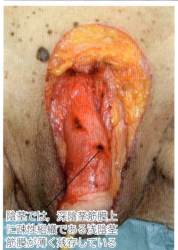

陰茎では，深陰茎筋膜上に疎性組織である浅陰茎筋膜が薄く残存している

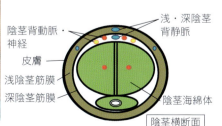

陰茎横断面

Mapping biopsy の結果を参考にして腫瘍切除のデザインを行う。生検後に縫合糸を残しておくと良い目印になる（図①）。

腫瘍細胞が表皮内にとどまる場合に，腹部では脂肪中間層で切除する。陰茎は浅陰茎筋膜を，陰嚢では肉様膜を付着させて切除する。浅陰茎背静脈を含む浅層の静脈は浅陰茎筋膜（皮下疎性組織）に包まれている（下図）。この層での剥離は容易であるが皮静脈を切除側に含めるかを決めておく必要がある。

腫瘍細胞が真皮以下に浸潤している場合には，腹壁では筋膜上で切除する。陰茎では深陰茎筋膜上で，陰嚢では肉様膜の深部まで切除する。

亀頭冠に腫瘍が及ぶ時は粘膜浅層を生検して，浸潤癌である場合は切断術を考慮する。

67

❸ 再建術

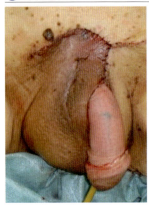
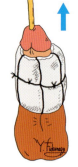

陰茎の植皮片への
tie over 法の一例

陰茎では，ガーゼやスポンジなどで術直後と同じ形態で屹立位にして植皮片を固定することが，良好な生着のために必要である。

> **著者からのひとこと**
> 男性では陰嚢が伸展するため縫縮可能な症例が多いが，無理に陰嚢を縫縮すると歩行時に違和感を訴えることがある。陰嚢への植皮術は生着も良く，拘縮を起こすこともほとんどないため，縫縮時に緊張がある時は植皮術を行うべきである。

II 外陰部・女性

 KEY POINTS
- 女性では外尿道口や腟へ病変が広がりやすく，専門科の診察を要する
- 切除の深さと排泄口の粘膜の切除状態により植皮と皮弁の適応を考える

❶ 生検

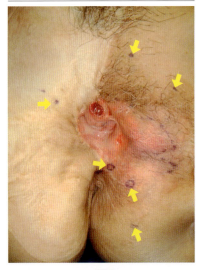

76歳，女性，再発・新生例

❷ 切除術

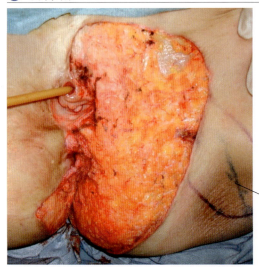

殿溝皮弁が脂肪組織に含まれる穿通枝を血管茎としてデザインされている

生検は基本的には男性と同様に行う。ただし女性の場合は外尿道口や腟へ病変が広がりやすく，境界も極めて不明瞭なことがある。そのような場合は専門家に視診と生検を依頼する。

皮膚側では腫瘍辺縁から1〜3cmの正常皮膚を含んだ切除術が行われる。皮膚深部は筋膜上に脂肪組織を残しても良いが，皮膚付属器は完全に切除する。
外尿道口や肛門粘膜の切除縁において，十分な正常粘膜を含んだ切除範囲を設定できない場合には，術中迅速検査で切除断端の腫瘍細胞陰性を確認する。

❸ 再建術

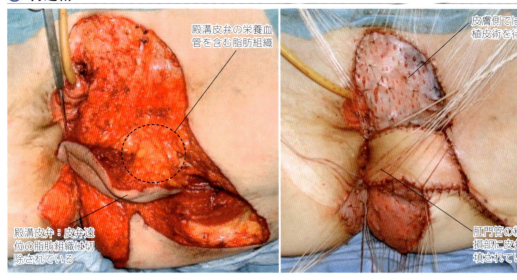

外尿道口・膣口・肛門等の自由縁をもつ粘膜部では，植皮片の術後拘縮により変位や狭窄が生じ，機能障害を招くことがある。粘膜欠損部に皮弁を移植することで術後拘縮を最小限にできる。
　脂肪組織の厚い皮弁は粘膜との縫合が難しく，また術後に機能障害を引き起こすため，血行障害を来さない程度に皮弁を薄める。

 粘膜境界部を含む広範囲の組織欠損には腹直筋皮弁や前外側大腿皮弁などの移植術が有効である。

III 腋窩部

- 腋窩における再建術では切除の広さと深さにより，植皮術と皮弁移植術のどちらを選択するか検討する

❶ 生検

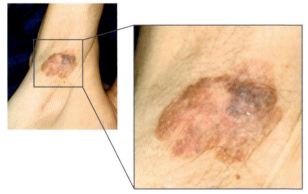

　生検は外陰部と同様に行う。特に色調の濃い部分や，隆起が見られる部分は腫瘍細胞の浸潤程度を確定するために生検が必要である。

66歳，男性

❷ 切除

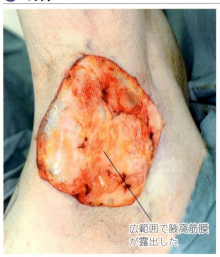

広範囲で腋窩筋膜が露出した

基本的には切除術は皮膚付属器が完全に切除される層で行う．痩せた男性の腋窩部では，腋毛の毛根部を完全に切除すると腋窩筋膜が露出することがある．

Advice
・腋窩でリンパ節転移が見られる症例では皮膚病変とリンパ節を一塊として切除する．

❸ 再建

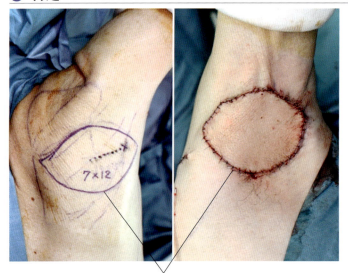

広背筋穿通枝皮弁を移植した

広範囲に腋窩筋膜が露出した患者では，術後拘縮を予防するために皮弁移植が適応になる．腋窩部では広背筋穿通枝皮弁や肩甲皮弁が再建術に適している．

Advice
・腋窩に十分な脂肪組織が残る症例では分層植皮術も可能である．ただし，術後拘縮を回避するために，植皮片の厚さに注意して，線状瘢痕部へのZ形成術なども考慮する．

History & Review

● TNM分類と病期分類について試案を提唱した．
　大原國章，大西泰彦，川端康浩：乳房外Paget病の診断と治療．Skin cancer 8: 187-208, 1993
● TNM分類と病期分類（大原案）を一部改訂した．
　吉野公二，山崎直也，山本明史ほか：乳房外パジェット病のTNM分類について．日皮会誌 116：1313-1318, 2005
● 病期別治療指針が記載されている．
　日本皮膚悪性腫瘍学会編：皮膚悪性腫瘍取扱い規約第1版，乳房外Paget病．p58-71，金原出版，東京，2002
● 標準的な治療指針が記載されている．
　日本皮膚悪性腫瘍学会編：皮膚悪性腫瘍取扱い規約第2版，乳房外Paget病．p57-77，金原出版，東京，2010
● 手術治療についてまとめられている．
　橋本一郎，石田創士，中西秀樹：乳房外パジェット病　治療　手術治療．日本臨床 71，Suppl 4：673-676, 2013
● 治療ガイドラインがまとめられている．
　日本形成外科学会編：形成外科診療ガイドラインⅠ皮膚疾患，乳房外パジェット病．pp70-78，金原出版，東京，2015

第3章 皮膚・軟部組織悪性腫瘍

3. 神経外胚葉・間葉系

2) 悪性黒色腫

古川洋志・山本有平

> **Knack & Pitfalls**
> ◎悪性黒色腫はメラノサイトが癌化した腫瘍で，多くは黒褐色を呈するのが特徴であるが，無色素性もある
> ◎悪性度の高い腫瘍なので早期病変のうちに診断し，初回治療では原発の広範囲切除と，適切な所属リンパ節の評価が重要である
> ◎広範囲切除では Breslow thickness に対応した推奨切除縁を確保して切除する
> ◎所属リンパ節が触診・画像検査で異常を認めない症例で T1b 以上ではセンチネルリンパ節生検を行う
> ◎臨床的に所属リンパ節転移を認めるか，生検で顕微鏡的転移が認められれば，所属リンパ節郭清を行う

特徴・症状

悪性黒色腫（malignant melanoma）は，メラノサイトの癌化により生じる腫瘍であり，皮膚，粘膜，眼球などが発生部位となる。

■臨床症状

腫瘍細胞がメラニン産生能を有するため，黒褐色の色調を示すことが多い。形状が左右非対称，辺縁が不規則，色調の濃淡が不整，大型（長径 6mm を超える），増大・進展の傾向を呈する，潰瘍や出血を伴うなどの特徴が臨床診断に有用である（図1）。なお，臨床的に明らかな黒褐色を示さない無色素性黒色腫もあり注意を要する。

■病型

黒色腫の病型分類として，Clark 分類が広く用いられている。臨床的事項と病理組織学的特徴から，表在拡大型（白人の上背部や下腿など間欠的露光部に好発），悪性黒子型（高齢者の顔面などの露光部に長年かけて拡大），肢端黒子型（手掌足底，爪および爪周囲などに見られ，爪母にある場合は爪甲色素線状や，爪甲周囲の色素沈着，いわゆる Hutchinson 徴候に及ぶ），結節型（最初から垂直方向に増殖する半球状の結節や潰瘍）の4型に分類されている。黒色腫は極めて多彩な組織像を示すので Clark 分類の基本病型以外にも多くの亜型が存在し，粘膜部黒子型，無色素性黒色腫，desmoplastic melanoma などがある。

■疫学

WHO が 2001 年に発表したわが国における罹病率は 1.12/10 万人とされている。罹病率は人種により大きく異なり，白人では 24.3/10 万人，アジア系では 1.7/10 万人とされている。発生部位では，わが国では末端黒子型が多いので下肢発生の割合が高い。

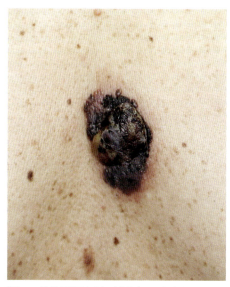

図1 結節型黒色腫（背部）の臨床像

診断

■ダーモスコピー

エコーゼリーを塗布して皮膚表面の光の乱反射を防止して光源で病変を照らしながら10～30倍程度に拡大して皮膚病変を観察する診断法で，肉眼では観察できないさまざまな所見を観察することができる。特に，掌蹠の黒色腫において高率に見出される皮丘部に一致する帯状の黒褐色色素沈着（parallel ridge pattern）が黒色腫の診断に有用である。

■画像検査

悪性黒色腫の診断を得たら，所属リンパ節転移や遠隔転移の検索に胸部X線，CT，PET，超音波検査などの全身検索が必要である。骨転移検索には骨シンチ，脳転移検索にはMRIを用いる。

■腫瘍マーカー

血清中のlactate dehydrogenase（LDH），5-S-cysteinyldopa（5-S-CD）などがある。LDHは，黒色腫の特異的マーカーではないが，進行期の予後に強く相関する。5-S-CDも，初回治療後の転移検索や進行期の病勢診断に有用である。いずれも初期の診断には用いられない。

■生検

診断が困難な場合は，辺縁から2～5mm離して全摘生検を行う。部分的生検を行わざるを得ない場合は，生検に先立ち病理診断後に遅延なく広範囲切除を行える準備をしておく。原発病変の全摘生検を行った場合，黒色腫の病期決定のために，tumor thickness（Breslow thickness），潰瘍の有無，1mm^{2}あたりの核分裂像の数，顕微鏡的衛星病変の有無などについて，病理医に評価を依頼する。Tumor thickness（Breslow thickness）とは，標本上での表皮顆粒層から腫瘍最深部までの距離である。

■病理組織学的所見

組織構築上の特徴として，非対称性であり，表皮真皮境界部から表皮まで腫瘍細胞が個別性に乱雑に増殖，ないし大きさ・形状がさまざまな胞巣性の増殖を見る。時に真皮内の増殖も無秩序で部分的に密なシート状増殖を見る（図2）。付属器に沿って深部に増殖を示すことがあり，maturation（病巣下部での細胞の小型化）は見られないか目立たない。メラニン色素が病巣内に非対称性に分布し，しばしば病巣底部にも見出される。

腫瘍細胞の特徴はさまざまだが，時にメラニン顆粒が微細で，胞体が淡染する"Pagetoid cell"として認めることがある。核異型を呈することが多いが目立たないこともある。核分裂像が認められ，しばしば異常分裂像を認める（図3）。病巣底部における核分裂像の存在は診断学的意義が高い。

■免疫組織化学染色

メラノサイト系マーカーとしてS-100蛋白，HMB-45（図2），Melan-A/Mart-1などがある。色素性母斑や正常メラノサイトにも染まるものもあり特異性が低いが，感受性が高いので一次スクリーニングやセンチネルリンパ節生検の微小転移の検出に有用である。

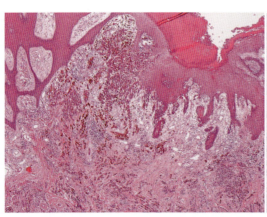

（HE染色, ×4）

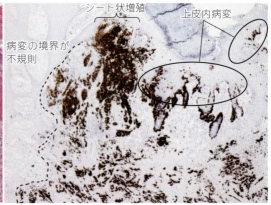

同一検体の免疫染色（HMB-45, ×4）

図2 悪性黒色腫原発病変の病理組織学的所見

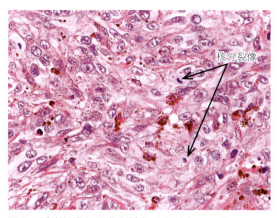

図3 腫瘍細胞の異常分裂像 (HE 染色, ×40)
腫瘍細胞は核異型, 多形性が高度であり, 核分裂像が散見される

■病期分類

AJCC/UICC 第7版 (2009) が病期分類として用いられていたが, 本稿では最近発表された AJCC 第8版について述べる (表1).

●T 分類

原発巣の厚さ, 潰瘍の有無の2要素が必要である. 原発巣の厚さは前述の Breslow によって定義された方法で計測する. 表皮がある場合は顆粒層の最も上層から, 欠損している場合は潰瘍底から計測する. 潰瘍の有無は, 手術操作や外傷の先行がない症例において, 組織学的に表皮全層欠損などを評価する (表2).

●N 分類

所属リンパ節転移が術前に臨床的に確認されていたか, あるいは臨床的にリンパ節転移が確認できなかったがセンチネルリンパ節生検 (別項参照) に転移が発見されたか, 転移リンパ節の数 (1, 2～3, 4以上), 原発巣周囲の衛星病変と, 原発巣と所属リンパ節の間の in-transit 転移の有無により決定する (表3).

●M 分類

転移臓器の種類と血清 LDH 値 (24 時間以上あけて2回測定する) が必要な要素である (表4).

鑑別診断

色素性母斑との鑑別には, 臨床所見 (大型, 左右非対称な形状, 不規則な辺縁, 多彩な色調, 隆起・結節・潰瘍への変化) が提唱され, 加えて近年ではダーモスコピーによる所見が早期診断に有用である.

一般的な治療法

■外科的治療法

●切除範囲

遠隔転移を認めない黒色腫の治療の基本は原発病変の広範囲切除である. 設定する切除縁は, 原発病変の thickness により推奨される長さを用いる. 代表的な国際ガイドラインの1つである NCCN のガイドライン (National Comprehensive Cancer Network Guidelines Version 3, 2016) では, in situ 病変では5～10mm の切除縁, Breslow thickness が 1.0mm 以下では 1.0cm, 1.01～2.0mm では 1.0～2.0 cm, 2.01～4.0mm では 2.0cm, 4.01mm 以上では 2.0cm 程度とされている. なお, 切除縁は個々の症例の解剖学的位置や機能面に配慮して修正され得ることなどが付記されている. 皮膚全層に十分な脂肪を含めて, 症例によっては深部筋膜も含めて切除する.

●リンパ節郭清

現在では T1b 以上の原発巣に対してセンチネルリンパ節生検 (sentinel lymph node biopsy: SLNB) を行うことが推奨される. SLNB は所属リンパ節のなかで最初に転移を生じるセンチネルリンパ節 (SLN) を同定し, 生検する技法である. SLNB により SLN に転移が発見された患者には所属リンパ節郭清を行い, その他の患者への不要な外科的侵襲を避けることができる. SLN の同定には色素法と RI 法の併用が望ましい. 所属リンパ節に腫脹が認められ, 組織学的に転移が確認され, ほかに遠隔転移が認められない場合は, 根治的リンパ節郭清を積極的に考慮する.

●再建術

患者の機能的・整容的再建の要望について相談し, 病期に応じた予後を考慮したうえで植皮や皮弁による一期的被覆を施行するが, 切除断端陰性を確認してから二期的に再建することもある. 近傍からの局所皮弁を計画する場合, 所属リンパ節へのリンパ流の考慮が必要である. in-transit 転移を生じる可能性のある原発部位と所属リンパ節との間で再建材料を求めるのは原則避けるべきである.

■化学療法

原発巣切除・所属リンパ節郭清術後の補助療法として, わが国では DAV-Feron 療法 (DTIC/

第3章 皮膚・軟部組織悪性腫瘍

表1 病期分類（pTNM）（AJCC 第8版，2017）

Stage		T	N	M
0		Tis	N0	M0
I	IA	T1a, T1b	N0	M0
	IB	T2a	N0	M0
II	IIA	T2b, T3a	N0	M0
	IIB	T3b, T4a	N0	M0
	IIC	T4b	N0	M0
III	IIIA	T1a/b-T2a	N1a, N2a	M0
	IIIB	T0	N1b, N1c	M0
	IIIC	T1a/b-T2a	N1b/c, N2b	M0
	IIID	T2b, T3a	N1a-N2b	M0
		T0	N2b, N2c, N3b, N3c	M0
		T1a-T3a	N2c, N3a/b/c	M0
		T3b, T4a	Any N ≧ N1	M0
		T4b	N1a-N2c	M0
		T4b	N3a/b/c	M0
IV	IV	Any T	Any N	M1

表2 T 分類（AJCC 第8版，2017）

		腫瘍の厚さ	潰瘍の有無
Tx（TT が測定できない）		Not applicable	Not applicable
T0（原発不明，自然消退）		Not applicable	Not applicable
Tis		Not applicable	Not applicable
T1	T1a	TT < 0.8mm	潰瘍なし
	T1b	TT < 0.8mm	潰瘍あり
		TT 0.8〜1.0mm	潰瘍あり or なし
T2	T2a	1.0 < TT ≦ 2.0mm	潰瘍なし
	T2b	1.0 < TT ≦ 2.0mm	潰瘍あり
T3	T3a	2.0 < TT ≦ 4.0mm	潰瘍なし
	T3b	2.0 < TT ≦ 4.0mm	潰瘍あり
T4	T4a	TT > 4mm	潰瘍なし
	T4b	TT > 4mm	潰瘍あり

（加藤潤史，肥田時征，宇原久：治療 メラノーマ診療．皮膚病診療 39：1002-1007, 2017 より引用）

表3 N 分類（AJCC 第8版，2017）

		リンパ節転移の個数	in-transit, satellite, and/or microsatellite metastases の有無
Nx		Regional nodes not assessed	なし
N0		リンパ節転移なし	なし
N1	N1a	1 個（clinically occult）	なし
	N1b	1 個（clinically detected）	なし
	N1c	なし	あり
N2	N2a	2〜3 個（clinically occult）	なし
	N2b	2〜3 個（1 個以上 clinically detected）	なし
	N2c	1 個	あり
N3	N3a	4 個以上（clinically occult）	なし
	N3b	4 個以上（1 個以上 clinically detected, or matted nodes がある）	なし
	N3c	2 個以上 or matted nodes がある	あり

表4 M 分類（AJCC 第8版，2017）

		転移部位	LDH 値の上昇
M0		遠隔転移を認めない	Not applicable
M1			
M1a	M1a (0)	皮膚，軟部組織，所属外リンパ節に転移	なし
	M1a (1)	皮膚，軟部組織，所属外リンパ節に転移	あり
M1b	M1b (0)	肺転移（with/without M1a site）	なし
	M1b (1)	肺転移（with/without M1a site）	あり
M1c	M1c (0)	CNS 以外に転移（with/without M1a, M1b site）	なし
	M1c (1)	CNS 以外に転移（with/without M1a, M1b site）	あり
M1d	M1d (0)	CNS 転移（with/without M1a, M1b, M1c site）	なし
	M1d (1)	CNS 転移（with/without M1a, M1b, M1c site）	あり

ACNU/VCR の3者併用化学療法とインターフェロンβの術創部への局注）や，フェロン療法（インターフェロンβ），インターフェロンαの投与が行われてきた．進行例に対する他剤併用化学療法については，従来はダカルバジン（DTIC）単剤の奏効率（約20%）を超えるプロトコールがなかった．しかし近年，免疫チェックポイント阻害剤や分子標的薬が手術不能な例（ステージⅢ，Ⅳ）を対象に使用可能となり，良好な成績が得られるようになってきた．

■ 放射線療法

放射線照射は主に骨・脳転移の症状緩和目的で有用である．眼球や鼻腔口腔の黒色腫など，広範囲切除が困難な部位が原発の場合，重粒子線治療も選択される．

予後

■ 生存率

皮膚悪性腫瘍学会予後統計調査委員会の2006，2007年度の集計によると，病期が局所のみの場合の5年生存率が88%，所属リンパ節転移までの場合が54%，遠隔転移のある症例で22%であった．なお黒色腫は，まれではあるが10年以上経過後の再発があるので，術後の長期の経過観察が望ましい．

■ 予後因子

病期分類に含まれる予後因子として，原発巣の病理組織標本の tumor thickness（Breslow thickness），潰瘍の有無，核分裂像の数，所属リンパ節転移の個数，LDH 値が生存率に関与する．

Ⅰ 母指：爪床原発黒色腫（IP 切断と掌側皮弁を用いた再建）

- 母指の切断が必要であるが，基節骨に浸潤する症例がまれなので，母指の機能のために基節骨を残す IP 関節での切断が基本である
- 一方，皮膚は，肉眼的病変の境界部から推奨される切除縁を設定する

❶ 生検（診断と治療計画）

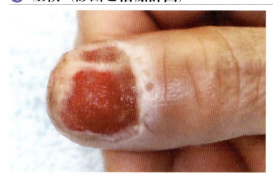

初診時に切除生検を行う場合は，末節骨直上の爪床，爪母，爪郭を一塊で切除し，人工真皮を貼付して病理診断を待つ．切除生検で病理診断と原発の進行度，全身検査で所属リンパ節転移と遠隔転移のないことを確認する．原発の治療は母指の切断であるが，基節骨の長さを残せるように努力する．所属リンパ節の顕微鏡的転移の有無確定のために SLNB を計画する．

71歳，男性，pT3bN0M0
前医で切除生検で黒色腫，断端陰性

第3章 皮膚・軟部組織悪性腫瘍

❷ 切除術（広範囲切除術と SLNB）

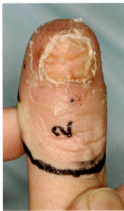
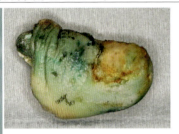
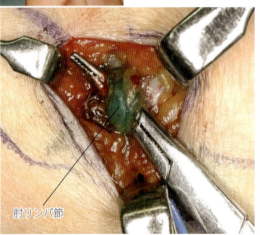

肘リンパ節

手術に先立ち，RI 法・色素法による SLNB を行う。次いで駆血下に，推奨される切除縁をとり皮膚を切開し，背側で伸筋腱を切断，IP 関節を離断し，屈筋腱も切断する。指神経は愛護的に切離，腱は引き出して切断する。動静脈は双極電気メス（バイポーラー）で止血する。基節骨遠位端の軟骨のみ切除する。なお，腫瘍を巻き上げる可能性があるので駆血にはエスマルヒは使用しない。

Advice
・パテントブルーや ICG（インドシアニングリーン）などの色素を注射すると指は緑色になるので手術前写真は色素注射前に撮影する。

❸ 再建（掌側皮弁）

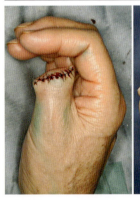
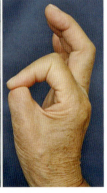

爪床内に病変が留まっている場合は，2cm の皮膚切除縁，IP 関節部での切断，掌側の皮弁での基節骨の被覆が可能である。この後，末節の再建は患者と十分相談して決める。

Advice
・基節骨遠位端の軟骨は切除する。
・Dog ear は術後経過中に自然な丸みに変化するので無理に修正しなくてもよい。

切除生検後で，断端陰性を得ている本症例では，広範囲切除と同時に断端を再建している

著者からのひとこと　皮膚の切除縁に合わせて骨切断の位置を決めると，基節骨を過剰に切除することになる場合もあるので，IP 切断を基本とする。MP 関節での切断と IP 関節での切断に予後の差はないとされる。

3. 神経外胚葉・間葉系— 2）悪性黒色腫

II 母指：局所皮弁による再建

 ・腫瘍が爪床を越えて進展し，切除後に基節骨の露出が想定される場合は，掌側皮弁ではなく，他の再建法を検討する

❶ 生検（診断と治療計画）

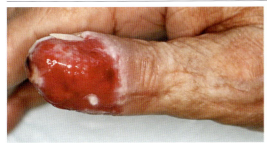

I-①と同様である。

Advice
・基節骨を皮膚切除線に合わせて切断すると基節骨は底部しか残らず，足趾移植か母指化術が必要となってしまう。まずは癌の切除で必要な切除範囲を取るべきである。

75歳，男性，pT3bpN3M0　前医にて切除生検後

❷ 切除術（広範囲切除術とSLNB）

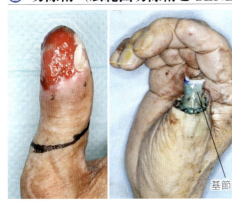

基節骨

I-②と同様に行う。二期的に再建する場合は人工真皮にて基節骨を被覆する。

Advice
・爪床を越えて周囲皮膚に浸潤がある症例，衛星病変がある症例，再発症例，再建に足趾移植や母指化術を行う場合などでは，断端陰性を確認してから再建すべきである。

❸ 再建（局所皮弁）

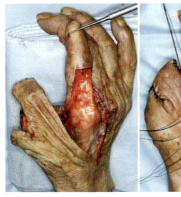 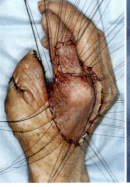 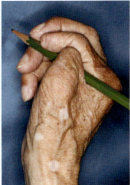

腋窩リンパ節郭清を実施した後，示指背側を中心に局所皮弁を作成し，基節骨を被覆する。皮弁採取部には大腿からの分層植皮を行う。

Advice
・背側指神経を皮弁に含めて知覚の再建に努める。

 基節骨の露出が小範囲であれば，示指基節背面からのKite flapなどの茎の細い皮弁がよいと思われる。基節骨の長さが若干短い場合は，皮弁再建術後に第1指間を深くする手術を行ってもよい。母指球部からの皮弁や逆行性前腕皮弁もあるが，リンパ流の中枢に大きく切り込む皮弁はなるべく避ける。

第3章 皮膚・軟部組織悪性腫瘍

III 頬部：植皮による再建

KEY POINTS
- SLN は耳下腺部や顎下部，浅頸部に認めることが多い
- 整容的には局所皮弁で再建する方が植皮・遊離皮弁よりも色調・質感に優れる
- 局所皮弁は所属リンパ節の直上から挙上することになるので，進行病変（明らかな所属リンパ節転移陽性，衛星病変を有するなど），再発病変は適応外である

❶ 生検（診断と治療計画）

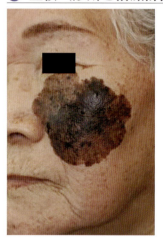

切除縁の設定のために thickness の情報が不可欠であるが，一部に結節を含む広範な病変では，全切除生検は困難な場合，辺縁が表皮内黒色腫かどうかを確認するための部分生検を行う場合もある。

Advice
・部分生検を行わなくてはならない場合は，診断後に速やかに広範囲切除できる段取りをつけてから行うのが鉄則である。

79歳，女性，pT2aN0M0

❷ 切除術（広範囲切除術と SLNB）

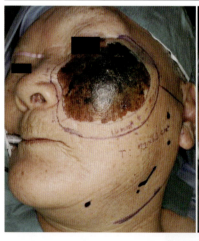 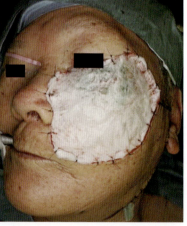

Advice
・耳下腺部，顎下部の SLNB では術中ガンマプローベが注射部位のアイソトープを拾ってしまう（shine-through 現象）ので，SLNB より先に広範囲切除を実施してしまう方がよい。また ICG 蛍光リンパ管造影の併用が有用である。

　辺縁が表皮内黒色腫の場合，周囲から 5mm 離して切除縁を設定するが，内部の結節からは 2cm 以上の切除縁となることが望ましい。SLNB は，結節部近傍に RI と色素を注射して実施する。
　耳下腺部，顎下部，浅頸部で SLN が同定されることが多い。欠損部は人工真皮を貼付し，原発巣と SLN の病理診断を待つ。

❸ 再建術（植皮術）

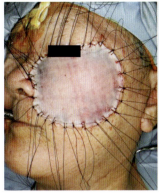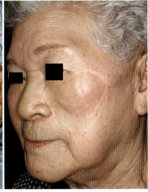

表皮内病変が大半であり欠損部が浅い場合は，鎖骨部からの全層植皮や，胸部からの分層植皮を行い，タイオーバー固定を行う。植皮は術後に若干収縮するので下眼瞼外反を呈する場合もある。

Advice
・整容的には，ユニットに沿った耳前頸部からの局所皮弁による再建を行うのが理想であるが，原則として所属リンパ節周辺の皮膚を切開しない単純な術式で留める方がよい。

Ⅲ 踵部：内側足底皮弁による再建

- 踵部の黒色腫切除後の再建は内側足底皮弁を使用する
- 荷重部を横切る切開線は最小限になるようなデザインとする

❶ 生検（診断と治療計画）

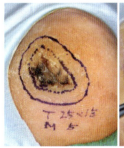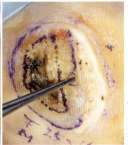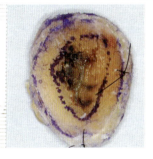

肉眼的辺縁から5mm離して全切除生検を行う。

Advice
・途中で衛星病変を疑う黒色の小結節を認めた場合は，メスを替えて，さらに外側で切除する。

79歳，男性，pT4bN0M0

❷ 切除術（広範囲切除術とSLNB）

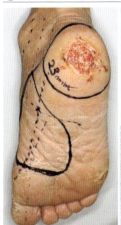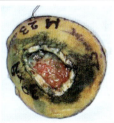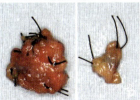

初回の切除生検で断端陰性の場合は，さらに切除縁を追加して，推奨の切除縁となるように切開線をデザインする。深さは，結節や衛星病巣を有する症例では，最深部で骨膜が露出する深さである。

Advice
・SLNが膝窩や鼠径なので，リンパシンチグラフィーが終了した時点で，術中の体位交換を含めた段取りを麻酔科医や手術室スタッフと再度確認する。

❸ 再建（内側足底皮弁移行術）

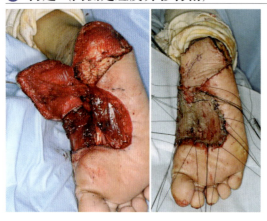

皮弁の挙上は皮弁遠位の外側から行い，足底腱膜とその下の内側足底動脈浅弓枝を含めて挙上する．内側足底動脈浅枝は，内側から母趾外転筋の裏面で同定し皮弁に含めるが，母趾外転筋を含めないと浅枝を安全に含められない場合は，筋を含めて挙上することもある．内側足底動脈本幹は，踵に近い母趾外転筋の外側縁で同定するとよい．

Advice
・皮弁が十分に回転するためには，母趾列と第Ⅱ趾列の間にある隔膜を鋭的に切断する必要があるが，血管茎が隣接して走行するので注意する．

- 足趾の知覚麻痺が残ったり術後の歩行時痛が遷延する場合があることを，術前説明で伝えておく．
- 踵の後面にも欠損が及ぶ場合，内側足底皮弁を無理に縫合すると皮弁血行障害となるので，皮弁と欠損の間の皮膚を全層植皮している．荷重しているうちに皮弁が伸びてくるので，後日この植皮は切除して皮弁で置き換えることができる．

謝辞：北海道大学病院病理部 清水亜衣先生，松野吉宏先生，札幌医科大学皮膚科 宇原久先生に深謝いたします．

History & Review

● 本稿の総論に多くを引用した．
　土田哲也，藤澤康弘，石原和之ほか：日本臨床増刊号 皮膚悪性腫瘍 基礎と臨床の最新研究動向．日本臨床社，大阪，2013
● 領域・所属リンパ節が記載されている．
　日本皮膚悪性腫瘍学会編：皮膚悪性腫瘍取扱い規約（第2版），悪性黒色腫．pp9-37，金原出版，東京，2010
● 悪性黒色腫の病理学的特徴，特に色素性母斑との鑑別が詳細に述べられている．
　日本抗加齢美容医療学会，斎田俊明，田中勝ほか：メラノーマ・誤診・訴訟～皮膚悪性腫瘍と訴訟の間に～増補改訂版．pp1-200，三恵社，名古屋，2013
● 母指の悪性黒色腫ではIP切断とMP切断に予後の差がないことを示した論文．
　Furukawa H, Tsutsumida A, Yamamoto Y, et al: Melanoma of thumb: Retrospective study for amputation levels, surgical margin and reconstruction. J Plast Reconstr Aesthet Surg 60: 24-31, 2007
● AJCCによる悪性黒色腫の進行度と病期分類の第8版を紹介した論文．
　Gershenwald JE, Scolyer RA, Hess KR, et al: Melanoma staging: Evidence-based changes in the American Joint Committee on Cancer eighth edition cancer staging manual. CA Cancer J Clin 67: 472-492, 2017
● AJCCによる悪性黒色腫の進行度と病期分類の第8版を本邦に紹介した論文．
　加藤潤史，肥田時征，宇原久：治療 メラノーマ診療．皮膚病診療 39：1002-1007，2017

第3章 皮膚・軟部組織悪性腫瘍

3. 神経外胚葉・間葉系

3) 軟部肉腫について

澤泉雅之

◎軟部肉腫には51種類の組織系が存在するが，基本的治療方針は健常組織で被包して切除する広範切除である
◎組織学的に軟部肉腫は低悪性と高悪性に分類され，そのいずれかによって安全な切除範囲が異なる
◎腫瘍が良性か悪性かを各種画像検査し，生検によって診断する必要がある

特徴・症状

■概念と特徴

軟部肉腫は軟部組織から発生する腫瘍の総称で，発生頻度は全悪性腫瘍の1.0%弱，10万人に2〜3人とされる。また，良・悪性の頻度は100：1ともいわれる。

全身のあらゆる部位に発生し，線維性結合組織，線維組織，脂肪組織，横紋筋組織，平滑筋組織，血管およびリンパ管組織，滑膜組織などの中胚葉由来の組織と，末梢神経組織などの外胚葉由来の組織が発生母地となる。

四肢に好発する軟部肉腫は，切除後の再発率の高さから1970年代以前には，切断術が中心であった。その後，放射線治療などの補助療法，適切な切除範囲の設定を含む手術手技の発達，再建法の導入，画像診断機器の進歩による局在診断の向上などを背景に現在では患肢温存手術が主流となった。

軟部肉腫は比較的まれな疾患で組織型も多く，診断も困難であることが多い。その治療には原発病巣の制御が不可欠な条件であることから，不十分な切除による局所再発は，組織学的悪性度や転移の有無と並んで独立した予後因子となる。

分類

■病理組織学的分類

病理組織学的にも軟部肉腫には51種類の組織型が存在し（表1），免疫染色体マーカー，遺伝子レベルでの解析の進歩によって，分類は今後も変遷していく可能性がある。実際に臨床的に用いられた悪性線維性組織球腫（MFH）は，起源が従来信じられてきた組織球ではなく未分化間葉系細胞であると考えられるようになり，2002年WHO分類により未分化多形肉腫（UPS）と考えられるようになった。

一般に主要な軟部肉腫として線維肉腫，未分化多形肉腫，脂肪肉腫のほか，平滑筋肉腫，横紋筋肉腫，滑膜肉腫，悪性schwann腫などが挙げられる。

■組織学的悪性度

軟部肉腫の悪性度を低悪性と高悪性に分類し，臨床経過予測や治療法の選択に用いる。病理切除

表1 WHO classification of tumours of Soft Tissue 142種類（悪性51種）

分類	組織型
1. Adipocytic tumours	16
2. Fibroblastic/myofibroblastic tumors	35
3. So-called fibrohistiocytic tumours	6
4. Smooth-muscle tumours	2
5. Pericytic (perivascular) tumours	5
6. Skeletal-muscle tumours	7
7. Vascular tumours	15
8. Chondro-osseous tumours	3
9. Gastrointestinal stromal tumours	3
10. Nerve sheath tumours	17
11. Tumours of uncertain differentiation	28
12. Undifferentiated/unclassified sarcomas	5

（WHO分類より一部改変）

第3章 皮膚・軟部組織悪性腫瘍

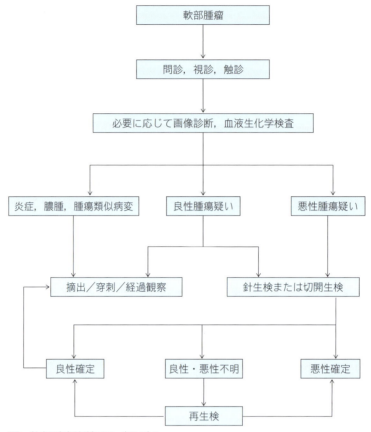

図　軟部腫瘍診断アルゴリズム

標本から腫瘍分化度，核分裂数，腫瘍内壊死の程度をパラメーターにスコア換算する。化学療法によく反応し，生存率の良い低悪性と予後の悪い高悪性に分類される。しかし，実際には切除縁の設定にも大きな影響を与えることから針生検の結果から導きだされる場合が多い。

■臨床症状

組織型によって圧痛などの特有な症状を示すが，腫瘍の性状のみから良・悪性を判断することは危険である。また，皮膚腫瘍が四肢末梢に多いのに対し，軟部肉腫は中枢側に生じやすい。なかでも膝周囲は好発部位である。

まずは問診で，腫瘍の増大速度を知ることが重要である。腫瘍にいつ気づいたか，どのようにして気づいたか，その後診察時までに大きくなったという自覚があるかどうかを聞く。悪性腫瘍は月単位で大きくなるのが通常である。また突然に出現した腫瘍や，あるいは数日で大きくなった腫瘍としては，膿瘍，筋肉内出血，結節性筋膜炎が鑑別診断として挙げられる。

触診では，腫瘤の大きさ・硬さ・可動性が重要である。2009年の全国骨・軟部腫瘍登録によると，軟部肉腫3,779例中5cm以下のものは27.5％，5cm以上のものが72.5％と報告されている。したがって，5cmを超える腫瘍では画像診断で明らかに良性腫瘍と診断されるものを除いては，悪性を考えるべきである。なお軟部肉腫の組織型にかかわらず大きさが5cmを超える腫瘍の予後は，それ以下の腫瘍に比べ統計学的に有意に不良である（図）。

検査所見

■画像検査

軟部腫瘍が深部に存在する場合，触知することが困難である。したがって，外来診察ではまず実際に腫瘤が存在するかどうかを調べ，良・悪性を診断していく。このために最初に行うのが超音波検査である。これにより腫瘤の存在を明らかにし，得られた所見からMRIもしくはCTの必要

性を判断する。

MRIは組織分解能に優れているため，軟部腫瘍の局在診断，質的診断を行うことができる。腫瘍内部と辺縁の信号変化をもとに組織間コントラストの増強により構成成分を類推する。もう1つの役割は周囲への腫瘍浸潤を描出することにより，手術計画を立てる際に極めて有用となる。しかし，MRIといえども腫瘍の組織型の推移が可能なのは一部の良性腫瘍に限られており，大部分の悪性腫瘍では特徴的な画像所見はない。

■生検

軟部肉腫の確定診断には，生検による組織の採取を行う必要がある。通常は外来局所麻酔下で可能な針生検が一般的である。超音波，CTガイド下に行う手技も広く用いられている。しかし組織採取量が少なく，直視下に確認したい場合は切開生検も併用される。

切除生検は，針生検には標的が小さく（2～3cm未満），皮下に存在し，重要な神経血管などとは離れている場合に用いられる。

生検の進入路はいずれも腫瘍に汚染されるため，後の広範切除では一塊として切除する必要がある。また切開の方向性は四肢の長軸に沿って行うことが原則で，横切開を選択することの多い形成外科医には注意を要することは強調しておきたい。実際の手術時に皮弁による再建や患肢の切断に至ることとなってしまう。

標準的治療方針

■手術

軟部肉腫の治療には手術による切除が原則である。この場合も再発を予防するために適切な切除縁を確保したうえでの切除が必要である。手術単独で適切な切除縁の確保が困難な場合には化学療法や放射線治療を併用する。

●切除範囲

腫瘍を周囲の正常組織とともに一塊として切除する手術を広範囲切除（wide resection）と呼ぶ。周囲健常組織の切除範囲はまちまちであることから，必ずしも局所の根治性を意味する用語ではない。たとえば，正常組織の幅が1cm以下のものから5cmを超えるものまで含まれてしまう。反応層と周囲の切除線の間にどれほどの長さの正常組織が存在するか，あるいは筋膜など腫瘍の浸潤を妨げる組織が介在しているかどうかなど，切除縁評価の概念を基にした切除が必要になる。

表2 切除縁評価の方法

1) 腫瘍（反応層）からの最短距離で評価する
2) 腫瘍の発育が最大となる2割面，加えて術者が判断した最小切除割面で評価する
3) Barrier部は一定のスコアで距離に換算する

表3 Barrier換算スコア

・Curative margin
　　距離が4cmを超えて離れている切除縁
　　腫瘍とbarrierの間に健常組織が介在する
・厚いberrier 3cm：関節包，腸脛靱帯，小児骨膜
・薄いberrier 2cm：筋膜，成人骨膜，血管鞘，神経周膜
・腫瘍に癒着したberrierは基のスコア－1cm

（表2～4：日本軟部腫瘍ガイドラインより引用改変）

●切除縁評価

切除材料を肉眼的に観察し，切除縁が腫瘍周辺の反応層とどれくらい離れているかで，その手術の根治性を評価する。反応層とは腫瘍の膜様組織とその周囲の出血巣，変色した筋肉，浮腫状の組織など肉眼的な変色部を指し，切除縁評価に際しては腫瘍と見なす。また，反応層と切除縁の間に腫瘍の浸潤に対し抵抗性を示す組織（barrier）が存在する場合に，barrierを距離に換算して評価する。手術の切除縁は最小の切除縁の部位で決定される（表2，3）。しかし，barrier換算スコアは実際に使ってみると煩雑で，その解釈にばらつきも見られることから，近年，その妥当性の検証も行われている。

●適切な切除縁

腫瘍からの距離が離れると腫瘍の根治性は高まるが，術後機能は失われることになる。そこで適切な切除縁とは90％以上の局所制御率をKaplan Meier法を用いた結果で算出されている。

腫瘍浸潤を示さない高悪性腫瘍の再発率は2cm相当以上の切除縁で95％に達し，適切な切除縁はwide-2と表記される。低悪性腫瘍では1cm相当で98％に達し，適切な切除縁はwide-1である。浸潤性発育を示す腫瘍を含むUPBの局所縁別制御率をwide-5で97％の局所制御率を示し，他の軟部肉腫より広範な切除を要することが示されている。一方，再発性腫瘍は局所制御が悪いことが知られている。Wide-1での局所制御率は23％，wide-5以上で93％と適切な切除縁となっている（表4）。

また，計画的に行われなかった手術後は，腫瘍の残存による再発（75％）の可能性があるため追

表4　癌研有明病院サルコーマセンターにおける至適切除縁（2017）

低悪性	wide-1
高悪性	wide-2
浸潤型	wide-3 以上
再発例	腫瘍および瘢痕を含めて wide-5 以上

加広範切除が必要である。腫瘍が残存したまま経過観察することには倫理的な問題が残る。

■再建術と周術期管理

軟部肉腫の再建は，予定手術として行われるため術前の画像診断から失われる組織と犠牲となる機能が予測可能である。しかし，高悪性や再発例の場合，皮膚欠損は楕円形の大きな形状となり，思わぬ複合組織の欠損を容易に生じてしまう。特に四肢の患肢温存手術では，主要な血管や骨も合併切除されることがあり，血流の確保と肢長の温存は不可欠な条件である。次に，機能の獲得を考えるが，予後の予測を考慮し生活やQOLに必要な最低限の神経，筋肉，腱の修復を行う。幸い初回手術例では関節の拘縮や瘢痕組織の介在がなく，血管の障害も少ない。皮弁デザインの工夫による採取部位の一次閉鎖や複合皮弁の応用，2チームによる同時アプローチは手術の簡略化と時間短縮を図るためにも重要である。また，早期離床は術後の回復ばかりではなくリハビリテーションの開始にも大きく影響する。

■化学療法

軟部肉腫は化学療法に対する感受性から，円形細胞肉腫と非円形細胞肉腫に分けて考えることができる。円形細胞肉腫は小円形の肉腫細胞からなり化学療法の有効性が確立している。一方，非円形細胞肉腫は紡錘形や多型性の細部からなり，発生頻度が高いが，化学療法に対する感受性は低く有効性は確立していない。

■放射線療法

適切な切除縁が得られない場合に併用され，局所再発率を低下させる効果がある。すなわち，切除不能病変，腫瘍が主要な神経血管束や重要臓器に近接する場合などに，切除縁を短縮する目的で用いられる。また，術後切除縁評価が不十分で，追加広範切除が不可能な場合や，機能を大きく損なうリスクが高い場合に放射線照射を検討する。

予後

■再発

2005〜2014年における当院の最新の統計によると，M0N0例における低悪性腫瘍の10年再発率は5％を下回り，高悪性なUPSで21％である。ところが，一度再発させた腫瘍では，非再発例に比べ組織型の別なく64％：14％と有意に転移を起こしており，74％：16％と生存率も大きな隔たりを生じる。このことは，初回治療の適切な対処の重要性を示している。

■予後因子

初診時に遠隔転移を伴う軟部肉腫の2年生存率は20％と極めて不良である。また，軟部肉腫の遠隔転移は血行性に生じることが多く，肺が第1の標的臓器となるが，なかにはリンパ節に転移を生じるものがあり予後因子とされる。

History & Review

●軟部腫瘍の最も一般的な分類。
　Fletcher CD, Unni KK. Mertens F: Who Classification of Tumor. Volume5. Pathology and Genetics of Tumors of Soft Tissue and Bone, 3rd ed. IARC Press, Lyon, 2002

●最も使われている病期分類。
　UICC（国際体がん連合）日本委員会 TNM委員会（訳）：TNM悪性腫瘍の分類（日本語版：第7版）．pp147-151，金原出版，東京，2010

●全国の骨軟部腫瘍の登録。
　日本整形外科学会 骨・軟部腫瘍委員会/国立がんセンター（編）：全国骨軟部腫瘍登録一覧

●最新の骨軟部腫瘍ガイドライン。
　日本整形外科学会 骨・軟部腫瘍委員会（編）：日本軟部腫瘍診療ガイドライン 2012

●切除縁評価法を解説。
　日本整形外科学会 骨・軟部腫瘍委員会（編）：骨・軟部肉腫切除縁評価法．金原出版，東京，1989

●バリアーの概念に基づいた切除縁評価。
　Kawaguchi N, Ahmed AR, Matsumoto S, et al: The concept of curative margin in surgery for bone and soft tissue sarcoma. Clin Orthop Relate Res 419: 165-172, 2004

第3章 皮膚・軟部組織悪性腫瘍

3. 神経外胚葉・間葉系

4）隆起性皮膚線維肉腫

竹内正樹

- ◎隆起性皮膚線維肉腫は成人の体幹，大腿浅層に好発する中間悪性腫瘍である。一般に緩徐に増大し，再発頻度が高く，転移はまれである
- ◎病理組織像の特徴としては，車軸状や花むしろ状に配列して密に増殖する。異型性の少ない紡錘形細胞が真皮内に認められる
- ◎治療の原則は，外科的切除が第1選択である。十分な切除範囲（3cm以上の水平切除縁，深筋膜バリアを含めた垂直切除縁）をとって再発を予防することが重要である
- ◎典型的な組織像を示す症例では遠隔転移は認めないが，線維肉腫様構造を伴う場合（DFSP-FS）は，肺や骨などに遠隔転移が生じる可能性があるので注意が必要である

特徴・症状

■概念と特徴

隆起性皮膚線維肉腫（dermatofibrosarcoma protuberans：DFSP）は，1924年Darierらによって最初に報告された軟部腫瘍である。線維組織球系腫瘍に分類され，成人の体幹浅層に好発する中間悪性腫瘍である。一般に緩徐に増大し，再発頻度が高く，転移はまれである。発症に外傷の関連性も指摘されている。

■臨床症状

体幹，下肢（主に大腿）に好発する。初期は扁平浸潤局面をなし，皮内または皮下の硬結性局面として発症する。次第に隆起し，単ないし多結節性の腫瘍へと増大する。腫瘍は弾性硬で紅色〜赤褐色を呈し，皮膚との癒着が見られる。一見ケロイド状に見えることもある。まれに腫瘍が皮下に限局して，真皮が病変に含まれない場合もある。巨大な腫瘍や再発腫瘍を除いて，骨格筋への進展はまれで，下床に対して可動性を有することが多い。場合により組織学的な粘液性変化を反映して透見性およびゼラチン様外観を呈する部分があることがある。腫瘍内に出血や嚢胞状変化は時々見られるが，壊死はまれである。

■疫学

30〜40歳代の若年〜中年成人に好発するが，小児，高齢者を含め，どの年齢にも生じ得る。若干男性に発生頻度が高い。

診断

初期病変は扁平局面であることが多く，比較的緩慢に増大し年余にわたって自覚症状に乏しい。ある時期より急速に増大し，隆起性結節を形成し，時に軽い自発痛や圧痛を生じる場合がある。そのため，患者が「以前からあったおでき（や傷あと）が急に大きくなった」と訴えることがある。ケロイド，肥厚性瘢痕として長期間経過を見られたものもあるので，退縮部分が認められない

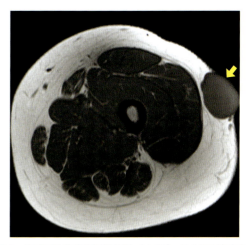

図1 隆起性皮膚線維肉腫（大腿）のMRI検査T1強調像
皮膚皮下に境界明瞭な低信号（筋肉より高信号）腫瘤（→）として描出される

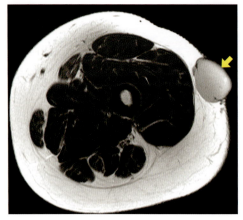

図2 隆起性皮膚線維肉腫（大腿）のMRI検査T2強調像

高信号腫瘤（⇨）として描出される

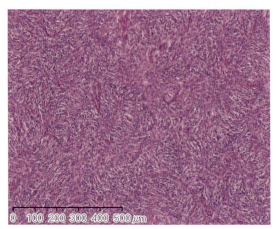

図3 隆起性皮膚線維肉腫の病理組織学的所見（HE染色）

紡錘形細胞が花むしろ状に配列する

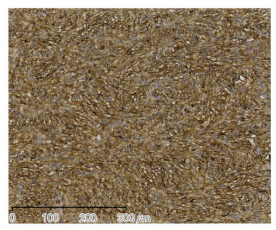

図4 隆起性皮膚線維肉腫の病理組織学的所見（免疫組織化学染色）

紡錘形細胞の細胞質，細胞膜にびまん性にCD34強陽性である

増大する紅色隆起の場合には，本腫瘍を疑い生検を行う．

■ 画像検査

画像診断は，切除範囲を決めるために必須である．MRIのT1強調像で筋肉より高信号（図1），T2強調像で脂肪よりも高信号（図2）を示す．

■ 生検

本腫瘍の疑いがあれば，隆起部位を中心にした切開生検を行うことが一般的である．小さな病変や切開生検で診断がつかない場合には，切除生検を行うことがある．切除生検の際，腫瘍細胞の周囲への播種となるような不要な剥離操作は避けるべきである．

■ 病理組織学的所見

真皮から皮下組織にかけて病変があり，真皮内で結節状に，皮下脂肪組織内では，脂肪隔壁あるいは脂肪小葉内に新たに脂肪隔壁を形成するように病変が形成される．真皮内では，異型性の少ない紡錘形細胞が車軸状や花むしろ状に配列（storiform pattern）して密に増殖する（図3）．周囲の皮膚付属器や皮下脂肪組織を巻き込みながらレース状，蜂巣状に浸潤性に増殖する．免疫染色では，DFSPの腫瘍細胞はCD34強陽性（図4），vimentin陽性となる．線維肉腫の像を伴う場合は転移の確率が高くなる．DFSPにはさまざまな組織亜型が知られており，線維肉腫様変化を伴うfibrosarcomtous DFSP（DFSP-FS），好酸性基質硬化部位を伴うsclerotic type，腫瘍細胞間にメラニン色素をもった細胞が混在するBednar type，α-SMA陽性である筋原線維に分化した部位を有するmyoid type，背景に粘液基質を伴うmyxiod type，萎縮性変化を認めるatrophic typeなどが挙げられる．

一般的な治療法

■ 外科的治療

治療の原則は，外科的切除が第1選択であり，十分な切除範囲をとって再発を予防することが重要である．境界が不明瞭なことが多いので，Mohs micrographic surgeryが困難なわが国では，一般に側方の切除縁が3cm程度での切除が推奨されている．DFSPは少なくとも皮下脂肪組

織レベルまで腫瘍が浸潤しているので，その下床の筋膜を含めた切除が必要になる．筋膜に接している場合は下床の筋肉を（部分）切除する．

　DFSPの辺縁切除では，26〜60％の再発率である．一方，3cm切除縁を含める拡大切除では，0〜30％とより低い再発率になると報告されている．5cmの切除縁では，再発率は5％以下とされており，切除縁が広がれば，確実に再発率は低下する．

■再建術

　再建は再発が観察しやすいように分層植皮術を選択することが多いが，部位によっては皮弁を考慮する．切除縁に不安がある場合には，拡大切除後に人工真皮を貼付して，永久病理組織標本で断端陰性を確認した後に再建を行うこともある．

■化学療法

　イマニチブメシル酸塩によるDFSPの分子標的薬療法は，進行病変や転移病変の腫瘍量を著明に減少させる効果を期待して使用されている．

■放射線療法

　DFSPの治療における放射線療法の役割は明確ではないが，放射線感受性はあると考えられている．切除縁の確保が十分でない場合や切除後断端陽性で追加手術が不可能な場合に術後の補助療法として考慮される．

予後

■局所再発，遠隔転移

　局所再発は比較的高頻度である．一見，境界明瞭に見えるため，切除が不十分である場合が多いことに起因するものと考えられる．病理学的に断端が陰性の場合は，局所再発の可能性は少ないとされる．拡大切除術が施行された場合の局所再発率は10〜20％で，不十分な切除や保存的治療では43％であったとの報告がある．再発を最小限にするためには，適切な初回手術が必須である．

　手術後の最初の3年間は6ヵ月ごとに，その後は年1回の経過観察を行う．局所再発がないか瘢痕部の視診，触診を注意深く行う．ほとんどの局所再発は，術後3年以内に起こるが，10年以上経過してからの再発もあり，長期の経過観察が必要である．

　典型的な組織像を示す症例では遠隔転移はまれであるが，組織像で線維肉腫様構造を伴う場合（DFSP-FS），その約15％に肺や骨などに遠隔転移が生じる可能性がある．血行性転移が多く，リンパ行性に所属リンパ節転移をすることはまれである．

左大腿外側部

- 生検は，確定診断を目的に行うが，切開生検に留めておく
- 腫瘍辺縁は皮下であることが多く，水平の切除縁は通常3cm以上を確保する
- 垂直の切除縁は，原発巣が小さいものでも筋膜ないし骨膜切除を原則とする

❶ 生検

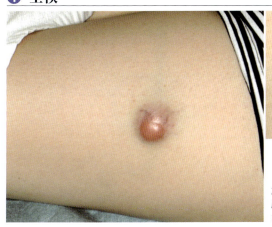
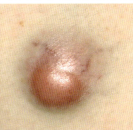

生検は確定診断を目的に行う．隆起部分から辺縁にかけて，メスまたはパンチによる切開生検を行う．

20歳，女性．左大腿外側に5cm大の紅色腫瘤を認めていた．腫瘤の中央を紡錘形にメスで切除して生検を行った．生検組織からDFSPの診断となった

❷ 切除術

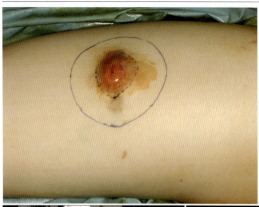

触診および画像検査所見を参考に腫瘍辺縁を確認してマーキングした後，3cm 以上離した水平切除縁をマーキングする。

腫瘍辺縁から 3cm の正常皮膚を含んで皮膚切開を加え，深部方向へ皮下組織を切除した。筋膜を切開して，筋膜下に一塊として腫瘍の拡大切除を行った。
画像検査上，腫瘍は筋膜に接していなかったが，皮下組織の介在距離が短かったため，barrier となる筋膜（腸脛靱帯を含む）を付けて切除を行った

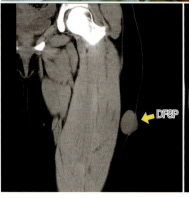
CT 所見

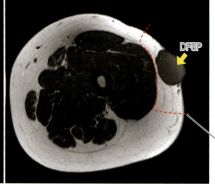
MRI 所見

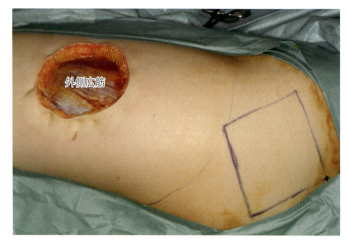

皮膚から皮下組織にかけて水平切除縁を保ちながら深部に切開を進め，その下床にある筋膜ないし骨膜を付けて切除する。

切除後に外側広筋が露出した。
切除検体の腫瘍と筋膜に癒着はなく可動性が認められ，腫瘍直下の筋膜の一部を迅速病理検査に提出し，腫瘍細胞が陰性であることを確認したため，一期的に創閉鎖を行うことにした

❸ 再建術

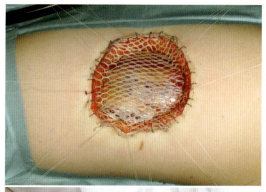

再建術は，腫瘍の再発が観察しやすい分層植皮術を選択する。

左殿部から厚さ12/1000インチの分層皮膚を採取し，外側広筋上に3倍網状植皮として移植した。ステープルで固定し，3-0絹糸でタイオーバー固定を行った。採皮部は，ポリウレタンフォームにて被覆した

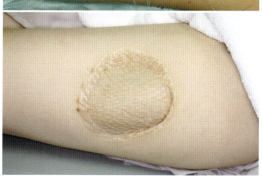

術後5年以上を経過し，腫瘍の再発を認めない

深部の切除縁を十分とれなかった可能性がある場合には，欠損部は一時的に人工真皮で被覆して，永久病理組織検査結果を確認した後に，二期的再建を行うことを考慮する。

History & Review

- 隆起性皮膚線維肉腫の最初の報告。
  Darier J, Ferrand M: Dermatofibromas progressifs et recidivants ou fibrosarcomes de la peau. Ann Dermatol Syph 5: 545-562, 1924
- 軟部腫瘍のバイブル。隆起性皮膚線維肉腫および関連疾患の病理組織所見が詳述されている。
  Weiss SW, Goldblum JR: Fibrohistiocytic tumors of intermediate malignancy. Enzinger and Weiss's Soft Tissue Tumors (5th ed), pp371-402, Mosby Elsevier, 2008

第3章 皮膚・軟部組織悪性腫瘍

3. 神経外胚葉・間葉系

5) 脂肪肉腫

漆舘聡志

Knack & Pitfalls
◎脂肪肉腫の診察にあたっては，好発年齢，好発部位，腫瘍の特徴などを念頭に置いて診察することが診断の補助となる
◎特に高分化型では脂肪腫との鑑別が困難な場合もある。臨床所見や画像診断で脂肪肉腫が疑われる場合には生検を考慮する
◎生検に際しては，その後の切除再建方法を考慮したうえで生検部位や経路，生検方法を決定する
◎脂肪肉腫は組織型，発症部位，腫瘍の大きさ，切除縁などにより予後が異なるため，十分な切除範囲の設定が重要である

特徴・症状

　脂肪肉腫は悪性軟部腫瘍のなかで最も頻度が高く，9.8〜16%を占めている。脂肪肉腫は主に成人発症の腫瘍であり，50〜60歳代に好発し，やや男性に多い傾向にある。しかし若年者での報告例もあり注意が必要である。通常は単発性で多発はまれである。
　発症部位としては大腿深部などの下肢が41.4%と最も多く，次いで後腹膜に18.6%見られるほか，上肢・頭頸部にも発生する。
　WHO 2013分類によると組織型により異型脂肪腫様腫瘍／高分化型脂肪肉腫（atypical lipomatous tumor/well differentiated，以下，高分化型），脱分化型（dedifferentiated），粘液型（myxoid），多形型（pleomorphic）に分類される。このうち高分化型は良悪性中間群〔intermediate（locally aggressive）〕に分類され，比較的予後は良いが，それ以外は悪性（malignant）に分類される。高分化型は脂肪肉腫のなかで最も多く，四肢の深部軟部組織と後腹膜に好発する。低悪性度であり転移は見られないが，局所再発は起こり得る。また再発により脱分化型へ移行する可能性が指摘されており，再発が見られた場合には注意が必要である。脱分化型は原発ないし高分化型の再発腫瘍として生じ，そのほとんどが後腹膜に発生する。高分化型から脱分化により一部非脂肪性肉腫へと変化したものと考えられ，高悪性度であり転移の危険性が高い。高分化型の約10%が脱分化型へと移行し，脱分化型の10%が高分化型からの再発病変であるとされる。
　粘液型は高分化型の次に頻度が高く，小児において最も多い組織型である。比較的若年者（30〜40歳代）に多く，大腿と殿部の深部軟部組織に好発する。1/3に転移が見られ，腫瘍内に円形細胞が多い例では転移の危険性が高くなる。多形型は最もまれな組織型であり60歳代に好発し，急速に増大する硬い無痛性腫瘤を主訴とする場合が多い。多形性を有する脂肪芽細胞からなり，再発や転移が多く脂肪肉腫のなかでは最も悪性度が高く予後不良である。

診断

■臨床症状
　比較的拡大傾向の強い皮下腫瘤として認識され，通常疼痛を伴わない。最も頻度の高い大腿深部では無痛性の腫瘤として自覚されることが多い（図1）。次に頻度の高い後腹膜の場合には自覚症状に乏しく，発見された時にはかなり大型となっていることもある。一般的に軟部腫瘍は5cm以上の大きさであれば悪性を考慮する必要がある。また組織型により硬さは異なるものの，触診にて脂肪腫よりも硬く触れる場合にも悪性を念頭に置く必要がある。そのほか，深部に存在する場合や周囲との可動性に乏しいことなども悪性を疑わせる所見である。

■画像検査
●CT画像
　正常脂肪組織と同様に描出されるが，脂肪肉腫では組織型によりさまざまな像を示す。高分化型では腫瘍の 25％以上が脂肪成分により構成され，比較的厚い被膜や隔壁をもつことが多い。腫瘍内のもやもやした不明瞭な高吸収域（amorphous hazy high density area）が特徴的であり，同領域は MRI，T2 強調像で低信号域として描出される。造影にて腫瘍内に部分的に造影効果も見られる（図2）。

　脱分化型では脂肪性成分の領域に隣接して非脂肪性領域が存在する像が特徴的である。粘液型では脂肪と筋肉の間の吸収域として描出され，脂肪成分が多い部分は脂肪に，細胞成分が多い部分は筋肉に近い吸収域となる。多形型では多房性病変を呈することが特徴である。

●MRI 所見
　脂肪肉腫は境界明瞭かつ分葉状の像を呈する傾向がある。造影効果は組織型により異なり高分化型はほとんど造影されず，悪性度の高い脱分化型，多形型ではよく造影される。粘液型脂肪肉腫では不均一な組織型に一致した造影効果を示す。
　高分化型では T1 強調，T2 強調ともに脂肪と同等の信号であるが，内部が不均一であることが特徴である（図3）。また造影にて腫瘍は造影されないが隔壁は造影され，病変内部に T1 強調で低信号，T2 強調で高信号の 2mm 以上の隔壁の存在が脂肪腫との鑑別に有用であるとの報告もある。脱分化型では CT 同様脂肪性成分の領域に隣

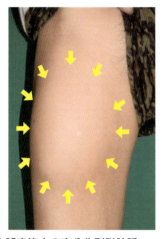

図1　右大腿直筋内の高分化型脂肪腫

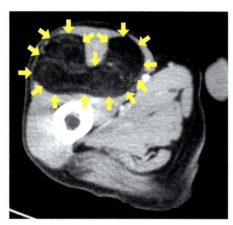

図2　同症例の造影 CT 像
右大腿直筋内に腫瘍を認め，腫瘍内部が不均一で造影効果を認める

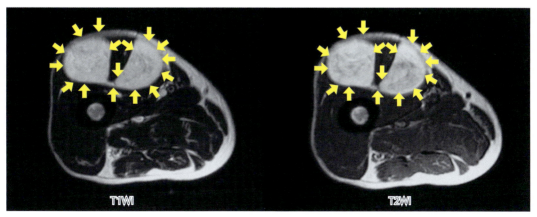

図3　同部位の MRI 画像
T1，T2 ともおおむね脂肪の信号と同等だが，内部に低信号となる部分が目立つ

接して非脂肪性領域が存在する像が描出される。粘液型ではT1強調で低信号，T2強調で高信号を呈するが，脂肪成分，細胞成分の程度を反映して高信号領域に低信号領域が混在する像も見られる。

■生検

軟部組織腫瘍の場合，原則的に確定診断のための生検が推奨されている。生検には針生検，切開生検，切除生検があるが，いずれの場合でも生検に用いた経路は汚染創となるため，切除術を考慮した生検を行うべきである。針生検では正確な診断を得るため画像診断を参考に採取部位と採取経路を十分に検討する必要がある。また生検の際に針が腫瘍を突き抜けると深部に腫瘍細胞を播種するため，確実に腫瘍内で留めることが重要である（図4）。切開生検においても切除術を考慮したうえで切開部位を設定し，切開は可能な限り短く，剥離は最小限とすることが重要である。四肢での切開は次の広範囲切除を考慮して長軸方向の切開とする。筋肉内に存在する場合，侵入経路は汚染範囲が拡大しないよう筋間ではなく筋内に設定するのがよい。また経路に神経血管束が含まれるとこれに沿って汚染が拡大する恐れがあるので神経血管束は避けて生検するのが望ましい（図5）。

■病理組織学的所見

高分化型脂肪肉腫は脂肪腫との鑑別が問題となるが，脂肪腫に比べて脂肪細胞の大小不同や，細胞形態の不整，膜の歪み，核異型性などが目立つことが鑑別点となる（図6）。高分化型は脂肪腫類似型（lipoma-like type），硬化型（sclerosing type），炎症型（inflammatory type）の3亜系に分けられる。

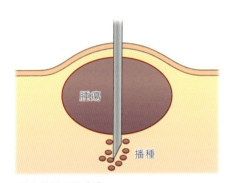

図4　針生検時の注意点

針生検の際，針が腫瘍を突き抜けると，腫瘍細胞を播種してしまう

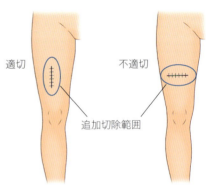

図5　生検の際の切開方向

切開生検の際，四肢では追加切除を考慮して長軸に沿って切開する

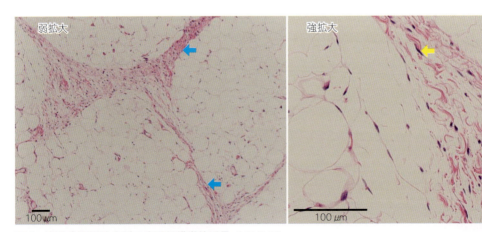

図6　高分化型脂肪肉腫の病理組織学的所見（HE染色）

線維性隔壁（→）に隔てられた，大小不同を示す脂肪細胞が分葉状に増生している。隔壁を形成する間質細胞には核異型（⇨）が散見される

脂肪腫類似型はその構成成分の大部分が正常脂肪組織からなり，その中にわずかな線維性結合組織からなる線維性隔壁を形成する．脂肪腫に比較して大小不同のさまざまな脂肪細胞からなることが特徴で，線維性隔壁に異型の紡錘形細胞が観察される．また，核の染色性や異型性の強い異型脂肪芽細胞も見られる．

硬化型では豊富な線維性結合組織間に成熟脂肪細胞と，異型性と多形性が見られる紡錘形細胞および異型脂肪芽細胞が散在する．炎症型では前述2亜系のいずれかの組織層に加えて，著明なリンパ球ないし形質細胞を主体とする慢性細胞浸潤が見られる．高分化型には特徴的な遺伝子の変異が認められ，MDM2遺伝子とCDK4遺伝子の増幅が診断の補助として有用であると報告されている．

脱分化型は高分化型から非脂肪肉腫へと移行したものと考えられ，高分化型と非脂肪肉腫の両成分を認めるのが特徴である．脱分化部は悪性線維組織球腫や線維肉腫様の組織像を呈し，まれに横紋筋肉腫や平滑筋肉腫への異分化を認めることもある．高分化型部分と非脂肪肉腫部分いずれにおいてもMDM2遺伝子とCDK4遺伝子が高率に陽性となる．

粘液型は胎児期の白色脂肪組織に類似した像を呈する．樹枝状に配列する繊細な毛細血管網に富んだ粘液腫状基質の中に，円形から卵円形の核をもった非脂肪性の悪性間葉系細胞や紡錘形ないし星芒状の脂肪芽細胞が散在する．脂肪芽細胞は脂肪空胞を有し毛細血管の周囲に増殖する傾向が見られる．

多形型は，多数の脂肪空胞により圧排されて陥凹変形した核を有する巨大な脂肪芽細胞や腫瘍性巨細胞を含む多形性に富む腫瘍細胞からなる．脂肪芽細胞の存在を除けば悪性線維性組織球腫に類似している．

■組織学的悪性度

組織学的悪性度の判断にはフランスのFNCLCC（Fédération Nationale des Centres de Lutte Contre le Cancer）grading system（表1）が用いられている．組織型，核分裂の数，腫瘍壊死像をそれぞれスコア化し，その合計点数で組織学的悪性度を評価する．組織学的悪性度はそれぞれのScoreの合計が2,3であればGrade1に，4,5であればGrade2に，6～8であればGrade3と評価される．この組織学的悪性度が病期分類の評価項目の基本となっている．

■病期分類

病期分類としてはAmerican Joint Committee on Cancer system（AJCC system：表2），Union for International Cancer Control system（UICC system），surgical staging system（表3）の3つが頻用されている．病期は原則的に組織学的悪性度により分類される．

AJCCではGrade1がStage Ⅰ，Grade2がStage Ⅱ，Grade3がStage Ⅲに相当するが，例外的にGrade3であっても腫瘍の大きさが5cm以下であればStage ⅡAに分類される．またリ

表1　FNCLCC（Fédération Nationle des Centres de Lutte Contre le Cancer）grading system

病理学的パラメーター		定義
組織型	Score1	成人間葉系組織に類似し，良性腫瘍との鑑別が難しい肉腫（高分化型脂肪肉腫など）
	Score2	明瞭に分化した組織型を呈する肉腫（粘液型脂肪肉腫，粘液線維肉腫など）
	Score3	胎児型および未分化肉腫，滑膜肉腫
核分裂像の数（強拡大10視野：10HPF）	Score1	0～9 mitoses/10HPF
	Score2	10～19 mitoses/10HPF
	Score3	>19 mitoses/10HPF
腫瘍壊死像	Score0	壊死なし
	Score1	腫瘍壊死 50％ 未満
	Score2	腫瘍壊死 50％ 以上
組織学的悪性度	Grade1	total score 2, 3
	Grade2	total score 4, 5
	Grade3	total score 6～8

（西田淳：軟部腫瘍の診断．東京医科大学雑誌 74：247-255, 2016より引用改変）

表2 AJCC system（第7版）

病期	サイズ	リンパ節転移	遠隔転移	組織学的悪性度
ⅠA	T1a, T1b	N0	M0	Grade 1
ⅠB	T2a, T2b	N0	M0	Grade 1
ⅡA	T1a, T1b	N0	M0	Grade 2, 3
ⅡB	T2a, T2b	N0	M0	Grade 2
Ⅲ	T2a, T2b	N0	M0	Grade 3
	Any T	N1	M0	Any Grade
Ⅳ	Any T	Any N	M1	Any Grade

T1：5cm以下　T2：5cmより大きい　a：浅在性　b：深在性
（カポジ肉腫，デズモイド，先天性線維肉腫は除く）

表3 Surgical staging system

病期	組織学的悪性度	腫瘍の局在	転移
ⅠA	低	区画内	M0
ⅠB	低	区画外	M0
ⅡA	高	区画内	M0
ⅡB	高	区画外	M0
Ⅲ	無関係		M1

ンパ節転移のみであればStage Ⅲ，遠隔転移があればStage Ⅳに分類される。

Surgical staging systemでは，転移がなければ低悪性度をStage Ⅰ，高悪性度をStage Ⅱとし，区画内病変をA，区画外病変をBとしている。リンパ節転移や遠隔転移があればStage Ⅲとなる。

一般的な治療法

脂肪肉腫の治療は，他の軟部肉腫同様外科的切除が第1選択である。腫瘍の完全切除と再発予防の目的で広範切除術が行われる。脂肪肉腫に対する化学療法や放射線療法は確立されていない。

■外科的切除術

脂肪肉腫の治療は局所再発を制御する外科的切除が基本となる。腫瘍の膜様組織とその周囲の出血層，変色した筋肉，浮腫状の組織を腫瘍反応層と呼び，切除縁の評価の際にはこれを腫瘍と見なす。反応層を切除線が通過すれば辺縁切除となる。反応層の周囲に健常組織を付けて切除すると広範切除となる。

被包化された腫瘍であっても周囲に非連続性に浸潤している場合があるため広範切除が推奨される。切除線が腫瘍から離れるほど根治性は上がるが，切除に伴う機能障害は大きくなる。一般的な軟部悪性腫瘍の治療方針としては，高悪性度病変に対する広範切除において，補助療法が有効な場合には2cm以上，補助療法が無効な場合には3cm以上の切除縁，低悪性度病変の場合には1cmの切除縁が適当であるとされている。

軟部悪性腫瘍の切除において，浸潤傾向に乏しい高悪性肉腫に対して2cm相当の切除縁を確保した場合の再発率は7〜13%，低悪性肉腫での1cm相当の健常組織を付けた切除での再発率は10%と報告されている。切除縁の設定にあたっては筋膜などのバリアも考慮して，再発率の低い手術を計画することが重要である。この際，日本整形外科学会より提案されている切除縁評価法が参考になる。これによると厚いバリアを3cm相当，薄いバリアを2cm相当に換算して切除縁を評価する。基本的には前述した方針に則った切除範囲の設定が望ましいが，実際には患者背景や部位，大きさなどを考慮して個々の症例で慎重な設定が必要である。

■補助療法

軟部悪性腫瘍全体では放射線治療の有用性が示されているが，脂肪肉腫に対する化学療法や放射線療法に関しては確立されていないのが現状である。放射線感受性は組織型によっても異なり高分化型や脱分化型は感受性が低いとされているが，粘液型は比較的放射線感受性が高く，術後照射が試みられている。

予後

脂肪肉腫の予後は組織型により異なり，良悪性中間群に分類される高分化型が最も良好で，多形型の予後が最も不良である。各組織型の5年ならびに10年生存率は，高分化型脂肪肉腫でそれぞれ100%と87%，粘液型脂肪肉腫で88%と76%，多形型脂肪肉腫で56%と39%と報告されている。しかしながら予後には組織型のほかに発生部位，腫瘍サイズ，切除縁なども関与するため，個々の症例ごとにこれらを総合的に判断する必要がある。

3. 神経外胚葉・間葉系—5) 脂肪肉腫

頬部

KEY POINTS
- 臨床所見，画像診断で脂肪肉腫を疑った場合には，切除術を念頭に入れた生検を行う
- 組織型・部位・腫瘍径などを考慮し，十分な切除範囲を設定して切除を行う
- 顔面の再建にあたっては局所皮弁を用いた再建が望ましく，縫合線をRSTLに合致させるとよい

❶ 生検

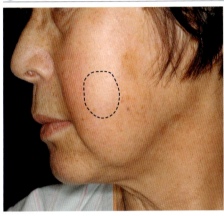
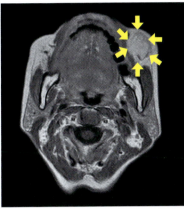

MRI画像にて皮下から頬粘膜に至る腫瘍を認める。おおむね脂肪と同等の信号を示すが，腫瘍内に一部不均一な部位が見られる

69歳，女性
口腔内よりアプローチし，腫瘍中央部の頬粘膜を切開して最小限の剥離で腫瘍に到達した。腫瘍を生検後，十分に止血を行って粘膜を縫合した。生検の結果，高分化型脂肪肉腫と診断した

　針生検の場合には深部への播種を避けるため，針が腫瘍を突き抜けないように注意する。切開生検の場合には切開や剥離はできるだけ小さくし，腫瘍の播種を最小限とする。また十分に止血を行って，血腫を予防することも重要である。

❷ 切除術

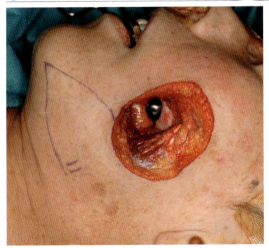

生検の瘢痕も含め腫瘍から1cm離して，皮膚から頬粘膜まで打ち抜くように切除した

　軟部悪性腫瘍の切除にあたっては，腫瘍の悪性度のほかに部位や患者背景を考慮した切除範囲の設定が必要である。高分化型脂肪腫などの低悪性度病変の場合には1cmの切除縁が適当であるとされている。生検の瘢痕も含めて十分な切除範囲を設定し，筋膜などのバリアとなる組織がある場合には，これを含めて切除する。

Advice
- 切除にあたっては画像を参考にして，腫瘍の辺縁を触知しながら腫瘍との距離を十分にとるように行う。
- 深部へ向かって切除していく際には，術者の牽引と助手の牽引のバランスを時おり確認しないと，予想外の方向に切除が進むことがあるので注意が必要である。

95

第3章 皮膚・軟部組織悪性腫瘍

❸ 再建術

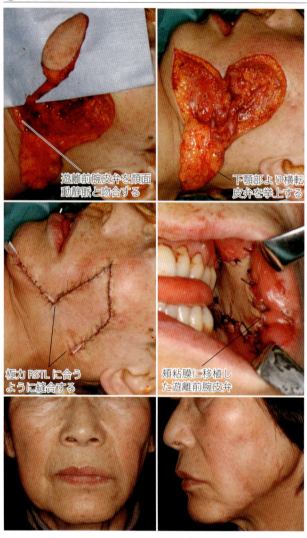

遊離前腕皮弁を顔面動静脈と吻合する
下顎部より横転皮弁を挙上する
極力 RSTL に合うように縫合する
頬粘膜に移植した遊離前腕皮弁

頬部の全層欠損では頬粘膜側，皮膚側の2面再建が必要である．可能であれば皮膚側は局所皮弁での再建が望ましいが，皮膚側の欠損が大きければ遊離皮弁を折りたたんで2面再建とする必要がある．また頬粘膜は開口障害とならないように十分な余裕をもって移植する．

Advice
・縫合線を RSTL に合致させることも重要である．すべて合致させることが困難な場合，1辺でも合うよう工夫する．

術後約6カ月，やや陥凹変形はあるものの，瘢痕は目立たず比較的良好な結果が得られている

著者からのひとこと
顔面組織再建において皮膚側は局所皮弁での再建が望ましい．欠損が比較的大きい場合でも複数の局所皮弁を組み合わせることで再建可能な場合もある．

History & Review

- 2013年に改訂されたWHOによる骨軟部組織腫瘍分類。
  WHO: WHO Classification of Tumours of Soft Tissue.In WHO Classification of Tumours of Soft Tissue and Bone. edited by Fletcher CDM, et al, pp9-12, International Agency for Research on Cancer (IARC), Lyon, 2013
- Enzinger and Weiss による軟部組織腫瘍のリーディングテキスト。
  Weiss SW, Goldblum JR: Enzinger and Weiss's Soft Tissue Tumors (5th ed). Mosby-Elsevier, St Louis, 2008
- 日本整形外科学会監修の軟部腫瘍診療ガイドライン。
  日本整形外科学会診療ガイドライン委員会軟部腫瘍診療ガイドライン策定委員会：軟部腫瘍診断ガイドライン（改訂第2版）．日本整形外科学会編，南江堂，東京，2012
- 軟部腫瘍の診断・治療・病理の手引き。
  悪性軟部腫瘍取扱い規約作成委員会：整形外科・病理　悪性軟部腫瘍取扱い規約（第3版）．日本整形外科学会 骨・軟部腫瘍委員会編，金原出版，東京，2002
- WHO 2013 分類に基づいた軟部腫瘍の診断・治療の総説。
  西田淳：軟部腫瘍の診断．東京医科大学雑誌 74：247-255，2016

形成外科治療手技全書 V

腫瘍・母斑・血管奇形

第4章 血管腫，血管奇形

第4章 血管腫，血管奇形

1. 乳児血管腫

朴　修三

Knack & Pitfalls
◎乳児血管腫は生後1カ月以内に発症し，増殖期，退縮期，消失期と移行する
◎乳児血管腫の基本的な治療方針は保存的経過観察で，ほとんどの症例が4歳までに消失期となる
◎出血，潰瘍，機能的障害，醜状変形を残す可能性がある場合は早期治療の適応となる
◎早期治療ではプロプラノロール（βブロッカー）内服療法が第1選択である
◎消失期以降に残存した血管腫，血管拡張，醜状変形などがレーザーや手術治療の対象となる
◎急速増大する症例では，悪性腫瘍との鑑別診断が重要である
◎全身多発症例では腹腔内や頭蓋内などの合併があり，MRIや造影CTによる全身検索を行う

特徴・症状

　乳児血管腫（hemangioma）は毛細血管内皮細胞や周皮細胞が増生している良性の血管性腫瘍病変である[1)2)]。在胎週数にかかわらず出生後1～2週から遅くとも1カ月以内に丘疹や紅斑として発症する。その後，血管腫が急速に増大する増殖期を経て，増生した細胞が徐々にアポトーシスに陥る退縮期，病変の大半が線維組織や脂肪組織に置き換わる消失期に移行する（図1）。
　出現時期などの臨床経過や局所所見により診断はそれほど困難ではない。確定診断のための大きな特徴としては，病理組織の免疫染色でグルコーストランスポーターの一種 glucose transporter-1（GLUT-1）が乳児血管腫では陽性を示し，他の血管奇形や先天性血管腫などでは陰性を示す。

■疫学
　乳児期に最も頻度の高い疾患の1つである。発生頻度は1%前後で人種差（白人に多い）があり，女児や1,000g以下の低出生体重児にも多く，家族歴や母体の胎盤異常も発生数を増加させる。軽症が放置されている可能性があり，発生頻度はもう少し高いと考えられる[3)]。

■病因
　病因はいまだ不明である。血管に分化する中胚葉系前駆細胞の分化異常や，脈管形成と血管新生の調整不全など種々の仮説がある。出生後に始まる血管腫増殖の引き金についても解明されていないが，種々の血管内皮細胞増殖因子（VEGFファミリー）の関与が疑われている。

■臨床経過
　在胎週数にかかわらず生後1週～1カ月以内に発症し，急速に増大する。増殖速度は生後4カ月以内が最も早く，生後6カ月以降より増殖速度が弱まって均衡状態に達し，1歳前後までに増大のピークを迎えたのち退縮期に移行する。血管腫の色調は急速増殖期には鮮赤色を呈し，均衡状態から退縮期に移行すると赤色の鮮やかさが喪失してくる。退縮期では色調変化と容量減少が同時に進行し，4～6歳で血管腫に変化がほとんど見られなくなる消失期となる。増殖速度や増殖期の期間，退縮期，消失期への移行時期には個人差が大きい。
　消失期の乳児血管腫は萎縮した線維組織や脂肪変性組織となる。血管腫のあった部位の皮膚は正常の皮膚構造とは異なるため機械的刺激に弱く，皮脂腺や汗腺なども少ないため皮膚のバリヤー機能が脆弱である。有毛部では禿髪や乏毛となったり，毛細血管拡張，皮膚の萎縮，たるみ，膨らみ，陥凹といった変形を残すことも多い。

■形態分類
　乳児血管腫は発症から生後4カ月ごろまでの急速増殖期において，色調や大きさなどが刻々と変化し，多彩な臨床像を呈する。この時期の発現型や局所所見を評価した形態分類は，乳児血管腫の治療方針（早期治療の適応）にかかわるだけでなく，退縮期への移行時期や消失期以降に残存する変形を予測するうえでも有用である。

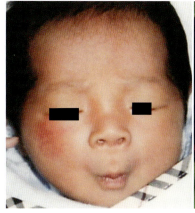
生後 1 週
右頬に紅斑が出現した

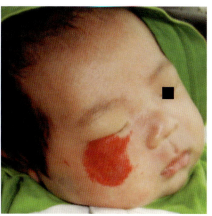
生後 1 カ月

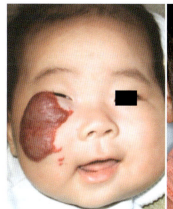
増殖期（生後 3 カ月）

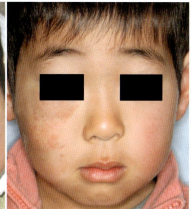
消失期
6 歳。右頬の皮膚が萎縮し，軽度の膨らみが残る

図 1　乳児血管腫の自然経過

● 血管腫の発現型
　局在型（単発性），集簇型（小さいものがある範囲で多発），分節型（顔面や四肢のある程度の範囲に及ぶ），多発型（身体各部に見られる）
● 血管腫の局所所見
　腫瘍性増生の程度や深さ（位置）を評価する。
1. 増生程度：
　軽度（ほぼ平坦），中程度（やや隆起），高度（高度に隆起），重度（著しく隆起）
2. 深さ（位置）：
　血管腫が皮膚に限局，皮膚から深部に及ぶ，皮下が主（皮下型：深在型）とこれらの混在するものがある。

　わが国でよく用いられている局面型（増生が軽度で皮膚に限局），局面隆起型（増生が中程度で皮膚からやや深部に及ぶ），腫瘤型（増生が高度から重度で深部にも及ぶ），皮下型，混在型という分類は乳児血管腫の特徴や増生程度，深さを理解しやすい。
　増生が高度や重度の症例では消失期に皮膚の萎縮，たるみ，膨らみが残りやすく，皮下型では萎縮により陥凹変形が残り，潰瘍を形成した症例は瘢痕が残る（図 2〜4）。特異な形態を示すものとしてシラノ（ド・ベルジュラック）の鼻型と呼ばれる鼻部の混在型の乳児血管腫もある（図 5）。また，血管腫の増殖により局所の血流が増加して

第4章 血管腫，血管奇形

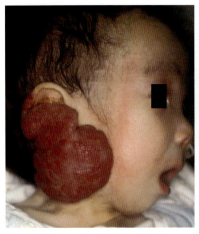

図2　腫瘤型：右頸部乳児血管腫
血管腫は皮膚から深部に及び，増生の程度は重度であった（生後3カ月）

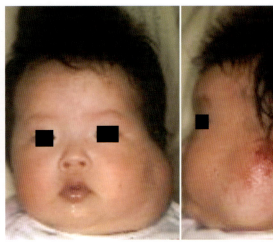

図3　皮下型：左耳下腺乳児血管腫
増生は高度で耳下腺内で血管腫が増生している（生後5カ月）

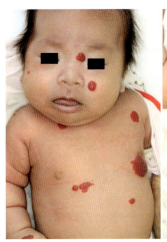
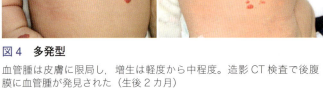

図4　多発型
血管腫は皮膚に限局し，増生は軽度から中程度。造影CT検査で後腹膜に血管腫が発見された（生後2カ月）

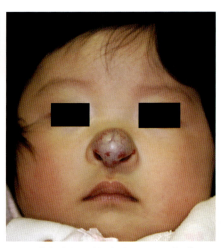

図5　鼻部乳児血管腫（シラノの鼻型）
（生後4カ月）

血管腫周囲の血管拡張が起こると，消失期以降にも毛細血管や皮静脈の拡張が残ることがある。

診断

■画像診断

　超音波検査は侵襲がなく，血管腫の深達度や血管腫内の血流の評価は容易に行うことができる。多発例や広範囲例では肝臓内血管腫や心不全の合併も多いため，血管腫だけでなく腹腔内臓器や心臓の超音波検査も行う。

　CT検査は放射線の被曝はあるものの撮影時間が短い利点があり，血管腫の検索だけでなく全身検索も行うことができる。

　MRI検査は乳児では安静が必要なため麻酔下での検査となるが，他疾患との鑑別や深在型での血管腫の深達度や広がりの診断に有用である。多発症例や広範囲に出現している症例では頭蓋内や脊髄，腹腔内病変（肝臓に多い）の有無を調べる。撮影条件はT1強調画像と脂肪組織との境界

が明瞭となる選択的脂肪抑制画像（STIR法）の併用が有用である。

■病理組織学的所見

乳児血管腫の病理組織所見は増殖期，退縮期，消失期によって異なる。増殖期には血管内皮細胞や周皮細胞が腫瘍性増殖して集塊を形成し，正常な血管構造は見られない。消失期には血管構造は見られなくなり，萎縮した線維組織や脂肪変性組織になる。時期にかかわらず免疫染色でGLUT-1が陽性であり，先天性血管腫や血管奇形などと鑑別することができる。

■血液検査

巨大な乳児血管腫や増殖が急速に進行している症例では，貧血や凝固機能の検査を行う。多発例や広範囲例では甲状腺機能低下を高率で合併するため，甲状腺機能の検査も行う。

鑑別診断

■静脈奇形

静脈奇形と深在型の乳児血管腫は局所所見が類似するが，青みがかった色調や下垂や息こらえなどで怒張するといった所見や臨床経過が異なる。MRI検査が鑑別に有用である。

■先天性血管腫

出生直後から見られる。局所所見やその後の臨床経過は類似しているが，乳児血管腫の免疫染色で陽性を示すGLUT-1が陰性で，鑑別の決め手となる。臨床経過により出生後から急速に退縮するRICH（rapid involuting congenital hemangioma），退縮が部分的にとどまるPICH（partially involuting CH），退縮傾向が見られないNICH（non-involuting CH）に分けられる。発生率は乳児血管腫の約1割程度で比較的まれである。

■血管芽細胞腫（房状血管腫 angioblastoma, tufted angioma）とカポジ肉腫様血管内皮腫（Kaposiform hemangioendothelioma）

血管芽細胞腫は出生直後から見られる場合と遅発性があり，組織学的に乳児血管腫と類似するが血管内皮細胞が房状の増殖を呈し，間質の結合組織が正常である点が異なる。

カポジ肉腫様血管内皮腫は新生児期から乳幼児期に発症する良性と悪性の中間に属する血管性腫瘍病変で四肢に好発し，頭頸部や体幹，内臓にも発症する。両者ともGLUT-1は陰性である。

急速な増大をすると血小板減少と血液凝固異常（Kasabach-Merritt現象）を高率で合併し，時に出血や多臓器不全で致命的となることがある。ステロイド，インターフェロン，ビンクリスチン，抗線溶剤，抗血小板薬の投与などの内科的治療が行われる（図6）。

■その他

典型的な乳児血管腫と異なる臨床経過や臨床像を示す場合は，乳児線維肉腫，横紋筋肉腫，ラブドイド腫瘍などの軟部悪性腫瘍との鑑別が必要であり，疑いがある場合は早急に生検を行う。

一般的な治療法

乳児血管腫の基本的な治療方針は保存的な経過観察で，消失期以降に残存した毛細血管拡張や皮膚の萎縮，たるみ，陥凹などの変形などに対し，整容的な改善を希望する場合にレーザー照射や外科的な形成手術を行う。増殖期で放置すれば機能的な障害や将来整容的問題を惹起する可能性が考えられる場合や乳児血管腫からの出血や潰瘍形成をしている場合には，増殖を抑制する効果が期待できるプロプラノロール内服療法が第1選択として推奨される。増殖期のレーザー治療や手術治療の有用性を示す明らかなエビデンスは見られていない[5)6)]。

■薬物療法

早期治療の必要な症例に対し，ステロイド（外用・局所注射，全身投与），抗ウイルス薬（インターフェロンα：全身投与，イミキモイド：外用），抗癌剤（ビンクリスチン，ブレオマイシン，シクロフォスファミド）などの薬剤が治療に用いられてきた。しかし，どれも副作用に注意が必要な薬剤であり，効果も不確実であった。

●プロプラノロール内服療法

2008年のLabrèzeの報告[4)]以降，乳児血管腫に対するプロプラノロール（βブロッカー）内服療法の有用性の報告が相次ぎ，早期治療を必要とする乳児血管腫に対しては有効性が高く副作用も少ないため第1選択として推奨される治療薬剤となった[2)]。プロプラノロール（β1非選択性薬剤，ISA−）は1960年代より使用され，交感神経のβ1受容体をブロックして血圧，心拍数などを抑えることで高血圧，狭心症，頻脈性不整脈などを改善する薬である。乳児血管腫への効果については性別，病型，人種間の差は見られない。

わが国においても2016年より保険診療での処方が可能となった。増殖期（早期）に開始した症

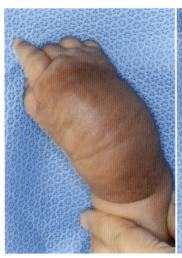 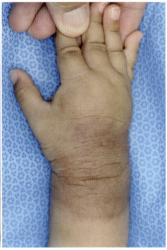

生後 1.5 カ月　　　　　　　　1 歳 3 カ月

図 6　右手血管芽細胞腫
出生直後より右前腕に血管腫を認めた症例。徐々に腫瘍は増大し発赤と圧痛が見られ，血液検査で著明な血小板減少と凝固異常を示す Kasabach-Merritt 現象を惹起した。
生後 2 カ月よりプロプラノロールとステロイドの内服を開始し，腫瘍の増大は見られなかったが改善傾向が少なかったため生後 3 カ月よりビンクリスチンを追加した。
生後 6 カ月より血小板数が増加，凝固機能も改善してきたためステロイドとビンクリスチンを中止した。血管腫は順調に縮小したため 1 歳時にプロプラノロールの内服を中止したが，リバウンドが疑われたため内服療法を 1 歳 4 カ月まで継続した。

例の有用性が高く，治療適応がある症例では早期の治療開始が望ましい。治療結果は内服開始から数日以内に発現する症例も少なくない。

その他のβブロッカーとしては，保険適用薬ではないが点眼薬の Timolol（β1 選択性薬剤，ISA＋，緑内障治療薬）の局所塗布が有効であったとの報告がある。

重大な副作用は少なく，予想されるものとしては徐脈，血圧低下，血糖低下，気管支痙攣などである。これまで死亡例や重症な後遺症を残した症例などの報告は見られていないが，低血圧，低血糖，徐脈，気管支痙攣，喘鳴，嘔吐，下痢，哺乳量低下，高 K 血症，四肢の冷感，発疹，倦怠感，興奮などの報告が見られており，特に未熟児や早産児への適応には十分な注意が必要である。また，空腹時や体調不良で食事の摂れていない時や嘔吐をしている時の投与は避ける。

■レーザー照射
　局面型の乳児血管腫に対し，赤血球のヘモグロビンに効率よく吸収されるパルス色素レーザー（pulsed dye laser：PDL，波長 585～595nm）が著しく隆起している症例の増殖を抑える目的に用いられ，潰瘍を形成している症例に対し，Nd:Yag レーザー（波長 1,064nm）が血管腫の内部焼灼に使われてきた。

しかし，色素レーザーの到達可能な深さには限界があり（1～1.5mm 程度），腫瘤型や局面隆起型，皮下型には効果が期待できない。浅在性の乳児血管腫に対する効果はあるかもしれないが，増殖期の腫瘤型や深在型に有効であるというエビデンスのある報告は見られておらず，血管腫内の Nd:Yag レーザーによる焼灼は消失期後に目立つ瘢痕を残す可能性が高い。

乳児血管腫に対する早期レーザー治療には否定的な報告が多いが，退縮が終了した消失期に残存する血管腫や毛細血管拡張などに対しての効果は期待できる[1)5)]。

■外科治療
　外科手術は乳児血管腫の退縮が終了し，変化しなくなった消失期以降に残った皮膚の萎縮や色調異常，瘢痕，たるみ，膨らみなどの変形に対して治療希望がある場合に適応がある。

急速増大期には適応はないが，出血のコントロールが早期に必要な場合には外科治療の適応がある．しかし，早期の外科手術適応はかえって目立つ瘢痕を生じる可能性もあり，合併症のない症例への適応は慎重に判断する．

I 薬物療法：プロプラノロール内服療法

KEY POINTS
- 適応のある症例では早期の治療開始が望ましい
- プロプラノロールには血糖値を低下させる効果があるため，空腹時の投与は避ける
- 投与方法についてはガイドラインでは1日2回に分けるとなっているが，1日の投与量が同じであれば1日3回に分けても効果は大きく変わらない
- 安全を考慮し，開始時には数日間入院とし，心拍とSaO_2モニターの常時装着による管理と内服前後の血圧，脈拍，血糖値測定を行う

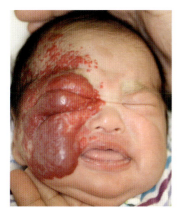

生後1カ月，右顔面乳児血管腫

在胎37週に2,364gで出生，生後右上眼瞼に紅斑が出現，右顔面全体に広がって増大し，右目の開瞼が困難となった．生後1.5カ月で入院し，プロプラノロール0.5mg/kg/日を1日3回に分けて投与した．
　2日目に1mg/kg/日に増量したところ血管腫の色調に変化が見られた．4日目に2mg/kg/日まで増量し，副作用のないことを確認して退院，外来通院とした．退院時には開瞼が可能となっていた（本症例への投与時はガイドラインがなく，分3で投与した）

❶ 手技

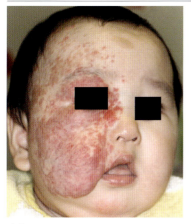

生後8カ月
外来通院中，血管腫の順調な退縮傾向が見られたため，投与量の増量は行わず，1歳まで内服治療を継続した

　プロプラノロール0.5～1mg/kg/日を1日2回に分けて開始し，脈拍，血圧，血糖値の変化，その他の副作用の出現などに注意しながら，2日以上の間隔をあけて徐々に増量する．
　通常，2mg/kgで十分な効果が得られるが，不十分な場合は3mg/kgまで増量する．
　内服は開始から6カ月間継続する．終了時は数日かけて漸減する．

Advice
・内服治療中はふらつきや喘鳴の有無を毎回確認する．
・体調不良で経口摂取ができていない時には，低血糖を起こさないよう投薬をスキップする．

❷ 術後管理

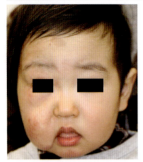

内服終了後1〜2週以内の早期に，10〜15%の患児で再度血管腫の増大が見られる（リバウンド）。その場合は内服治療を再開し，数カ月後に再度，内服終了を試みる。

2歳3カ月（レーザー3回照射後）
内服終了後のリバウンドは見られなかった。そのまま経過観察する予定であったが，両親より早期の容貌改善希望があったため，1歳6カ月より3カ月ごと，3回の色素レーザー照射を行った
（初回：7mmスポット（パルス幅3msec，照射エネルギー11J/cm^2）DCD30/20，2回目：7mmスポット，1.5msec 11.5J DCD30/20，3回目：7mmスポット，1.5msec 12J DCD30/20）

II 色素レーザー

- 消失期以降に赤さが残存した乳児血管腫や毛細血管拡張が適応となる
- 赤血球のヘモグロビンに効率よく吸収される色素レーザーを用いる
- パルス幅や照射エネルギーはやや低めから開始する

❶ 手技

毛細血管奇形に対するレーザー照射とほぼ同様である。消失期に残存している血管の深さや太さが症例によりさまざまであり，初回の照射では瘢痕や色素沈着を残さないようやや低めの強さから照射を開始する。著者の初回照射条件はVbeam Iではスポットサイズ7mm，パルス幅3mm，照射エネルギー10〜11 J，DCD30/20，Vbeam IIではスポットサイズ10mm，パルス幅3mm，照射エネルギー7.25〜8 J，DCD30/20で行っている（わが国で血管腫に対して保険適用となっている機種はVbeam IとVbeam IIのみ）。照射はスポットが1/4程度重なるように行い，血管腫の周辺も含めやや広めに行う。眼瞼などの皮膚の薄い部分では反応が強く出やすいので注意する。

1週間後に水疱や痂皮の有無を確認し，1カ月以降に治療効果を判定し，追加照射の必要な症例は3カ月以降に2回目の照射を行う。2回目の照射ではより深部に到達させるためパルス幅を1.5mmにしてピークパワーを高くする。照射エネルギーは初回照射後の反応と照射時の紫斑形成を見ながら照射する。Vbeam IIではVbeam Iに比べ紫斑形成がやや遅れて出てくるので，反応が弱くても過度に照射出力を上げない方がよい。

10歳以降ではエムラ®クリームを塗布しての照射が可能であるが，10歳以下では正確で丁寧な照射をするために全身麻酔下での照射が望ましい。

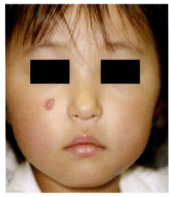

3歳6カ月時
（右頬部局面型乳児血管腫）
生後2週ごろから血管腫が出現し，増殖期，退縮期を経過し，2歳以降血管腫の色調に変化がなかった。消失期と判断し，両親の希望があって3歳6カ月時，全身麻酔下で，色素レーザーを照射した（7mmスポット，3msec，11J DCD30/20）

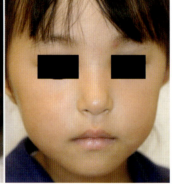

4歳6カ月時（1回照射後1年）
わずかな色素沈着が残るものの，赤さはほぼ消失した

❷ 術後管理

照射直後は数時間冷却剤を照射部位にあて，その後ステロイド軟膏を1日2回数日間塗布する。
その後は色素沈着を防ぐため日焼け止めの塗布を数カ月行う。

III 外科的切除術

KEY POINTS
- 消失期で醜状瘢痕や変形が残存した症例に適応する
- 皮弁形成術，脂肪移植術などの種々の形成外科的手技を症例に応じて適応する

● 手技

瘢痕や変形の状態により治療方法を考慮する．多くが整容的な適応であり，瘢痕に対しては種々の局所皮弁，分割切除，植皮術，陥凹変形には脂肪移植など形成外科的な手技を駆使して治療を行う．術後管理は通常の手術後と同様である．

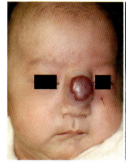 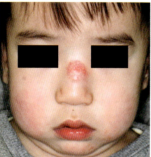 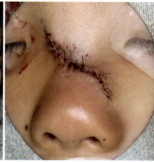 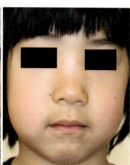

生後3カ月
鼻根部乳児血管腫
生後3カ月時に初診，乳児血管腫の診断の下，生後4カ月から1歳までプロプラノロール内服療法を施行した

2歳6カ月時（消失期）
内服療法により鼻骨の変形や視力障害は生じなかったが，消失期，鼻根部皮膚に萎縮性瘢痕が残った

4歳時，皮膚萎縮部の切除形成手術を施行
全身麻酔下に萎縮した皮膚と皮下の変性した脂肪組織を切除した．周囲の正常な皮下脂肪組織を前進させて陥凹を防ぐように皮下縫合し，次いで真皮縫合，皮膚縫合を行った

5歳時（術後1年）

History & Review

1) 血管腫，血管奇形についての2017年版ガイドライン．
   倉持朗：乳児血管腫．血管腫・血管奇形・リンパ管奇形診療ガイドライン2017．pp127-135，東京，2017
2) 乳児血管腫の疾患概念からレーザー治療，内服療法，手術治療について述べている．
   Léauté-Labrèze C, Harper JI, Hoeger PH: Infantile haemangioma. Lancet 390: 85-94, 2017
3) 578人の妊婦による乳児血管腫の発生率，臨床像，胎盤異常との関連についての前向き研究．
   Munden A, Butschek R, Tom WL, et al: Prospective study of infantile hemangiomas: incidence, clinical characteristics and association with placental anomalies. Br J Dermatol 170: 907-913, 2014
4) プロプラノロール内服療法についての最初の論文．
   Léauté-Labrèze C, Dumas de la Roque E, Hubiche T, et al: Propranolol for severe hemangiomas of infancy. N Engl J Med 358: 2649-2651, 2008
5) 460人の乳児で行ったプロプラノロール内服療法のエビデンスレベルの高いRCT．
   Léauté-Labrèze C, Hoeger P, Mazereeuw-Hautier J: A randomized, controlled trial of oral propranolol in infantile hemangioma. N Engl J 372: 735-746, 2015
● 乳児血管腫に対するレーザー治療の有用性や内服治療との併用などについて述べている．
   Chinnadurai S, Sathe N, Surawicz T, et al: Laser treatment of infantile hemangioma; A systematic review. Lasers Surg 48: 221-233, 2016
● 手術治療を行った乳児血管腫症例の結果から，臨床像にあわせた外科手術適応のアルゴリズムを述べている．
   Goldenberg DC, Hiraki PY, Marques TM, et al: Surgical treatment of facial infantile hemangiomas; An analysis based on tumor characteristics and outcomes. Plast Reconstr Surg 137: 1221-1231, 2016

第4章 血管腫，血管奇形

2. 毛細血管奇形

河野太郎・今川孝太郎・赤松 正

Knack & Pitfalls
◎毛細血管奇形は真皮内の毛細血管の拡張であり，腫瘍性の増殖を認めない病変である
◎レーザー治療が有効であるが，多くは残存し，加齢とともに増悪するため，長期の治療計画を要する
◎特に顔面で過形成による非対称性が著明な場合は，切除術，再建術を考慮する

特徴・症状

毛細血管奇形（capillary malformation）は組織学的には真皮内の毛細血管の拡張であり，腫瘍性の増殖を認めない病変で，単純性血管腫やポートワイン母斑とも呼ばれる（図1）。

ISSVA（The International Society for the Study of Vascular Anomalies）分類では，毛細血管拡張症や先天性血管拡張症性大理石様皮疹も含まれる。

発生頻度は0.3％前後で性差はないかやや女性に多い。散発性であるが，家族発症の報告もある。GNAQ（guanine nucleotide-binding protein G（q）subunit alpha）をコードする遺伝子異常（単一ヌクレオチドのモザイク変異）が見つかっていることから，遺伝子の突然変異が成因の1つと考えられる。

成長とともに体に比例して大きくなる。色調は紅色からピンク色，赤色，暗赤色と変化していく

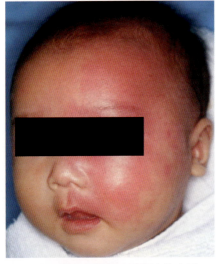

図1 左前額部と頬部の毛細血管奇形（3カ月，女児）
平坦な赤色の毛細血管奇形を認める

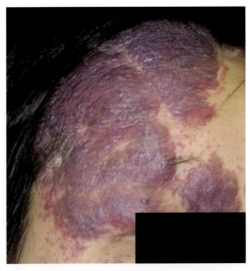

図2 前額部の毛細血管奇形（24歳，女性）
暗赤色の肥厚，隆起した敷石様病変を伴った毛細血管奇形を認める

場合が多い．成長とともに過形成により，肥厚や腫瘤を形成し敷石様の外見（図2）を呈する．顔面では大唇症（図3），歯肉過形成（図4），上顎，下顎過形成などを来たす．

一方，病変が顔面正中部に見られる場合，正中部母斑（前額部眉間部，眼瞼，上口唇：サーモンパッチ 図5）（項部：ウンナ母斑 図6）といい，自然消退も期待できる．

■ 関連する症候群

● Sturge-Weber 症候群

1878年に William Sturge が6歳，女児の毛細血管奇形と反対側に起こる部分発作の症例報告をし，1922年に Frederick Weber が X 線単純撮影での石灰化症例を報告した．顔面の三叉神経支配領域に一致した毛細血管奇形と脳軟膜の血管奇形，緑内障を認める場合は，Sturge-Weber 症候群（スタージ・ウェーバー症候群：指定難病157）と診断する（図7）．本症候群でも GNAQ をコードする遺伝子異常が見つかっている．

● Klippel-Trenaunay 症候群

1900年に Maurice Klippel と Paul Trenaunay が片側四肢の毛細血管奇形と静脈・リンパ管奇型，骨・軟部組織の肥大を3兆候とする Klippel-Trenaunay 症候群（クリッペル・トレノネー症

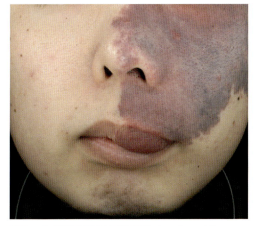

図3　左頬部の毛細血管奇形（27歳,男性）
左上口唇過形成（大唇症）を認める

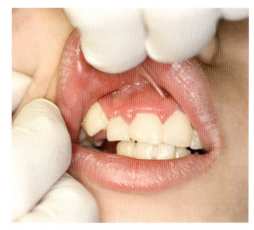

図4　右頬部（歯肉）の毛細血管奇形（14歳,男性）
歯肉の毛細血管奇形に一致した歯肉過形成を認める

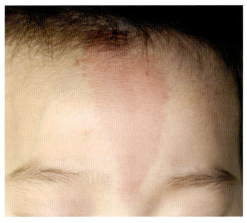

図5　サーモンパッチ（1歳,男児）
前額部中央に赤色斑を認める

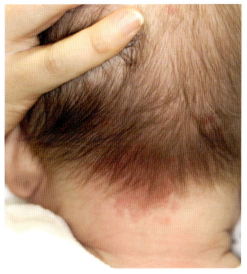

図6　ウンナ母斑（3カ月,男児）
項部中央に平坦な赤色斑を認める

第4章 血管腫，血管奇形

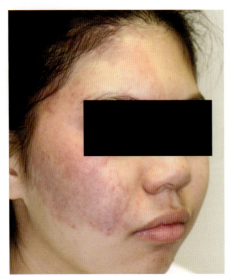

図7　スタージ・ウェーバー症候群（14歳，女性）
三叉神経1，2枝領域の毛細血管奇形と脳軟膜の血管奇形，右眼緑内障を認める

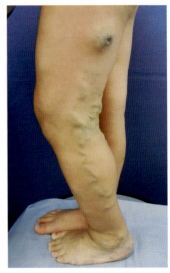

図8　クリッペル・トレノネー・ウェーバー症候群（3歳，男児）
左下肢に混合型脈管奇形と片側肥大症を認める

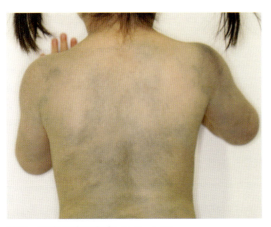

図9　色素血管母斑症（1歳，女児）
全身に毛細血管奇形と異所性蒙古斑を認める

候群）を報告した。また，1907年にParkes Weberは，片側四肢の毛細血管奇形と動静脈瘻ないし動静脈シャント，骨・軟部組織の肥大を3兆候とするParkes Weber症候群（パークスウェーバー症候群）を報告した。本症候群ではRASA1変異の遺伝子異常が見つかっている。つまり，Klippel-Trenaunay症候群は低流速の脈管奇形を合併するのに対し，Parkes Weber症候群では高流速の脈管奇形の合併である。これらは区別して考えられるべきであるが，幼小児ではしばしば区別が困難であることから，難病指定では，四肢のうち一肢またはそれ以上のほぼ全体にわたる混合型脈管奇形に，片側肥大症を伴った疾患をKlippel-Trenaunay-Weber症候群（クリッペル・トレノネー・ウェーバー症候群：指定難病281）としている（図8）。

● 色素血管母斑症

全身の広範囲に及ぶ毛細血管奇形と表皮系・メラノサイト系母斑を認める場合は，色素血管母斑症を疑う（図9）。色素血管母斑症は，毛細血管奇形と色素性疾患が合併した非遺伝性疾患である。混在する母斑の種類によって4型に分類される。

Ⅰ型：毛細血管奇形と疣状色素性母斑
Ⅱ型：毛細血管奇形と青色斑（太田母斑，異所性蒙古斑）
Ⅲ型：毛細血管奇形と扁平母斑（点状集簇性母斑）
Ⅳ型：毛細血管奇形と青色斑（太田母斑，異所性蒙古斑），扁平母斑（点状集簇性母斑）

さらに皮膚のみの症状であるa型，中枢神経系や筋骨格系など皮膚以外の病変を有するb型に分かれる。しかし，全身の広範囲に及ぶ毛細血管奇形と異所性蒙古斑を認める場合は，他の母斑や脈管奇型症候群の合併を検索しなくてはならない。

診断

血液検査所見は毛細血管奇形単発であれば，通常正常である。巨大静脈奇型を併発している場合は凝固異常を認める場合がある。

顔面の毛細血管奇形では，成長とともに顔面

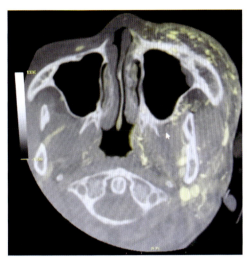

図10　左頬部毛細血管奇形のCT所見（21歳，女性）

健側と比較して患側上顎の過形成を認める

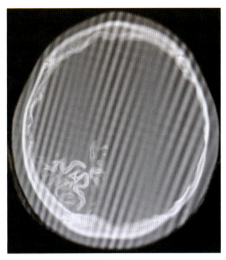

図11　スタージ・ウェーバー症候群のCT所見（14歳，女性）

脳回に沿った石灰化 "Tram-Track Sign" を認める

CTで患側の上下顎骨や軟部組織の肥厚や増大を認める（図10）。

また，Sturge-Weber症候群では，頭部CTで石灰化を認める。脳回に沿った石灰化で"Tram-Track Sign"（図11）と呼ばれるが，新生児期など早期の診断は難しい。造影MRIでの脳溝に沿った脳表血管病変の検出も有用である。

先天性静脈瘤，深部静脈形成不全では，典型的には患肢の外側面に拡張した異常血管（lateral mega vein）が見られる。

レーザー治療

■色素レーザーへの変遷

毛細血管奇形に対して，従来より雪状炭酸療法や放射線療法が試みられて来たが，色素異常や瘢痕を形成しやすく，整容面で必ずしも満足のいく結果は得られないため，カバーマークによる保存療法や外科的治療が行われてきた。レーザー治療は，1963年に初めて行われたが，結果は組織選択性のない瘢痕であった。その後，Apfelberg DBらが，アルゴンレーザーを用い毛細血管奇形の治療に取り組んだが，やはり瘢痕形成が大きな問題であった。

1983年Anderson RRらは，熱緩和理論と選択的光熱破壊理論を発表し，理論的にレーザー治療で瘢痕のない治療が可能であると報告した。色素レーザーは，ヘモグロビンの吸収がよく，パルス発振が可能であり，毛細血管奇形に適していると考えられた。

■治療計画

レーザー治療の開始年齢が早いほど，治療効果は高い。特に1歳未満ではその傾向が強く，生後早期に来院した場合は，すみやかに治療計画を立ててレーザー治療を開始する。

海外では6～8週間隔で照射を行うことが多い。わが国では3カ月以上間をあければ保険が適用されることから，3カ月間隔で行うのが通例である。

治療を行うごとに色調が薄くなっていくが，4回を過ぎたあたりから徐々に変化が少なくなってくる。色調に変化がなくなって来れば，治療を中断し経過観察とする。希望があればカバーマーク指導を行う。

なお，レーザー治療を継続していても，年齢とともに肥厚や腫瘤形成により敷石様の外見を呈する場合や大唇症などの過形成には，外科的治療の適応となる。

1歳未満の毛細血管奇形は色素レーザー治療に敏感に反応しやすいが，年齢を重ねるに従って反応が低下する。

四肢は，体幹部に比べて反応が悪い。成長とともに遠位部の色調が濃くなるが，治療効果も遠位部は近位部と比較して悪くなる。特に手指，足趾はレーザーの治療抵抗部位である。また，耳介のように凹凸がある部位はレーザー光が垂直に当たらず効果が減弱する。また，血管の太さや深度に

より，レーザーの設定で効果が異なる場合がある．こういった治療抵抗性の場合は，照射時間や出力などのレーザーの設定を変えて試験照射を行う．

■ 使用するレーザー

保険治療が可能な皮膚冷却装置付きパルス幅可変式色素レーザー機器は，Vbeam，VbeamII（シネロン・キャンデラ社製，米国）と，Cynergy（サイノシュアー社，米国）である（2017年8月現在）．

波長 595nm，パルス幅は可変式（0.5〜40 msec）で，スポットサイズは5，7，10，12mmである．パルス幅可変式色素レーザーは厳密な意味では長パルス幅ではなく，サブパルスを繰り返し照射することにより長パルス幅化している．

VbeamとVbeamIIは，皮膚冷却装置としてcryogen（1,1,1,2-tetrafluoroethane 沸点＝−26.2℃；融点＝−101℃）spray cooling（以下CSC）を装備しており，直径1mmのノズルから−26.2℃のcryogenをレーザー照射前10〜100msecに20〜100msec噴霧することにより冷却する．

一方，Cynergyは，持続吹きつけ式の冷却であり，冷気流量を1〜9レベルの間で設定（445〜1,450 L/min）できる．

外科的治療

切除手術は限局性病変で術後瘢痕が目立たない部位では良い適応であり，通常の皮膚腫瘍切除の方法に準ずる．

一方，広範囲の毛細血管奇形の中に散在する腫瘤に対して摘出術を施行する場合は，注意が必要である．通常は，術後もレーザー治療を継続していくため，皮下縫合の糸は無色を選択し，真皮浅層には糸をかけないようにする．レーザーと手術を同日に施行する場合は，レーザーが終了した後に手術を行う．完全切除が目的でないため，切除底面は，脂肪織レベルである．静脈奇型や動静脈奇型と異なり，大量出血を起こすことはない．

I レーザー

- 紫斑を形成する出力とパルス幅を選択する
- 隙間を空けずに，病変部に垂直に照射する

❶ 前処置と麻酔

照射前に十分に洗顔させて化粧と遮光クリームを落とす．リドカインテープ（ペンレス™，マルホ）かリドカインクリーム（エムラクリーム™，佐藤製薬）を治療の1時間前から用いて表面麻酔を行う．小児の場合，部位と大きさによって全身麻酔も検討する．

Advice
- 注射による局所麻酔は物理的に血管内腔の狭小化や閉塞を来たし，薬理的に血管の拡張や収縮があるため通常は行わない．
- 照射時には，輪ゴムで弾かれる程度の疼痛がある．

❷ 照射条件の設定

スポットサイズは7もしくは10mmを選択する．パルス幅は，血管径が小さい場合は，0.45〜3msecを選択し，血管径が大きい場合は，6〜10msecを選択する．

出力は，照射後に紫斑が出る出力が適切であるが，同一患者であっても色調や部位，治療回数，室内温度，麻酔の有無，麻酔方法によって異なる．低い出力から徐々に上げて紫斑が出る出力を選択する．

照射時間が短い0.45msecでは紫斑形成が照射直後から認められるが，パルス幅が長くなるにつれ紫斑を生じるまでに時間がかかるようになる．

Advice
- 照射時間が6，10msecで照射した時に紫斑が認められないからといってすぐに高い出力を照射すべきではない．
- 過度の高出力照射を行った場合，発赤の遷延のみならず瘢痕形成の可能性もある．このため，紫斑が生じる最低出力の0.5〜1.0J/cm²程度の強めの出力に留める．

❸ 照射

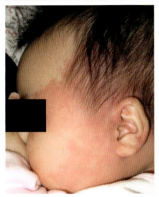

初診時所見
4カ月，女児，左頬部の毛細血管奇形

皮膚冷却のない場合は，20％前後重ねて照射していく。
皮膚冷却がある場合，30％以上重ねてかけても比較的安全である。
重なりが多くなるぶん，均一かつかけ残しの少ない照射を行うことができ，結果，患者満足度も高くなる。

Advice
- レーザー光は中心の熱産生が高く，周辺に行くに従い低下する。
- スポットサイズが大きくなってもレーザー光そのものの深達性は不変である。しかし，産生される熱の深達性が増すため，スポットサイズを大きくした際には，出力を下げる必要がある。

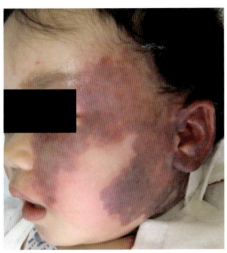

術中
初回色素レーザー照射直後

照射直後は，疼痛が強いことから，冷風やアイスパックなどでクーリングを行う。
その後，ワセリンなどを照射部位に塗布する。

Advice
- ガーゼとテーピングは特に必須ではない。テープかぶれがあったり，患児が嫌がったりする場合は，オープンドレッシングとする。

❹ 術後管理

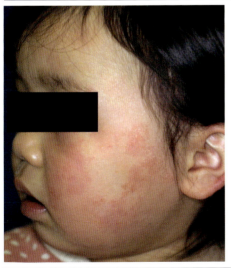

色素レーザー3回照射後3カ月

1〜2週で上皮化するのでそれまでは軟膏を継続する。
上皮化後は，日焼け止めやテープなどで遮光を行う。
治療を行うごとに色調が薄くなっていくが，4回を過ぎたあたりから徐々に変化が少なくなってくる。色調に変化がなくなってくれば治療を中断し，経過観察とする。

Advice
- 希望があれば，カバーマーク指導を行う。

 毛細血管奇形は，加齢とともに色調は増強し，腫瘤を形成するため，レーザー治療長期経過の再発の可能性は高い。明らかな再発を認めてから治療を再開するか，維持目的に1年に1回程度治療を継続していくかは，患者の希望も考慮しながら検討する。

第4章 血管腫，血管奇形

II 外科的切除術

KEY POINTS
- 限局性病変で術後瘢痕が目立たない部位では良い適応である
- 切除底面は脂肪織レベルである
- 皮下縫合の糸は無色とし，真皮浅層には糸をかけないようにする

❶ 切除

通常の良性皮膚腫瘍切除に準ずる。

広範囲の毛細血管奇形で，散在する腫瘤に対しては，術後もレーザー治療を継続していくため，皮下縫合の糸は無色を選択し，真皮浅層には糸をかけないようにする。

Advice
- レーザーと手術を同日に施行する場合は，レーザーが終了した後に手術を行う。

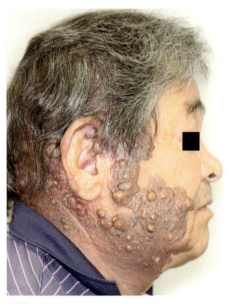

術前
72歳，男性，右顔面頸部毛細血管奇形

過形成により著明な肥厚と多くの腫瘤を認める症例では，切除，植皮術を行う。

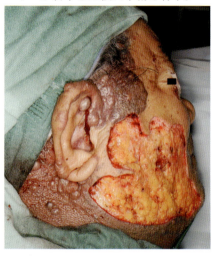

切除底面は脂肪織レベルである

❷ 植皮術

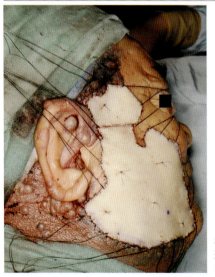

植皮術後
通常は，大出血を起こすことなく，止血は電気メスで十分可能である

2. 毛細血管奇形

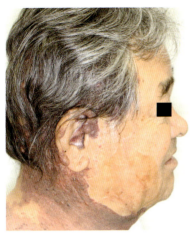

術後2年
頸部の腫瘤は，局所麻酔下に切除縫合を，3mm以下の小腫瘤には炭酸ガスレーザー焼却を追加した

著者からのひとこと　顔面毛細血管奇形の大唇症も手術の良い適応である。

History & Review

● 毛細血管奇形の総括的理解に有用である。
Garzon M, Haung JT, Enjolras O, et al: Vascular malformations Part 1. J Am Acad Dermatol 56: 353-370, 2007

● 部位，色調，年齢別の肥厚型毛細血管奇形の変化を記述しており，患者に将来的な形態変化を説明するのに有用である。
van Drooge AM, Beek JF, van der Veen JP, et al: A. Hypertrophy in port-wine stains: prevalence and patient characteristics in a large patient cohort. J Am Acad Dermatol 67: 1214-1219, 2012

● 毛細血管奇形の色素レーザー照射法について各パラメーターごとに記述しており，治療に有用である。
Kono T, Groff WF, Sakurai H: Pulsed dye laser treatment of port wine stains. Ann Plast Surg 56: 460-463, 2006

● 色素レーザー治療を年齢別，回数別，部位別に評価しており，術前の説明に有用である。
Nguyen CM, Yohn JJ, Huff C, et al: Facial port wine stains in childhood: prediction of the rate of improvement as a function of the age of the patient, size and location of the port wine stain and the number of treatments with the pulsed dye (585 nm) laser. Br J Dermatol 138: 821-825, 1998

● 色素レーザーの早期治療の有効性について説明している。
Chapas AM, Eickhorst K, Geronemus RG: Efficacy of early treatment of facial port wine stains in newborns: a review of 49 cases. Lasers Surg Med 39: 563-568, 2007

● レーザー治療後に良好な改善が認められても，経過期間に応じて再発を認めることを述べている。
Huikeshoven MI, Koster PH, de Borgie CA, et al: Redarkening of port-wine stains 10 years after pulsed-dye-laser treatment. N Engl J Med 356: 1235-1240, 2007

第4章 血管腫，血管奇形

3. 静脈奇形

髙木信介

Knack & Pitfalls
- ◎静脈奇形（VM）は，血管壁の平滑筋細胞の欠損により静脈成分が拡張し，海綿状または囊胞状の静脈腔を有する低流量血管奇形である
- ◎脈管奇形では最も頻度が高く，頭頸部，四肢に多く，疼痛を主訴とすることが多い
- ◎巨大 VM，多発性 VM では，病変内での慢性的な血液凝固異常による localized intravascular coagulopathy（LIC）を呈することがある
- ◎診断には，超音波検査と MRI が重要で，前者は病変内の流量や内腔の大きさを確認できるのに対し，後者は病変全体の形態や拡がりを確認することに優れている
- ◎硬化療法は，治療の第 1 選択であるが，皮膚壊死，神経麻痺，筋拘縮や肺塞栓などの合併症を考慮し，使用薬剤の選択や投与法の検討をすることが重要である

特徴・症状

■概念と特徴

　静脈奇形（venous malformation：VM）は，拡張した静脈ネットワークにより構成される血行力学的に停滞した低流量血管奇形である。胎生期の脈管形成における血管壁の不規則な平滑筋細胞の欠損が静脈腔の拡張を来たす。乳児血管腫のような血管内皮細胞の増殖は伴わない。従来から呼称されている海綿状血管腫とは同じ病態を示す。

　ISSVA 分類（The International Society for the Study of Vascular Anomalies：ISSVA）において VM は，Common VM, Familial VM cutaneo-mucosal（VMCM），blue rubber bleb nevus（Bean）syndrome VM, glomuvenous malformation（GVM），cerebral cavernous malformation（CCM），others に細分される。

　VM は脈管奇形のなかでは最も頻度が高く，発症の男女比は 1：1〜2 である。発生原因は不明で，99％は孤発性であるがその約半数に TIE2 の突然変異が認められることが報告されている。1％は家族性もしくは症候群で，VMCM では TIE2，GVM では glomulin，CCM では KRIT1，malcavernin，PDCD10 の変異が認められる。VM に関する症候群には，Klippel-Trenauny 症候群，Servelle-Martorell 症候群，Maffucci 症候群，CLOVES 症候群，Proteus 症候群などが挙げられる。

　VM は生下時よりすでに存在しているが無症状で経過し，小児期から発症することが多く，成人期以降の発症もまれではない。VM は乳児血管腫のように退縮することはなく，成長に伴い徐々に増悪する。外傷などの外的刺激，感染や血栓症，女性では月経や妊娠により症状が増悪することがある。限局性（localized），びまん性（diffuse）病変や広範囲にわたる（extensive）病変，囊胞状やスポンジ状（海綿状）病変，単発性や多発性病変など大きさや分布は多様である（図 1）。皮膚，粘膜，軟部組織のみならず筋，関節，骨や腹腔内臓器にも生じる。全身のどの部位にも発生するが，病変分布の割合は頭頸部 40％，四肢 40％，体幹 20％ である。

■臨床症状

　腫脹，疼痛，色調変化，醜状変形，出血，感染，組織肥大などさまざまな症状を呈するが，疼痛を主訴とすることが多い。疼痛の原因は，血液うっ滞による血管拡張刺激，静脈石の刺激，炎症や知覚神経圧迫などが考えられている。皮膚温は通常正常から軽度上昇している。動静脈奇形のように拍動や血管雑音は見られない。色調は，皮膚や粘膜などの浅い部位の病変は青〜紫色を呈し，深い病変では色調には変化がない。隆起性病変の場合には，触診上弾性軟で挙上や用手圧迫にて縮小し，下垂や圧迫解除により再腫脹することが多い。血液停滞の著しい部位では，内部血栓が石灰化し静脈石を形成することがあり，病変内の硬い静脈石を触知する場合もある。

　頭頸部病変は腫脹，色調変化や醜状変形などの整容面が問題になることが多い。口腔内病変は，

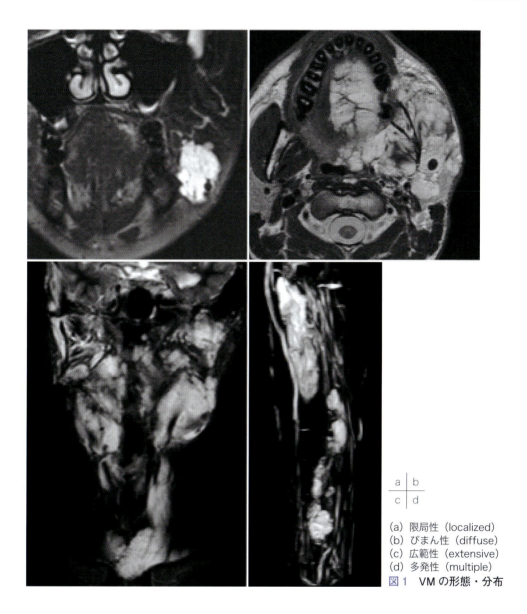

図1 VMの形態・分布
(a) 限局性 (localized)
(b) びまん性 (diffuse)
(c) 広範性 (extensive)
(d) 多発性 (multiple)

開咬変形を含めた咬合異常が見られる。頸部や咽頭病変では閉塞性睡眠時無呼吸、鼻咽腔病変では出血が見られることがある。

四肢の病変では、起床時のこわばり、疼痛は一般的な症状である。広範囲にわたる病変や多発病変では、患肢の肥大や変形、組織の萎縮、繰り返す関節内出血による関節痛、若年者の変形性関節症などの機能障害もまれではない。

診断

■血液検査

病変が小さい症例では、血液検査所見は正常であることが多いが、広範囲にわたる病変や静脈石が多発している症例ではD-dimerの上昇が見られることが多い。また巨大VMや多発性VMでは、慢性的に病変内での血液凝固が進行し凝固因子大量消費により血液凝固異常を引き起こしlocalized intravascular coagulopathy (LIC) と呼ばれる病態を呈することがある。その場合、D-dimerの上昇、フィブリノーゲンの低下、FDPの上昇を示すが、血小板減少は軽度から中等度である。カポジ肉腫様血管内皮腫 (kaposiform hemangioendothelioma) や房状血管腫 (tufted angioma) などの血管性腫瘍での腫瘍内への血小板捕捉により生じるKasabach-Merritt現象と

第4章 血管腫，血管奇形

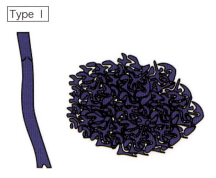

Type I

無視できるわずかな静脈還流

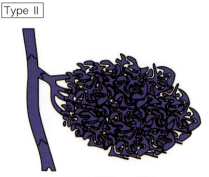

Type II

正常な静脈への還流

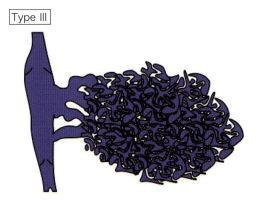

Type III

異常な拡張もしくは異形静脈を経由する静脈還流

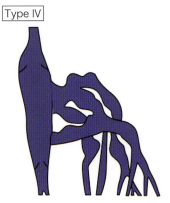

Type IV

病変が異常拡張もしくは異形静脈

図2 Puig 分類
(Legiehn GM, Heran MK: Venous malformations: classification, development, diagnosis, and interventional radiologic management. Radiol Clin North Am 46: 545-597, 2008 より引用)

LIC は異なる病態である。Kasabach-Merritt 現象では著しい血小板減少を来たす。

■ 画像検査

静脈奇形の診断で重要な検査は，超音波検査とMRI 検査である。超音波検査では病変内の流量や内腔の大きさなどの性状を確認できるのに対し，MRI は病変全体の形状，大きさ，拡がりなどの形態の評価に有用である。

超音波検査の画像所見では，スポンジ状の無～低エコーを示し，Doppler モードにて静脈波形を検出できる。プローブによる圧迫や解除で病変内の血液の流れを観察できる。静脈石を内部に伴う場合には，音響陰影（acoustic shadow）を伴う高輝度結節が描出される。

MRI 検査では，T1強調像で低～等信号を呈し，脂肪，血栓があれば高信号を含む。T2強調像では高信号となる。脂肪組織も T2強調像で高信号になるため，皮下脂肪と病変の識別に脂肪抑制 T2強調像あるいは STIR が有用で，病変部の拡がりや重要組織との位置関係が明瞭に描出される。静脈石は T1強調像，T2強調像で点状もしくは円形の低信号を呈する。T2造影 T1強調像で均一もしくは不均一な造影効果が見られるが，ほとんど造影されないこともある。ダイナミック MRI では緩徐に辺縁から内部に向けて造影効果が見られる。

単純 X 線撮影では，病変部における静脈石の確認が診断確定に有用である。

CT 検査は，VM の評価において一般的に MRI 検査には劣る。しかし，骨内 VM における骨変形の評価に有用である。

動脈造影では，一部が緩徐に造影されることもあるが，ほとんど造影されないことが多い。動脈血流の存在が疑われる場合は施行されることがあ

3. 静脈奇形

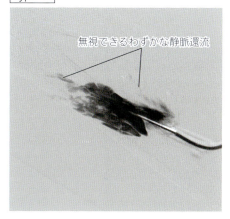
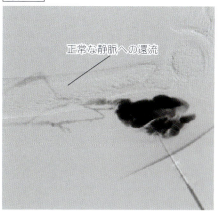
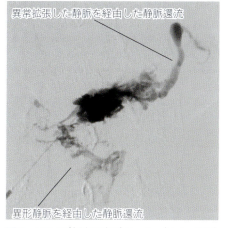
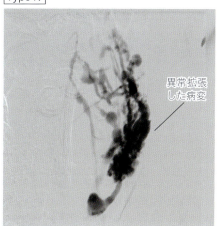

図3 VMの静脈還流パターン（Puig分類）

る。
　直接穿刺造影は，非典型例や軟部腫瘍との鑑別で施行されることがある。穿刺時の静脈血の逆血，造影による拡張した静脈の描出により確定診断が可能である。Puig Sらは静脈還流パターンに基づき4つにVMを分類している。Type Iは無視できるわずかな静脈還流，Type IIは正常静脈への還流，Type IIIは異常拡張もしくは異形静脈を経由した静脈還流，Type IVは病変自体が拡張もしくは異形静脈である（図2，3）。Type I，IIでは，硬化療法の有効性は高いとされる。

■病理組織学的所見
　結合組織中にはいびつに拡張したさまざまな大きさの血管が見られ，血管壁は薄く内腔は不規則で，平滑筋細胞の欠損もしくは低形成のことが多い。拡張血管の管腔内には血栓や，血栓が石灰化した静脈石を認めることがある。硬化療法後に外科的切除された場合は，血管腔は小さく，血管壁は厚く線維化し，ヘモジデリンやヘマトイジン沈着を伴う間質線維化が見られる。

鑑別診断

　脈管性腫瘍と脈管奇形の鑑別，さらに脈管奇形のうち高流量型・低流量型の鑑別は，超音波検査でおおよそ可能である。MRIでflow voidが見られず，静脈石を抽出できればVMと診断できる。時にリンパ管奇形と鑑別が困難な場合もあるが，最終的に直接穿刺により診断される場合もある。

一般的な治療法

■保存的治療法

血栓やLICの発生リスクを軽減するための抗血小板剤や抗凝固剤の内服，疼痛緩和や血栓・静脈石形成予防のための弾性包帯や弾性ストッキングによる圧迫療法がある。

■侵襲的治療法

経皮的に病変部を直接穿刺して硬化剤を注入する硬化療法，経静脈的に硬化剤や塞栓物質による塞栓を行う静脈塞栓術，血管内レーザーアブレーション，切除術がある。

低侵襲な硬化療法がVMに対する治療の第1選択として広く行われているが，切除術や保存療法などを組み合わせて行うことも多い。

■硬化療法

●適応と特徴

整容的，機能的な症状を有するものが治療の適応となる。硬化療法の利点は，瘢痕を残さず低侵襲に治療を行うことができる点である。しかし，複数回の治療が必要になることや，完全消失は難しい場合も多く，症状の緩和に留まる場合もある。

硬化療法は，エコーガイド下もしくはdigital subtraction angiography（DSA）下で直接穿刺により行う。血液が貯留しているタイプは硬化療法の有効率は高いが，静脈還流がある場合でもflow controlにより血液を貯留できれば治療可能である。硬化剤を多量に使用する際は，術前に十分な補液を行い腎血流と尿量を確保する。術中は，心電図，経皮的動脈血酸素飽和度（SpO_2）などをモニターする。

小児は，全身麻酔で治療されることが多い。局所麻酔が可能な場合，通常，外来通院での治療となるが，皮膚障害，神経麻痺などの合併症が危惧される場合は入院とする。エタノールやモノエタノールアミンオレイン酸塩（EO）を使用する場合は疼痛対策が必要であり，局所麻酔，全身麻酔，四肢であれば伝達麻酔で治療を行う。

●硬化剤の特徴

わが国で使用されている硬化剤は，エタノール，ポリドカノール，EOの3種類である。

1. エタノール（無水エタノール®）

細胞固定・脱落作用が主体で，即効性の強い細胞障害，蛋白凝固，血栓形成により血管を閉塞させる。治療効果は最も強いが，血管周囲まで障害が及ぶ可能性があり，神経血管に接している病変に対しては使いづらい。神経麻痺の報告も散見される。また，毛細血管レベルに達すると皮膚壊死を来たし，筋肉内病変の場合，筋拘縮の可能性がある。術前に合併症に対する十分な説明を要する。極量は1ml/kgであるが0.5ml/kg以下で使用することが推奨されている。

2. ポリドカノール（ポリドカスクレロール®）

下肢静脈瘤硬化剤として主に使用されている薬剤である。界面活性剤であり，細胞膜障害作用による細胞障害と血栓形成により血管を閉塞させる。治療効果は最も弱いが，フォームとして使用すると治療効果，即効性が向上する。フォームはテサリー法に準じてポリドカノール：AirもしくはCO_2 = 1：4で作成する。可逆性心停止を来すため大量投与は避け，2mg/kg以下の使用が推奨されている。

3. EO（オルダミン®）

界面活性剤でポリドカノールと同様の作用があるが，治療効果はエタノールとポリドカノールの中間である。硬化療法ではフォーム硬化剤として使用され，EO：Air = 1：1である。溶血や急性腎不全といった合併症があり，十分な輸液と尿のアルカリ化を要する。血尿が発生した場合は，ハプトグロビンを1〜2バイアル投与する。5%で20ml/body以下での使用が推奨される。

●合併症

皮膚壊死，酩酊状態，ヘモグロビン尿，神経麻痺，筋拘縮，肺高血圧，肺塞栓症，薬剤アレルギーなどの合併症リスクは熟知する必要がある。使用薬剤や病変部位によって発生頻度が異なるため，症例に応じた薬剤の選択が重要である。

●術後療法

患部の圧迫は，原則として術後1週間行う。四肢病変の場合，患肢挙上と軽度の圧迫を行う。皮膚障害が危惧される場合は，軟膏塗布などで湿潤環境を保つ。筋肉内病変の場合，コンパートメント症候群の発生に留意し，筋拘縮予防のため安静を得たのち術後数日〜1週間よりストレッチを行う。通常は1〜2カ月が拘縮のピークとなる。複数回の治療を要する症例に対しては，数カ月間隔で超音波やMRIによる術後評価を行う。

■外科的切除術

●適応と特徴

限局性病変であれば，1回の手術で病変を完全切除できるため良い適応となる。びまん性や広範囲にわたるVMでは，完全切除は正常組織の合

併切除を要するため，皮弁や植皮が必要になることや，神経損傷による麻痺などのリスクを考慮する．手術治療では必ず皮膚瘢痕ができることを念頭におく必要がある．高度な LIC を伴う場合，巨大病変に対する部分切除では，大量出血のリスクが高いため注意を要する．切除辺縁の全周性結紮により出血量を減少し得るが，残存病変の再増大を来たすこともあるため，硬化療法との併用を検討する．頭蓋内交通型や眼窩内病変では，合併症発生のリスクを考えると硬化療法より手術治療が有利である．また，高度な線維化，静脈石，肥大や変形などは，硬化療法は無効であるため病変の縮小を硬化療法で行い，必要に応じて手術治療が選択される．

I 硬化療法

- 直接穿刺による造影で静脈還流のパターンを把握する
- 外来通院治療が可能な症例，浅在性，神経や血管に障害が及ぶ可能性がある症例に対しては，ポリドカノールフォームを使用する
- ポリドカノールでの治療効果が乏しい症例，広範囲にわたる症例では，エタノールを使用する
- 硬化剤の滞留時間を延長させることが硬化療法の成功のカギとなる

❶ 手技

治療はエコーガイドもしくは DSA 下で行う．

直接病変部を穿刺し，造影剤を注入し病変の血行動態を把握する．Flow control が必要であれば行う．造影剤で確認する．

Flow control は用手，綿球を把持した鉗子などで行う．静脈還流が見られる部位を綿球を把持した鉗子で圧迫する．透視下に造影剤を注入し，静脈還流を確認する．静脈還流が見られれば圧迫の強さ，位置の修正を行う．別ルートが描出されれば圧迫を追加する．

造影剤の注入量を目安に硬化剤を注入し，数分おいて造影し効果が不十分であれば追加して硬化剤を注入する．

硬化が進むと透視で造影剤の停滞が確認できるようになる．

Advice
- 一気に注入することはなく，時間をかけてこまめに注入することが安全に治療を行うコツである．
- 深部病変で局在が触診上わかりにくい場合は，エコーを用いて穿刺する．

▶静脈還流がない場合

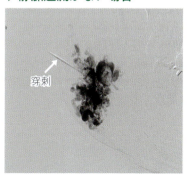
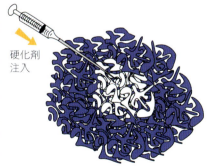

静脈還流はほとんどないため硬化療法の効果は高い

第4章 血管腫，血管奇形

▶静脈還流がある場合

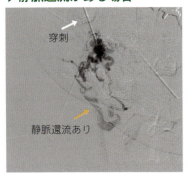
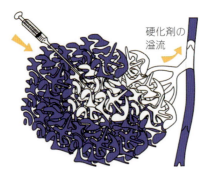

静脈還流があるため硬化剤が滞留せず，効果が乏しい。そのため圧迫してflow controlが必要となる。

▶複数箇所で静脈還流がある場合

硬化剤を滞留させるために2カ所以上の圧迫が必要な場合もある。

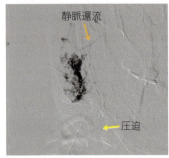
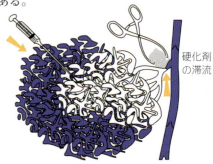

1カ所の圧迫では別ルートの静脈還流が描出される

2カ所の圧迫によりflow controlできたため硬化剤を滞留させることができる

❷ 術後管理

　患部の圧迫は，原則として術後1週間行う。四肢病変の場合，患肢挙上と軽度の圧迫を行う。筋拘縮予防のため安静を得たのち術後数日〜1週間よりストレッチを行う。

　外来治療の場合，15〜30分程度臥位で安静保持し，その後，坐位でバイタルが安定していれば歩行を開始する。術直後の運転は禁止する。

　数カ月間隔で画像検査（超音波，MRI）で評価を行う。

II 外科的切除術

- 病変の完全切除が可能である症例が良い適応である
- 部分切除の場合は，大量出血や術中止血に難渋することがある
- バイポーラを駆使して，出血しない手術を心がける

❶ 手技

　超音波，MRI検査などで病変の大きさ，局在を確実に把握し，摘出のプランニングを行う。
　顔面や躯幹の場合，出血コントロールのため太い絹糸などで全周性結紮を行う。
　四肢はターニケットで駆血する。
　出血，重要な神経・血管損傷を回避するためレイヤーに沿ってアプローチする。

3. 静脈奇形

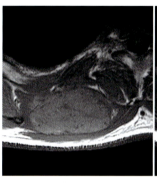
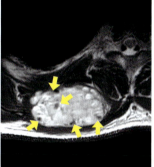

MRI T1 強調像　　　　MRI T2 強調像　　　⇨ 静脈石

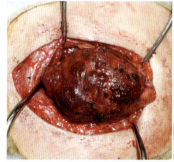
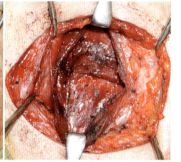

本症例では前医での術後瘢痕を切除した

筋層へ到達後，筋膜および筋を線維方向に切開し，病変と正常組織の境界をバイポーラを用いて止血しながら剥離，腫瘤を摘出する。

Advice
- 外科的手術治療は，必ず皮膚瘢痕が生じることを念頭におく。
- 深部の操作では，ベンシーツなどを target の両サイドに充填することでワークスペースを確保でき，直視下に作業ができる。
- クライオプローブがあれば冷凍凝固により病変を出血することなく把持できるため有用である。

❷ 術後管理

ドレーンを留置し，創部の強固な圧迫固定を行う。
腫脹防止のために術中からステロイド投与を行うこともある。

History & Review

- ISSVA 分類について詳細が記載されている。
  Enjolras O, Wassef M, Chapati R: Introduction; ISSVA classification. Color atlas of vascular tumors and vascular malformations, pp1-11, Cambridge University Press, New York, 2007
- 静脈還流のパターンによる VM の分類が記載されている。
  Puig S, Casati B, Staudenherz A, et al: Vascular low-flow malformations in children: current concepts for classification, diagnosis and therapy. Eur J Radiol 5: 35-45, 2005
- VM に対する治療法についてまとめられている。
  Mulliken JB, Burrows PE, Fisherman SJ: Percutaneous treatment of slow-flow vascular malformations. Mulliken & Young's vascular anomalies: Hemangioma and Malformations (2nd ed), pp661-709, Oxford University Press, UK, 2013
- VM に対する硬化療法の治療戦略について詳細が記載されている。
  佐々木了：海綿状血管腫（venous malformation）に対する硬化療法．形成外科 55：1205-1213, 2012
- 硬化療法の合併症とその回避についてまとめられている。
  野村正，櫻井敦，永田育子ほか：硬化療法の手技；合併症の予防．形成外科 52：1173-1182, 2009

第4章 血管腫，血管奇形

4. 動静脈奇形

野村　正・寺師浩人

Knack & Pitfalls
- ◎体表の動静脈奇形は先天性の脈管異常であり，単一から多数の動静脈のシャントならびに拡張した動静脈を有する高流速の血管性病変である
- ◎病変は進行すれば出血や潰瘍を生じる
- ◎血行動態を反映した CTA や血管造影が診断や病変の拡がりを決定するのに必須である
- ◎不適切な治療（計画性のない部分切除や栄養動脈の近位塞栓・結紮）は病変の悪化を招く恐れがあり，行うべきでない
- ◎病変の本体であるシャント部分（nidus）を外科的に切除するもしくは血管内治療でこれを閉塞させることが重要である
- ◎形成外科医だけではなく血管内治療医など複数診療科で AVM 治療を行う体制が望ましい

特徴・症状

■概念と特徴

動静脈奇形（arteriovenous malformation：AVM）は胎生期における脈管形成異常であり，単一から多数の動静脈のシャントならびに拡張した動静脈を有する高流速の血管性病変である。このシャント塊は nidus（「巣」の意味がある）と呼ばれ，AVM の本体であり，大小さまざまな秩序のない異常脈管が集簇して病変を形成している。Nidus では毛細血管床が欠損するため，末梢組織の虚血や末梢静脈の圧上昇により進行性に組織破壊が生じる。発生原因の詳細は不明であるが，胎生期の血管形成における動静脈の分化異常によって，原始血管叢（primary vascular plexus）が残存し，毛細血管床に動静脈シャントが遺残することで生じるとされている。ISSVA 分類（International Society for The Study of Vascular Anomalies：ISSVA）では，AVM は simple vascular malformation に分類される。

AVM を伴う脈管奇形症候群としては Parkes Weber 症候群（PWS），遺伝性出血性毛細血管拡張症（hereditary hemorrhagic telangiectasia：HHT）や capillary malformation-arteriovenous malformation（CM-AVM）がある。

PWS は，片側四肢の過成長にびまん性の動静脈瘻や動静脈シャントを伴う症候群である。HHT は，オスラー病（Rendu-Osler-Weber syndrome）とも言われ，皮膚や粘膜などの毛細血管拡張によって鼻出血や消化管出血を生じる常染色体優性形式の遺伝性疾患である。CM-AVM は家族性を有する毛細血管奇形（体表の赤あざ）と動静脈奇形を合併する症候群である。

■疫学

発症率の男女比はほぼ同等とされ，遺伝性のない孤発性のものが大半を占める。脈管奇形症候群である HHT では ENG，ALK（ACVRL1），SMAD4 が，CM-AVM では RASA1 遺伝子の異常が知られている。

■臨床症状・経過

発生部位はさまざまで，下記のような症状が全身のあらゆる部位に生じる。病変の大きさも限局したものから広範囲でびまん性に浸潤するものまである。進行性で，出血や潰瘍を生じることがある。臨床病期として Schöbinger clinical staging system が広く用いられている（表）。

Stage Ⅰ（静止期）：紅斑や皮膚温の上昇が見られ，毛細血管奇形との鑑別が困難とされる（図1）。

Stage Ⅱ（拡張期）：病変の腫脹，拍動の触知，病変周囲の皮静脈の怒張，血管雑音の聴取，発汗過多が見られる（図2）。この時期に AVM と診

表　Schöbinger の臨床病期分類

Stage Ⅰ	静止期	皮膚紅潮，発赤
Stage Ⅱ	拡張期	腫脹，静脈拡張，血管雑音
Stage Ⅲ	破壊期	疼痛，潰瘍，出血，感染
Stage Ⅳ	非代償期	高拍出性心不全

4. 動静脈奇形

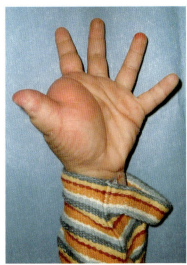

図1 Stage I（静止期）
3歳，男児，母指球部。発赤と軽度腫脹に留まる

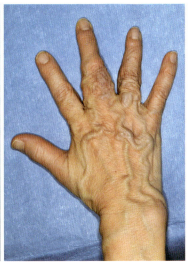

図2 Stage II（拡張期）
60歳，女性，右中・環指基節部。皮静脈の著明な拡張を認める

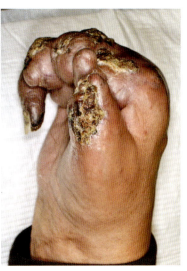

図3 Stage III（破壊期）
38歳，男性，手指から上腕に至る。指の壊死が進行し，複数回の多量出血で救急搬送された。最終的に肘関節付近での前腕切断となった

断されることが多い。思春期頃にstage IIとなることが多い。

Stage III（破壊期）：皮膚のびらんや潰瘍が生じ，時に出血を認める。創の有無にかかわらず疼痛を生じることもある。また動静脈シャントによる末梢のチアノーゼや組織の萎縮を生じる。特に手指や足趾など四肢遠位部では末梢組織でシャントの影響が出やすいため，組織破壊が生じやすい（図3）。

病変は徐々に増悪するが，外傷，妊娠や不適切な治療介入によっても悪化することが知られている。

Stage IV（非代償期）：シャント量の増大により，高拍出性心不全を呈する。

■病変悪化の機序

詳細なAVM悪化機序は不明である。動静脈シャントによる末梢組織の虚血に加えて，下肢静脈瘤と類似した静脈圧上昇による組織破壊が主な原因と考えられる。このほか，種々のサイトカイン（bFGF，MMPs，VEGF，HIF），性ホルモンや成長ホルモンの関与も指摘されている。

診断

軟部組織の場合は，弾性軟の拍動性腫瘤があり，高流速を反映して，病変付近が暖かく，発汗過多となる。病変周囲では皮静脈が怒張し，振戦を伴うこともある。四肢では末梢部分がチアノーゼを呈することもある。破壊期となると潰瘍を生じ，その周囲では色素沈着を生じる。これらの臨床所見に加えて，血管雑音の聴取や超音波診断でシャント流が確認できればAVMとして診断可能である。

■画像検査

用いられる検査は，超音波検査，単純X線，CT，MRIならびに血管造影検査である。血管造影は侵襲的であり，単独で行うことはなく，摘出術の術前塞栓を併用するため，その際に血管造影を兼ねることとなる。

●超音波検査

簡便かつ低侵襲な検査で，診断に極めて有用であり，まず行うべき検査である。Bモード像では低輝度の血管塊を多数確認できる。カラーモードでは，前述部位で血流を確認でき，直径1mm以下の細かいシャントを確認することも可能である。パルスモードではnidus付近で動静脈シャントを反映する動静脈の混合波形が確認できる（図4）。

●単純X線所見

骨病変があれば，骨透亮像が確認できる。静脈

第4章 血管腫，血管奇形

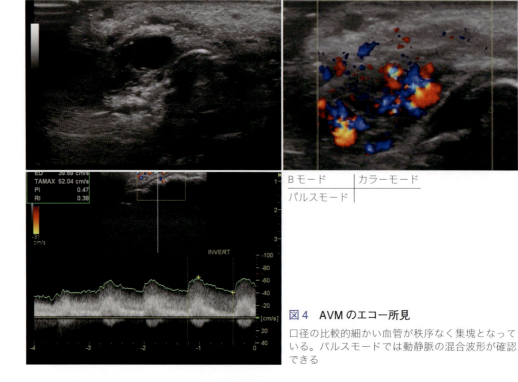

Bモード　カラーモード
パルスモード

図4　AVMのエコー所見
口径の比較的細かい血管が秩序なく集塊となっている。パルスモードでは動静脈の混合波形が確認できる

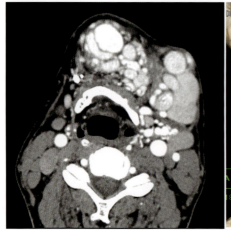

水平断
舌骨前面に大小さまざまな血管塊を認める

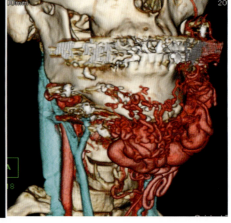

フェーズラグCTA
病変の三次元的構造が確認できる

図5　頸部咽頭AVM症例のCTA所見

石があれば静脈奇形として診断できるため，静脈奇形を除外することが可能である。

●CT（A）所見

　骨および関節の評価に優れる。骨病変があれば骨条件で骨の融解像が得られる。CTAではシングルスライス像で異常血管を確認でき，拡張した流入動脈や流出静脈を同定できる。また，MDCT（multi-detector computed tomography）により得られる3D構築画像では病変の立体構造が確認できる。さらにフェーズラグCTAでは，病変を動脈相と静脈相に分けて描出でき，高精細の血管解剖を詳細に画像化することが可能である（図5）。

　CTAの利点として，病変全体の網羅的な三次

4. 動静脈奇形

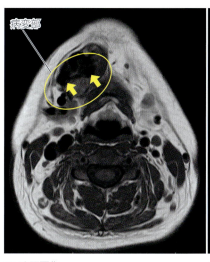
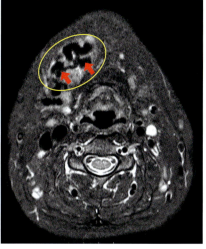

T1 強調画像　　　　　　　　STIR 画像

➡ signal void となった高流速部分

図6　AVM の MRI 所見
高流速部分は T1, T2 強調画像（もしくは STIR）で signal void となる。病変周囲は T2 強調画像（もしくは STIR）でやや高信号となる（右顎下部の動静脈奇形）

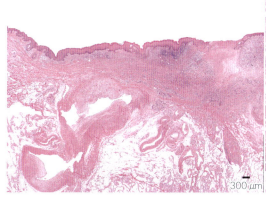
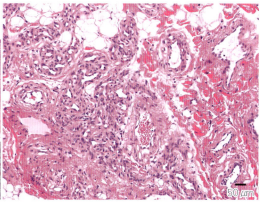

弱拡大　　　　　　　　　　強拡大

図7　AVM の病理組織学的所見
大小さまざまな血管が無秩序に混在している

元形態が確認できることが挙げられる。一方，欠点としては，放射線被曝がある点，病変内での動的な血流を確認することが困難な場合がある点が挙げられる。

● MRI 所見

放射線被曝を伴わないことや軟部組織において高いコントラスト分解能を有することが特長である。流入動脈や nidus は高流速を反映して，T1 強調画像ならびに T2 強調画像にて無信号（signal void）となる。一方，nidus 周囲の軟部組織は，T1 強調画像で低信号，T2 強調画像にて高信号となる（図6）。

● 血管造影所見

臨床所見，超音波検査，CT や MRI で診断可能であることや，血管造影が侵襲的な検査であることから，通常，診断目的のために単独で行うことはなく，手術前の塞栓術や血管内治療など治療の一環として行うことが多い。

血管造影では，流入動脈からシャントさらに流出静脈に至る一連の流れが動的かつ精細に確認できる。CTA などで確認できる拡張した流入動脈以外にも流入動脈が存在することがあるため，複

数の流入動脈にカテーテルを挿入して撮影を行う。特定の血管を塞栓すると，他のチャンネルが開いて，流入動脈が明らかとなることもある。頭頸部であれば，両側の内頸動脈系と外頸動脈系の撮影が必須であり，さらに外頸動脈系であれば，顔面動脈，顎動脈，浅側頭動脈，顔面横動脈など複数の動脈の撮影を行う。放射線科や脳外科に撮影を依頼することになるが，撮影には形成外科主治医も立ち会う。立体的な構造把握が困難な場合は，側面像などを追加する。

■ 病理組織学的所見（HE染色）

大小さまざまな動脈および静脈など多数の脈管によって構成される（図7）。静脈奇形など他の脈管奇形よりも動脈成分の構成密度が高いことが相違点であるが，臨床所見との総合的な判断で診断されることが多い。Nidusがどの脈管に該当するかを断定することは困難とされているが，口径の小さい（20〜50μm）動静脈の存在が確認できることもある。

鑑別診断

■ 非退縮性先天性乳児血管腫（non-involuting congenital infantile hemangioma：NICH）

先天性の乳児血管腫のうち，退縮しない病変で，四肢表在性のものが多い。病変内は高流速であり，AVMと誤った診断を下されることがある。臨床的には，生下時より存在する蒼白な円形の皮膚局面変化（pale halo）にやや青みがかった部分と，点状の赤色斑が散在する特徴的な所見を示す（図8）。高流速を反映して，拡張した流出

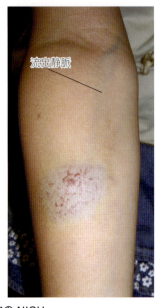

図8 前腕のNICH
青い病変に赤い斑点が散在する。周囲は蒼白のリング状を呈する。高流速を反映して皮静脈が拡張しているが，AVMではない

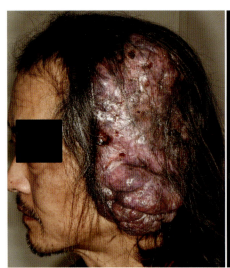

図9 肥大した頭部毛細血管奇形

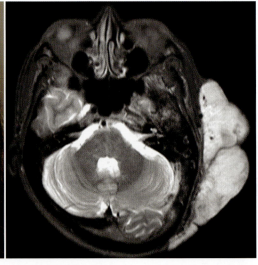

MRI（STIR画像）所見では，AVMに見られるようなsignal voidはない

静脈が存在する。

■軟部肉腫

AVM では病変内への血流の流入により病変が拡張するため，軟部組織に存在する場合は「弾性軟」であり，圧迫でやや縮み，圧迫を解除すると腫脹する。悪性線維性組織球腫を代表とする軟部肉腫は病変の血流は高流速である点が AVM と類似するが，シャント血流がないことや，充実性腫瘍のため圧迫で退縮することはないことから鑑別可能である。

■肥大した毛細血管奇形（capillary malformation：CM）

通常 CM は平坦な赤色斑として生じるが，経年的に肥大することが知られている（図9）。肥大した CM は血流に富んでいるが，組織肥大が主体であり，血管の拡張は軽度で病変内は高流速ではない。

一般的な治療法

■治療の適応と体制

Stage Ⅱ以下で，整容面や機能面において臨床症状に乏しい場合，治療は相対的適応と考えられる。出血や潰瘍を生じる stage Ⅲ（破壊期）では，生命を脅かすような出血を生じる可能性もあり，治療の絶対的適応である。

また，病変の増悪因子として成長期や妊娠中などのホルモン変化がある。病変が悪化することで機能障害や生命を脅かす恐れがある症例では，関係診療科と協議して治療について十分に検討する。形成外科医だけではなく血管内治療医などと複数診療科で AVM 治療を行う体制が望ましい。

■治療の基本方針

病変の部位や拡がり，進行状況，性別，年齢を総合的に勘案して長期的な治療計画を立てる。また，治療のエンドポイントをどのように設定するか十分に検討する。

非侵襲的な治療法としては圧迫療法がある。四肢の病変に対し，シャント付近の静脈を圧迫しシャント血流量を減少させることで，疼痛などの症状を緩和し病状の進行を遅らせる。

一方，侵襲的な治療法としては，手術療法，血管内治療がある。これら治療法の明確な適応の基準はない。多くの AVM は浸潤性で境界が不明瞭であることが多いが，完全切除が見込まれる場合は手術療法を行う。ただし，部分切除は病変の悪化を招くことに留意する。不適切な治療（計画性のない部分切除や栄養動脈の近位塞栓・結紮）は病変の悪化を招くことがある。

手術療法では，機能面もしくは整容面で著しい障害を生じる恐れがある場合，多量の出血が予測される場合，さらには患者が手術療法を望まない場合には，血管内治療を考慮する。手術療法で AVM を縮小させてから残存病変に血管内治療を行うこともある。

■再増大

AVM は病理組織学的に病変の境界を見極めることが困難なため再増大が多い。頭頸部領域では手術療法で 60％ の治癒率とされている。切除後は，長期間経過観察を行う。明らかに病変が残存する場合は，追加切除や血管内治療も考慮する。

■手術療法

●術前塞栓術

切除術にあたって術中の出血抑制が必要とされた場合に，術前塞栓術の併用を検討する。塞栓術後 48〜72 時間以内に病変摘出を行う。切除後に皮弁移植術を行う場合は，再建術の血行も考慮する。血管造影検査には必ず手術担当医が立ち会い，流入動脈やシャント部位を確認し，さらに塞栓する血管を血管内治療担当医と協議して決定する。当科では，nidus にできるだけ近い部分（できるだけ末梢側）での塞栓術を行うようにしている。その理由は，術後の創傷治癒への影響を最小限とすべく，周辺の健常組織の血流を阻害しないようにするためである。皮弁移植術を行う場合は，皮弁の血管茎を温存しても病勢に影響がないかの判断も重要である。

塞栓術には，自施設では以前はゼラチンスポンジ細片を用いていたが，近年は永久塞栓子の NBCA（ヒストアクリル®，ビー・ブラウンエースクラップ社，日本）や金属コイルを用いている。NBCA は最終的に硬い異物として残るため，表在部分に関しては手術時に摘出することが望ましい。

●外科的切除術

術前検査で見極めた nidus を摘出することに注力する。病変周囲は拡張した静脈が多数存在し，thrill も触れるため，一見悪い部分に見えるが，多くは nidus からの流出静脈で，AV シャントに伴う二次性の変化であり，病変の本体ではない。二次性変化の拡張血管のみを切除しても病勢は改善せず，むしろ nidus 部分が拡大する可能性が高い。明らかに皮膚色が赤みを帯びている部分，色素沈着，瘢痕や線維化を認める部分は積極的に切

除する．切除の際には，病変周囲の正常組織よりアプローチし，流入動脈や流出静脈を剥離同定する．Nidus周辺の比較的口径の大きい流入動脈や流出静脈を先に処理することで出血量も抑えられる．肉眼的に細い血管の集簇があればこれも積極的に摘出する．切除創面からの出血に対しては，結紮や電気メスでの凝固止血が基本となる．脆い血管で止血困難な場合は，5-0程度のポリプロピレン糸でZ縫合や連続縫合を行い，確実に止血する．

●再建術

AVMでは病変が比較的広範囲に浸潤していることが多く，切除後の欠損は縫縮できないことが多い．特にstage III以降の病変では，組織破壊が進行しており，これを健常な皮膚軟部組織に置き換えることも手術療法の目的となる．身体部位や切除範囲に応じて，植皮術や各種皮弁移植術（局所または遊離）を行う．耳介や外鼻などの軟骨部では，軟骨をできるだけ温存するよう試みる．

再増大した場合の血管内治療のアクセス路として温存するため，遊離皮弁移植術を行う場合は，AVMの流入血管とは異なる移植床血管を利用することが理想的である．しかし，流入・流出血管以外に適当な移植床血管がないことも少なくない．むしろ，流入動脈はflowが速くなっていることも多く，吻合血管に利用してもよい．

■血管内治療（塞栓術，硬化療法）

経カテーテル的あるいは経皮的にnidusに塞栓物質や硬化剤を注入して，シャント部分を閉塞させてシャント血流の消失や減少を目的とする．血管造影など専門的な技術が必要であるため関連他科（放射線科など）との連携が必須である．自施設では放射線科と共同で治療を行っており，血管造影や塞栓術などカテーテルを用いる手技は放射線科が担当し，経皮的な硬化療法は形成外科が担当している．

ChoらはAVMの血管造影所見によってAVMのnidusの構造を分類し，それぞれに対して血管内治療の適応を示している（図10）．多くの症例では，この分類のような単純な構造をとらず，複数のタイプもしくは複数の流入血管で複雑に構成される．

●塞栓術

塞栓術の意義は，シャント部分の流量コントロールと，シャントの可及的な閉塞にある．まず流入動脈の主幹血管（頭頸部であれば外頸動脈）で血管造影を行って，病変の全体像を把握する．続いて，複数の流入血管を選択的に造影し，関連するnidusのシャント流量を画像からある程度判断する．マイクロカテーテルを用いて，超選択的に行うことが望ましい．シャント流量が多い場合は，近位動脈をバルーンで一時的に閉塞させたうえで，塞栓術を行うことも考慮する．

塞栓物質としては，NBCA，マイクロスフィアー，金属コイル，OnyxなどがあるNBCAを用いる場合は，単独では透視下での視認性が悪いため，油性造影剤であるリピオドール®と混合して用いる．NBCAは，血管内の陰イオンと反応し，速やかに重合して，鋳型状硬化物（cast）や血栓を形成する強力な塞栓物質である．リピオドール®との混和比で，硬化する時間が異なり，希釈するほど硬化時間が遅くなり，より末梢まで到達する．NBCA：リピオドール＝1：2～8程度で用いる．

シャント流量が比較的少なく，シャントを形成する血管の口径が小さい場合（Cho分類IIIaなど）は，血管塞栓用のマイクロスフィアーを用いることがある．わが国では，ブタゼラチンを含浸およびコーティングしたアクリル系共重合体からなる非吸水性マイクロスフィアーであるエンボスフィア®が，動静脈奇形の治療に保険適用となっている．製品規格サイズが粒子径によって5種類（100～300 μm，300～500 μm，500～700 μm，700～900 μm，900～1,200 μm）あり，シャントを構成する血管径によって使い分ける．塞栓術が終了した時点で，再度血管造影を行い，シャント血流の減少を確認する．

●経皮的硬化療法

経皮的に病変を注射針などで穿刺し，硬化剤を注入して標的血管を閉塞・消失させることを目的とする．

1. 硬化剤

硬化剤には界面活性剤であるオレイン酸モノエタノールアミン（ethanolamine oleate：EO）と，ポリドカノール（Po），無水エタノールがある（詳細は本章3. 静脈奇形を参照）．

2. モニタリング

・透視もしくはDSA（digital subtraction angiography）

造影剤を注入することでリアルタイムに病変を描出することが可能であり，AVM治療では必須のモニタリング法である．血管造影に引き続いて行う場合は，血管造影室の機器をそのまま利用する．手術室で行う場合は，Cアーム型のDSA装置を利用する．近年は，手術室で血管造影を行え

4. 動静脈奇形

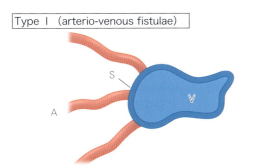

S：shunt
A：arterial compartment of the fistula unit
V：venous compartment of the fistula unit
TV：transvenous
DP：direct puncture
TA：trans arterial

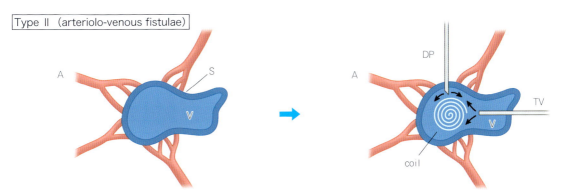

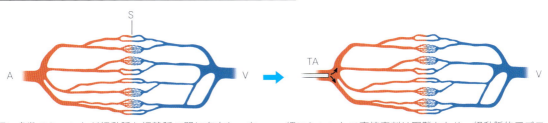

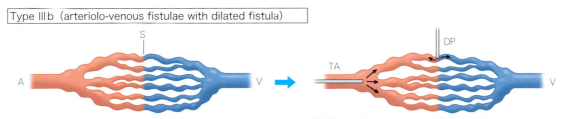

図10　Choらの分類と分類別治療戦略

(Cho SK, et al: Arteriovenous malformations of the body and extremities: analysis of therapeutic outcomes and approaches according to a modified angiographic classification. J Endovasc Ther 13: 527–538, 2006 より引用改変)

るハブリッド室を備えた施設も増えている。

透視像では骨が描出されるため，穿刺部位の確認や位置決めを行うことに利用する。造影剤の注入はDSAで行うと骨が描出されないで血管のみの精細な画像が得られる。DSAは透視よりも被曝量が多いため，造影剤注入時は手が被曝しないように，造影剤用のシリンジに延長チューブを連結する。

- 超音波検査

口径が1mm程度の血管であれば確認可能である。通常のBモードとカラーモードを利用しながらターゲットとなる血管を確認する。被曝しないことやプローブ位置を変えることで多方面からの撮像が可能となる利点があるが，視認範囲が狭く予想しない誤注入を起こすこともあるため，血管造影や直接穿刺による造影を必ず組み合わせる。

3. 麻酔方法

血管造影単独や経カテーテル的な塞栓術であれば局所麻酔で十分可能であるが，経皮的硬化療法では皮膚から病変を複数箇所穿刺し硬化剤注入時（特にEt）に強い疼痛を生じることから，全身麻酔やブロックを行う。血管造影室で全身麻酔をかけることが難しい場合もあり，関係各部署ならびに各科に確認する。

4. 硬化療法の実際

超音波診断で，残存するシャントを確認し，同部に23～25Gの注射針で経皮的に非イオン性造影剤を注入する。注入後，DSAで病変内に造影剤が拡散することを確認する（図11）。その際，造影剤の注入量や注入圧をかならず記憶しておく（テスト注入）。DSAで病変外に漏出する，もしくは正常動脈が描出される場合は穿刺部位を変更する。テスト注入で注入部位が適切と判断した後に，硬化剤を注入する。一連の操作を複数回繰り返す。

● 血管内治療の合併症

- 肺塞栓，肺梗塞

塞栓物質や硬化物質がシャントを介して静脈系に多量に流れ込み，肺循環に入ることで生じる。

- 脳塞栓，脳梗塞

塞栓物質や硬化剤が内頸動脈系に流入することで生じる。眼窩上動脈や滑車上動脈など眼窩周囲や顎動脈末梢の中硬膜動脈は内頸動脈系との交通があるため，造影の際に注意深く観察する。

- 心肺虚脱

Et急速注入による血中濃度の急激な上昇は，心肺虚脱や中毒症を生じる。総注入量を0.5～0.6ml/kgに留める。1回のセッションでは注入量を1～2ml程度とし，10分間で総注入量の1/10程度とする。

- 神経麻痺

Etは神経毒性があり，主要な神経の近傍では（顔面では顔面神経など），注入量を極少量に留め

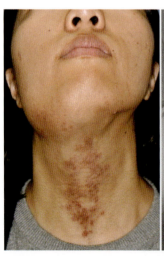
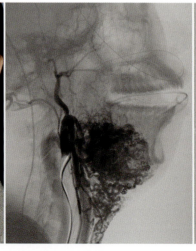

右外頸動脈造影では顎下部を中心にnidusが確認できる

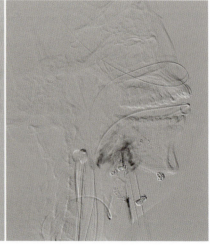

直接穿刺ではnidusに造影剤が拡散している

図11 舌根顎下部頸部AVM症例

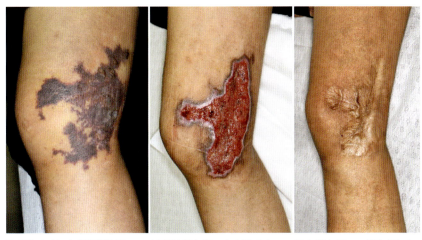

治療後すぐに色調が紫斑様となった　　軟膏処置を行ったが徐々に壊死が顕在化した　　植皮術を行い，創治癒した

図 12　右膝周囲の AVM 治療後の皮膚壊死
経動脈的にエタノール注入，NBCA による塞栓術を施行した

たり，他の硬化剤に変更したりするなどの配慮が必要である．

● 視力障害

眼窩周囲においては眼窩上動脈，滑車上眼動脈や眼角動脈は眼窩内の眼動脈系と交通している．造影剤注入で眼窩内の動脈が描出される場合は，眼動脈〜網膜中心動脈に硬化剤が流入することで視力障害を生じる恐れがあり，注入を見合わせる．静脈系が描出される場合も，穿刺部位の変更を検討するが，やむを得ず注入する場合は，眼窩内への流入部位を用手的に圧迫するなどして硬化剤が短時間で眼窩内に流入しないよう工夫する．

● 組織壊死

シャントを構成する細動静脈は周辺の組織を栄養するため，他の血管奇形に比べて AVM は血管内治療によって組織壊死を生じやすい．特に病変が表在皮膚にまで浸潤する場合は，高確率で組織壊死を生じる．動脈内注入は思わぬ組織障害を招く恐れがあり，経皮的硬化療法においても DSA などリアルタイムのモニタリングは必須である．表在病変に NBCA を注入すると，硬結を触れたり硬結自体が露出したりすることもある（図 12）．

● 血色素尿

EO では比較的高率に血色素尿が出現する．予防法として，尿量を十分に確保し，炭酸水素ナトリウムによって尿をアルカリ化する．

第4章 血管腫，血管奇形

I 外科的切除術（四肢）

KEY POINTS
- Nidus の拡がり（水平方向，垂直方向）を画像から確認する
- 四肢の関節部位では術後拘縮を避ける目的で皮弁移植を考慮する

❶ 臨床所見，画像診断による病変の確認

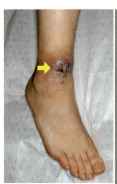

35歳，女性

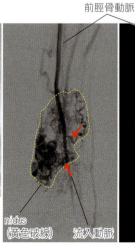

前脛骨動脈

nidus（黄色破線）　流入動脈

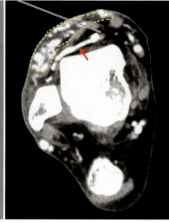

CTA では nidus は主に固有筋膜上の皮下組織に留まっていることが確認できる

臨床所見と CTA や血管造影などの画像所見を照らし合わせて病変の拡がりを確認する。特に，主要血管がどのように走行するかを見極める。主要血管の走行が解剖学的に正常でない場合は，その部位を含めて病変と考えた方がよい。

右足底に皮膚潰瘍を伴う AVM（stage Ⅲ）を認める。血管造影正面像（中央）で前脛骨動脈からの2本の流入動脈とその末梢に存在する無秩序な AV シャント（nidus）が確認できる

❷ 切除術

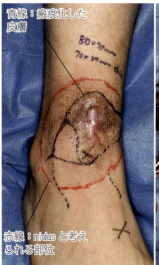

青線：瘢痕化した皮膚

赤線：nidus と考えられる部位

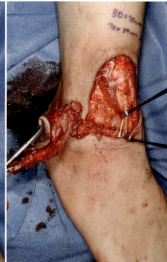

瘢痕化あるいは菲薄化した皮膚は切除する。画像であらかじめ nidus と考えられる部位を同定し，病変周囲より剥離を進めてできるだけ一塊に異常血管を切除する。四肢の場合，ターニケット止血帯が使用できるため，塞栓術は行わない。

Advice
・病変周辺から切除を進め，流出静脈を処理していく。

本症例では主たる流入動脈は，術前診断通り外果付近で前脛骨動脈から分岐した動脈であった

❸ 再建術

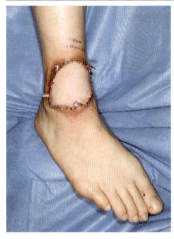

本症例では移植床血管を流入動脈，流出静脈に利用して遊離鼠径皮弁移植を行った

動静脈奇形は浸潤型が多く，脂肪層を含む軟部組織が広範囲に失われることが多い．四肢の関節部位では術後拘縮を避けるために皮弁移植を行う．腱や骨の露出がなければ，関節部以外では植皮でもよい．

Advice
- 塞栓術を併用しない時は，流入動脈，流出静脈との血管吻合は通常問題ない．

 線維化，瘢痕化もしくは菲薄化した皮膚はAVM本体を切除しても改善する見込みがないため，積極的に切除し，皮弁など健常な皮膚で置き換えることが望ましい．

II 外科的切除術（頭頸部）

- 頭頸部AVMは出血が多いため，積極的に塞栓術を併用する
- 耳介軟骨などの硬組織は，破壊されていなければ可及的に温存する
- 塞栓する動脈は，再建に用いる皮弁の血流も考慮に入れて決定する

❶ 臨床所見，画像診断による病変の確認と塞栓術

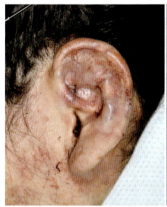

31歳，女性，耳介・耳下腺 Stage III
耳介から大量出血があった

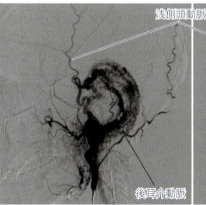

血管造影
nidusは耳介全体に拡がり，浅側頭動脈の前耳介枝と後耳介動脈が流入動脈であった

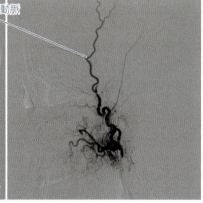

塞栓術後
切除後再建に側頭頭頂筋膜弁を利用することを予定していたため，浅側頭動脈は温存し，耳介への流入動脈のみコイルとNBCAで塞栓した

臨床所見とCTAや血管造影などの画像診断を照らし合わせて病変の拡がりを確認する．頭頸部AVMは手術に伴う出血量が多いことから積極的に塞栓術の併用を考慮する．対側の頸動脈を含む血管造影を行い，病変への流入動脈を同定して，近位塞栓とならないようにできるだけnidusに近い部位で塞栓術を行う．なお，切除後再建で遊離皮弁や局所皮弁を予定している場合は，皮弁の血行障害を生じないように塞栓する血管を選択する．

❷ 切除術

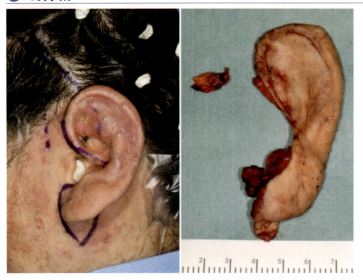

　頭頸部も四肢と同様に切除予定部位を臨床所見や画像診断であらかじめ決定し，病変の周囲から病変と連続する血管を処理して可及的にnidusを一塊に摘出する．外鼻や耳介で軟骨の構造が保たれている場合は，可及的に軟骨を温存する．

Advice
- 塞栓する血管は，再建術で利用する皮弁の血行を考慮して決定する．できるだけ末梢（nidus）付近で塞栓するのがよい．

本症例では，耳介の皮膚（耳垂を含む），軟骨膜，耳垂基部の皮膚軟部組織を切除した

❸ 再建術

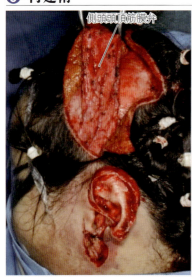
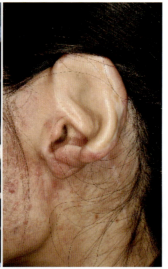

　塞栓術で温存した血管で栄養される皮弁で再建術を行う．基本的な概念は腫瘍切除後の再建術と同様であり，皮弁（局所または遊離）や植皮術を駆使して機能性や整容性に最大限配慮する．明らかに病変が残存した組織を用いての局所皮弁は創治癒が悪く病変の再増大を招くため行うべきでない．

本症例では側頭頭頂筋膜弁で耳介軟骨を被覆し，全層植皮術を行った．植皮は全生着し，耳介上方2/3が温存可能であった

> **著者からのひとこと**　頭頸部浸潤型病変は整容面への配慮からしばしば広範囲切除が不可能となることがある．そのような症例では切除と血管内治療を組み合わせながら治療を行う．

III　硬化療法を含む血管内治療

KEY POINTS
- できるだけnidusに近い部位で塞栓術を行う
- 頭頸部では左右の頸動脈造影を行うことが望ましい
- 硬化療法ではnidus内に確実に穿刺針が入っていることを造影剤注入で確認する

4. 動静脈奇形

❶ 臨床所見，画像診断による病変の確認

AVMでは流入路，流出路の確認が極めて重要である。頭頸部のうち特に眼窩周囲では眼窩内との交通を，顎動脈領域では頭蓋内との交通を，血管造影や直接穿刺造影で確認する。

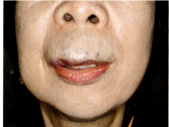

61歳，女性，上口唇AVM
他院で4回の切除術を施行されていた

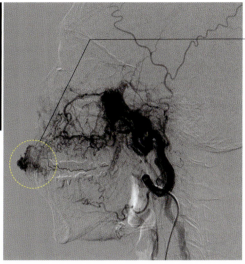

右外頸動脈造影側面像では上口唇中心にnidusを認め，主に右上口唇動脈と顔面横動脈が流入動脈であった

❷ 塞栓術

治療すべきnidusに対してさらに選択的な造影を行う。Nidus付近までカテーテルを進めて，近位塞栓とならないようできるだけnidusに近い部位で塞栓術を行う。

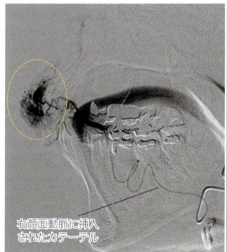

右顔面動脈に挿入されたカテーテル

カテーテルを右顔面動脈～上口唇動脈まで挿入し，選択的に撮影したところ上口唇を占拠するnidusが確認できた

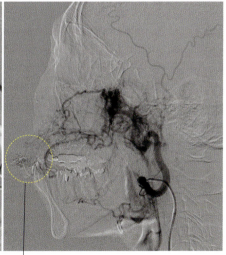

塞栓後の右外頸動脈造影ではnidusの血流低下が確認できる

本症例では，左右の外頸動脈造影を行ったが，明らかに右側優位であったため，右側からのアプローチのみで治療を行うこととした。
NBCA：リピオドール®=1:5の溶液を経カテーテル的に注入した。同様の溶液を右顔面横動脈より注入し，塞栓術を行った

Advice

・頭頸部AVMでは左右から血管が連続していることが多いため，必ず左右の内外頸動脈（合計4本）を撮影する。

第4章 血管腫，血管奇形

❸ 経皮的硬化療法

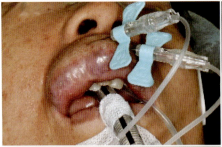
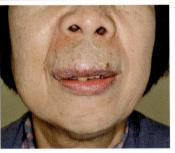
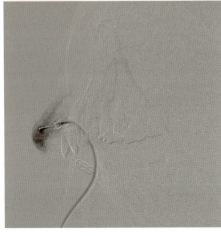

塞栓術に引き続き直接穿刺による硬化療法を行う。DSA により造影剤が病変内に拡がること，主要動脈への誤注入がないことを確認する。

本症例では，3％ポリドカノール：air=1:2 で foam 状溶液として3カ所で，合計 3.2ml 注入した

頭頸部の AVM に対する硬化療法では誤注入により思わぬ合併症を引き起こすことがある。各症例ごとに血管内治療医と十分議論し，治療すべき部位や方法を決定する。

History & Review

● 本邦での複数診療科による診療ガイドライン。治療の推奨度にとどまらず分類，診断，治療などが網羅的に解説され，無料で閲覧やダウンロードができる。
  http://www.marianna-u.ac.jp/va/files/vascular%20anomalies%20practice%20guideline%202017.pdf
● 高流速血管奇形に対する血管内治療について詳しく記載されている。他の項には AVM の画像診断や臨床経過なども書かれている。
  Burrows P: Endovascular treatment of fast-flow vascular anomalies. Vascular Anomalies (2nd ed), edited by Mulliken JB, et al, pp701-764, Oxford University Press, New York, 2013
● AVM 272 症例の長期臨床経過，切除や血管内治療後の再発率について検討している。
  Liu AS, Mulliken JB, Zurakowski D, et al: Extracranial arteriovenous malformations: natural progression and recurrence after treatment. Plast Reconstr Surg 125: 1185-1194, 2010
● 血管造影による AVM の分類とその血管内治療法が記載されている。
  Cho SK, Do YS, Shin SW, et al: Arteriovenous malformations of the body and extremities: analysis of therapeutic outcomes and approaches according to a modified angiographic classification. J Endovasc Ther 13: 527-538, 2006

第4章 血管腫，血管奇形

5. リンパ管奇形

尾崎　峰

Knack & Pitfalls
◎主な治療法は病変形態に応じて異なり，囊胞状リンパ管奇形では硬化療法が，海綿状リンパ管奇形では切除術が選択されることが多い
◎切除術では術後のリンパ漏やリンパ小囊胞の再発が多いため，結紮を中心とした切除を心がける
◎硬化療法は硬化剤の種類ごとに施術方法や術後の管理方法が異なる．そのため，使用する硬化剤について十分な知識が必要となる
◎硬化療法は決して低侵襲の治療法ではない．合併症について熟知したうえで慎重に施術する

特徴・症状

■概念と特徴

リンパ管奇形（lymphatic malformation：LM）とはリンパ管の形成異常によって生じた先天性の病変であり，リンパ管内皮細胞の増殖を伴う腫瘍性病変ではない．従来，このようなリンパ管系の病変はリンパ管腫（lymphangioma）やヒグローマ（cystic hygroma）と呼ばれていたが，先述の通り，これらのリンパ管奇形は生物学的に腫瘍性属性を示さないため，腫瘍を意味する"腫"や"-oma"という接尾語は不適である．そのため，近年はISSVA（International Society for the Study of Vascular Anomalies）分類（表）に従って血管奇形の1つであるリンパ管奇形と名称が変更されつつある．

リンパ管奇形は囊胞の大きい囊胞状リンパ管奇形（macrocystic LM）と囊胞の小さい海綿状リンパ管奇形（microcystic LM），そして両者が混在する病変の主に3つに分類される．通常，囊胞状リンパ管奇形は2～3の隔壁で境界された大きい囊胞で構成されている．一方，海綿状リンパ管奇形は細かい囊胞が多数存在し，びまん性に皮下に浸潤した像を示す．

リンパ管奇形の治療法と予後は，病変の構造によって異なるため，上記の分類について治療前に十分に認識しておく必要がある．しかし，実際は囊胞の大きさを分ける明確な基準は存在せず，画像診断で大雑把に判別することになる．またはそ

表　ISSVA 分類

Vascular anomalies				
Vascular tumors	Vascular malformations			
	Simple	Combined°	of major named vessels	associated with other anomalies
Benign Locally aggressive or borderline Malignant	Capillary malformations Venous malformatins Arteriovenous malformations* Arteriovenous fistula*	CVM,CLM LVM,CLVM CAVM* CLAVM* others	Affect 　lymphatic, veins, arteries Anomalies of 　origin, course number, 　length, diameter, valves, 　communication, 　persistence	Klippel-Trenaunay syndrome Parkes Weber syndrome Sturge-Weber syndrome Maffucci syndrome CLOVES syndrome etc

Overview table（ISSVA HP より抜粋）
2014年に改訂された．リンパ管奇形は vascular malformations のなかの simple に分類されている．なお，混合型（combined）にもリンパ管奇形（L）が多く含まれている

第4章 血管腫，血管奇形

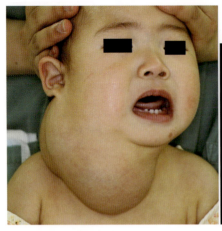

右頸部の巨大な囊胞性病変
（生後8カ月，女児）

CT 所見
いくつかの隔壁で区切られた巨大な囊胞（→）を認める

図1　右頸部囊胞状リンパ管奇形

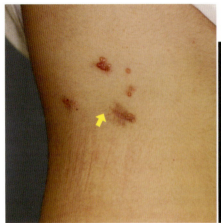

右側腹部の散在性のリンパ小囊胞（→）
（12歳，女児）

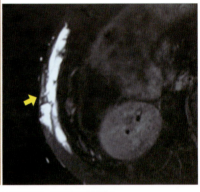

MRI 所見（T2 強調画像）
皮下に高信号病変として描出される大小さまざまな囊胞（→）を認める

図2　右側腹部混合型リンパ管奇形

の他の判別法として，囊胞を吸引することで病変が縮小すれば囊胞状病変と考えることもできる。これらの分類に従えば，従来のヒグローマ（図1）は囊胞状リンパ管奇形，リンパ管腫（図2）は海綿状または混合型リンパ管奇形であることが多い。さらに血管奇形病変には比較的よくあるが，他の血管奇形が混在する病変も存在する。リンパ管奇形の場合は，静脈奇形や毛細管奇形が混在することが多く，それぞれリンパ管静脈奇形（lymphaticovenous malformation：LVM），毛細管リンパ管奇形（capillary lymphatic malformation：CLM）と呼ばれる（表）。

発生学的には胎生期の発達した中心静脈から発芽した原始囊胞がリンパ管の原基であり，そこからリンパ管やリンパ節が形成されるが，リンパ管奇形はこの原始リンパ囊胞からの異常な発芽によって形成されたものである。そのため理論的には生下時より病変は存在するが，生下時の時点で認められるリンパ管奇形は主に囊胞状リンパ管奇形であることが多い。海綿状リンパ管奇形の場合はやや遅れて発症することが多く，青年期，成人になってから認識される病変もある。一般にリンパ

5. リンパ管奇形

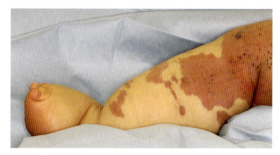

図3　左下肢 Klippel-Trenaunay 症候群
足部と下腿部にリンパ性の組織腫大を認める。皮膚には毛細管奇形が合併している（2歳，女児）

管奇形は病変の増大は少ないと考えられているが，なかには増大傾向の強い例もある。一方，囊胞状リンパ管奇形の場合は消退することもある。

リンパ管奇形はリンパ管を有していない中枢神経系を除き，身体のどこにでも発生するが，主要なリンパ管が存在する部位に発現する傾向にある。具体的には頸部，腋窩が多く（70～80％），鼠径部や腹膜後隙，縦隔なども挙げられる。四肢病変は比較的まれであるが，Klippel-Trenaunay 症候群などの症候群として発現することが多く（図3），同部の骨や軟部組織が肥大する原因となっている。

通常，リンパ管奇形は局所的に発現するが，中枢神経系を除く軟部組織や骨，肝臓，脾臓，肺，縦隔などにびまん性に浸潤する generalized lymphatic malformation（generalized lymphatic anomaly：GLA）と呼ばれる疾患がある。さらに，GLA の病態に加えて骨融解像を特徴とする Gorham-Stout syndrome（disappearing bone disease）と呼ばれる疾患もある。

■ 疫学

正確な有病率は不明とされるが，1,000～5,000出生に1人と推定され，患者数は約10,000人とされる。そのほとんどが幼少期に発症し，男女差，遺伝性は認めない。また人種差について研究された報告は存在しない。

■ 臨床症状

通常は無症候性の腫瘤として存在していることが多く，整容的な問題を除いて日常生活のうえで支障をきたすことは少ない。しかし，病変内出血や感染が生じると病変は増大し，種々の問題が生じる。リンパ管奇形に伴う感染は一般的には蜂窩織炎と同等と考えられ，皮膚に存在するリンパ小囊胞を介する細菌感染が原因と考えられている。

しかし，リンパ小囊胞が存在しない病変であっても蜂窩織炎が生じることもあり，必ずしもこの侵入経路が原因とは限らない。また病変部は易感染性であり，しばしば感染を繰り返す。まれにこの蜂窩織炎から敗血症などの重篤な感染症が惹起されることがある。

また頸部，舌，口腔，咽頭病変の場合は病変の急激な増大により中下咽頭部での上気道狭窄が生じ，呼吸困難を呈することがある。場合によっては，挿管や緊急の気管切開が必要となる。

皮膚・粘膜に表出する先述のリンパ小囊胞（いわゆる限局性リンパ管腫：lymphangioma circumscriptum）は，感染の原因となるだけでなく，リンパ小囊胞自体からもリンパ漏や出血を認めることがある。そのため日々の創処置が必要になるだけでなく，頻回な出血により貧血に至ることもある。さらに筋肉をはじめ，骨，特に顔面骨の形態異常を来たす病変，下肢を肥大させ歩行障害を来たす病変などがある。

診断

皮下病変の場合は超音波検査と MRI での画像検査，そして圧排の有無などの触診，リンパ小囊胞の有無などから診断が可能である。なお，リンパ小囊胞などの皮膚病変が存在している場合は，その時点でリンパ管奇形と診断してもよいが，リンパ管奇形には毛細管奇形（単純性血管腫）や静脈奇形などが混在している病変も多く，血管奇形病変としてどのような病変で構成されているのか，詳細に検討する必要がある。

■ 画像検査

MRI は軟部組織において高いコントラスト分解能を有しているため，軟部病変である脈管性腫瘍・脈管奇形病変においても第1選択となる画像検査法である。特に病変の広がりや隣接組織への浸潤の有無の評価を行いたい場合には有用である。リンパ管奇形病変は T2 強調画像，STIR 像で高信号，T1 強調画像で低信号病変として描出される。また造影 MRI では，リンパ管奇形の場合は内腔が造影されずに隔壁部分が高輝度となるのに対し，静脈奇形では囊胞内に造影効果が認められるため，両者の鑑別診断のうえで一助となる。

超音波検査も必須の検査の1つであり，囊胞状リンパ管奇形の場合は隔壁で境界された無エコーの囊胞が確認できる。出血や感染により囊胞内腔

に高輝度のデブリス様構造や液面形成を認めることがある。カラードプラでは小さな血管構造が嚢胞壁や隔壁内，病変周囲に認められるが，嚢胞内に血流は確認できない。またプローブを押し当てても嚢胞は圧排されない（静脈奇形は圧排される）。一方，海綿状リンパ管奇形の場合は描出される組織内において小さな嚢胞構造が高エコーとして描出されることがある。

CTは臓器特異性は低いが，短時間に広い範囲を撮像できるといった利点を有する。組織分解能ではMRIに劣るが，病変の局在や周囲臓器との関係も評価が可能であり，広範囲病変の場合には有用な検査である。

■穿刺吸引検査

血管性病変に対して穿刺吸引することは，止血困難となる可能性から敬遠されがちな検査であるが，内容液の性状を直接知ることができるため有用な検査の1つである。リンパ管奇形の場合は，内容液はリンパ液であるためやや黄色を帯びた漿液性の液が吸引される。しかし，嚢胞内に出血を生じていることも多く，その場合は血性となる。また穿刺時の皮膚からの出血により，血性になることもある。穿刺液細胞診，穿刺液生化学検査にて内容液がリンパ液であることが確認できれば診断の補助になる。

■病理組織学的所見（HE染色）

リンパ管奇形は発症部位，嚢胞の大小にかかわらず，病変の管腔内面は正常のリンパ管と同様，扁平な内皮細胞によって裏打ちされている。また嚢胞状リンパ管奇形では壁に平滑筋を認めることが多い。病変内部には蛋白様物質，リンパ球を認め，血液を認めることもある。

皮膚・粘膜に表出するリンパ小嚢胞は皮下のリンパ嚢胞の内圧が上昇し，二次的に皮膚・粘膜に形成されたものであり，多くは真皮内に底面を有する。

■組織化学染色，免疫組織化学染色

リンパ管内皮細胞の抽出マーカーは通常podoplanin（抗体名D2-40）が用いられるが，血管奇形病変におけるリンパ管内皮細胞の鑑別の際には，血管内皮細胞のマーカーであるCD31とCD34も多用される。CD31はリンパ管内皮に種々の陽性所見を認めるが，CD34はリンパ管内皮に陰性もしくはごくわずかに染色される程度である。他の血管奇形病変が混在することも多いため，これらのマーカーにより病変の構成形態の把握が可能となる。

一般的な治療法

■標準的治療指針

嚢胞状リンパ管奇形の場合は硬化療法が著効するため，治療法の第1選択と考えてよい。一方，海綿状リンパ管奇形の場合は，嚢胞の内腔が小さく散在性であるため硬化療法の有効性は低い。そのため，切除術が選択されることが多い。このように病変の形態に応じて基本的な治療指針が異なる。しかし，嚢胞状リンパ管奇形であっても，硬化療法の効果が不十分である場合や，残存病変が小さい場合には切除術が選択されることもある。また海綿状リンパ管奇形では広範な病変や深在性病変であることも多く，その場合は切除に伴う機能的・整容的損失が問題となる。そのため，有効な治療が施行できず難治症例となりやすい。症例に応じて，適宜最適な治療法を検討し，患者・家族と十分に話し合ったうえで治療方針を決める必要がある。

■内科的治療

難治性のリンパ管奇形に対して選択されることがある。インターフェロン，ステロイド，サリドマイドなどが治療薬として報告されている。また最近では漢方薬（越婢加朮湯，黄耆建中湯）やシロリムス（mTOR阻害剤）が腫瘍縮小に効果的であったという報告もある。しかし，いずれの治療法もその有用性はいまだ不明確である。

■外科的切除術

リンパ管奇形病変の根治的切除（または亜全摘）を目的とした場合と，症状を有するリンパ小嚢胞の切除のみを目的とした場合がある。

根治的切除を目的とした場合は，術前に病変の占拠範囲を画像診断で確認し，浸潤している組織の合併切除が可能かどうかを検討する。また切除の際は，病変周囲のリンパ管との連絡を遮断する目的で，結紮を多用して病変を切離するように心がける。特に部分切除の場合は術後にリンパ漏が出現しやすい。そのため，吸引ドレーンを留置していても際限なく浸出液が吸引されることがある。その場合は時期を決めて抜去し，十分な圧迫を行う。

一方，皮膚に存在するリンパ小嚢胞のみの切除を目的とした場合は，基本的には部分切除となるため，周囲組織から切離する際は結紮を十分に施行する。しかし，残存病変が存在するため，新たなリンパ小嚢胞が出現する可能性は高い。再発に

■硬化療法

主に嚢胞状リンパ管奇形に対して施行される。病変であるリンパ管の内皮細胞を損傷し，直接的または間接的に病変を縮小させ硬化させる。通常は一度の硬化療法で根治が得られることは少なく，数度の硬化療法が施行される。使用される硬化剤は主にOK-432（ピシバニール®）であるが，より治療効果が高いとされる硬化剤（ブレオマイシン，無水エタノール，オレイン酸モノエタノールアミンなど）も使用される。

硬化療法の具体的な手順は，使用される硬化剤により異なる。基本的には病変を直接穿刺し，造影剤等を用いて病変の形態，流出路を確認する。その際，DSA（digital subtraction angiography）や超音波検査装置が用いられる。

術後の経過は，いずれの硬化剤であっても腫脹や炎症が生じ，1～2週間の経過で改善する。そのなかでもOK-432の場合は炎症反応が強く，局所の発赤と腫脹に加え，38～39℃台の発熱を認める。この発熱は数日継続し解熱する。その他の硬化剤では発熱を認めることは少ないが，硬化剤の種類に応じた特徴的な副反応や合併症が存在する。ブレオマイシンでは用量依存性に肺線維症が発生するとされ，無水エタノールでは心肺虚脱の報告があり，オレイン酸モノエタノールアミンでは肉眼的血尿が比較的高率に発生する。そして硬化療法に伴う皮膚・組織壊死，肺塞栓症などはどの硬化剤を使用しても発生する危険性がある。そのため施術前に十分に施術方法や術後の管理方法について確認する必要がある。

また頸部・咽頭部の病変の場合は，硬化療法後の腫脹により気道狭窄が生じ，治療直後の抜管が困難となる可能性がある。数日間の挿管管理が必要となる場合や気管切開が必要となる場合もあるため，術後管理について周到に準備する。

硬化療法は直視下で施行される手術と異なり，すべて画像所見のみで判断する治療である。そのため，形成外科における治療のなかでは予測困難な要素が多く，比較的リスクの高い治療と言える。硬化療法に伴う合併症も少なからず報告されており，決して低侵襲の治療と考えてはならない。不十分な準備のもとで安易に施行することがないように心して施行すべきである。

I 外科的切除術（背部）

- 部分切除の場合は，術後に残存病変からリンパ小嚢胞が発生しやすい。部分切除にするか全切除にするかは，術前に十分に検討する
- 術後のリンパ漏を予防するために，病変周囲の切離には結紮を多用する

❶ 手技

根治的切除を施行する場合は，術直前に超音波診断装置を用いて病変の局在位置を確認し，切除範囲をマーキングする。

皮膚切開を行い周囲健常組織と切離するが，その際リンパ管の連絡を途絶させる目的で，可能な限り結紮を多用する。

筋肉組織に浸潤している病変など，深部に至る病変の場合は，筋組織であっても積極的に切除する。ただし，機能障害が危惧される場合は，良性の病変であるため，最小限の切除に留める。

部分切除を施行する場合は，残存病変との切離は基本的に結紮を用いて切離する。しかし，それでも残存病変が再増大する傾向は強いので注意する。なお，皮膚性のリンパ小嚢胞のみを切除する場合も，できるだけ結紮を多用する。

病変切除後の皮膚および組織欠損に対しては，欠損範囲や部位に応じて皮弁または植皮での再建を施行する。なお植皮を施行する場合は，移植床からのリンパ漏に対処できるように，できる限り網状植皮とする。

Advice

・術後リンパ漏の多寡は，残存病変の量と結紮をどの程度施行したかによって決まる。手術時間は長くなるが，電気メスを用いて切除するのではなく，丁寧に結紮して病変を切除する。

第4章 血管腫，血管奇形

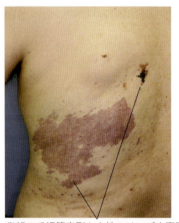

背部の毛細管奇形と血性のリンパ小嚢胞
23歳，男性，毛細管リンパ管奇形

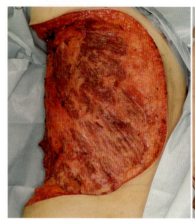

筋肉に浸潤している部位は筋肉も含めて切除した。病変の切除直後の状態

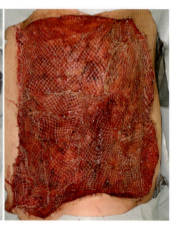

皮膚欠損創に対して網状植皮術を施行した

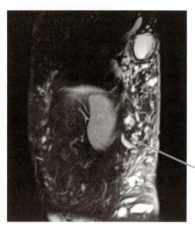

MRI所見（T2強調画像）
背部皮下および筋肉内に，大小さまざまなリンパ嚢胞を確認できる

❷ 術後管理

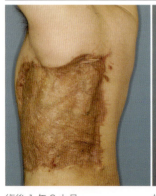

術後1年2カ月
病変をほぼ完全に切除したため，術後にリンパ漏を認めることなく植皮片は良好に生着した。また植皮片上にリンパ小嚢胞の発生を認めることもなかった

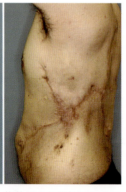

複数回の組織拡張器を用いた皮弁形成術により，植皮部瘢痕を消失させることができた

　根治的切除が完遂できた場合は，術後にリンパ漏が発生する可能性は低くなるため，比較的良好な経過をたどることが多い。しかし，部分切除の場合は術直後にリンパ漏が発生しやすい。そのため，縫縮できた場合であっても創部にリンパ漏による漿液腫が高頻度に発生する。また吸引ドレーンでは抜去できなくなる可能性があるため，できるだけペンローズドレーンを使用する。

　植皮の場合は，リンパ漏が多いと生着が不良となる可能性がある。そのため，一時的にNPWT (negative pressure wound therapy) を用いてもよい。また植皮が生着したとしても植皮片上にリンパ小嚢胞が高頻度に出現するので，術前よりその可能性を十分に説明しておく。

Advice
・リンパ漏による漿液腫に対しては，ステロイド（ケナコルト®）の局所投与が有効な場合がある。

5. リンパ管奇形

II 硬化療法

KEY POINTS
- 硬化剤注入前のモニタリングは合併症予防のために必須である
- 硬化剤の種類に応じて，治療後の反応性が異なる
- 頸部・咽頭部病変の場合は，硬化療法後の気道狭窄が問題となる．症例に応じ，挿管管理や気管切開などの対策を講じる必要がある

❶ 手技

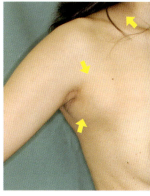
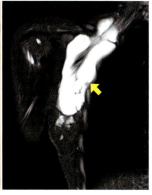

44歳，女性，右腋窩頸部リンパ管奇形
右腋窩から頸部皮下にかけて腫瘤を認める（⇨）

MRI所見（T2強調画像）
腕神経叢周囲に囊胞性リンパ管奇形病変を認める（⇨）。

リンパ管奇形病変が腋窩神経叢周囲に存在しており，右上肢に虚脱感と疼痛を認めていた．病変は囊胞性リンパ管奇形であったため，治療法として硬化療法を選択した．しかし，近接した腋窩神経への影響を考慮して，周囲組織への影響が比較的弱いオレイン酸モノエタノールアミンを選択し，泡状にして用いた

施術前に臨床像とMRI像を比較し，病変の位置を再度確認する．

超音波診断装置を用いて，20〜25Gの針を経皮的に病変内に穿刺する．深在性病変の場合はカテラン針を用いる．この時，可能であれば針先の位置を超音波診断装置で確認する．

陰圧を加えることでリンパ液が吸引されることを確認する．なお，病変内出血を認める場合やリンパ管静脈奇形病変の場合などでは，血液が吸引される．原則としてリンパ液が吸引できなくなるまで吸引を継続する．

造影を施行しない場合は，吸引されたリンパ液の量を確認する．

▶造影を施行する場合

DSA（digital subtraction angiography）を用いて造影検査を施行する．これにより針先が病変内に確実に刺入されていることが確認できる．

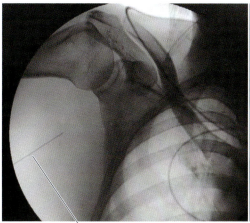
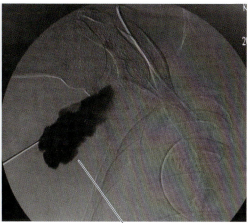

病変に直接針を刺入した

造影した後に硬化剤を注入した．針先が病変内にあることが確認できる

143

第4章 血管腫，血管奇形

　また，造影剤が早期に血管に流出する場合や，一様に円形に拡張する造影所見を認める場合には，針先が適切な位置に入っていないと判断し，速やかに穿刺部位を変更する。
　造影剤が十分に病変内に滞留したことを確認した後に，再度造影剤を吸引し，投与した造影剤と同等量の硬化剤を注入する。

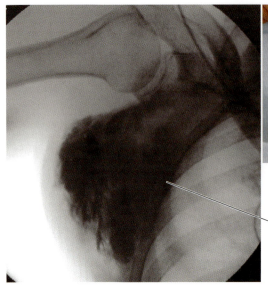

泡状にした硬化剤

複数の囊胞に対して硬化療法を施行した。治療直後の単純X線写真で病変全体に硬化剤が貯留していることがわかる

▶造影を施行しない場合

　吸引されたリンパ液の量と同量の硬化剤を注入する。なお，無水エタノールでは注入量は同等量でよいが，心肺虚脱の可能性があるため，数分してから注入した無水エタノールを回収する。また泡状にした界面活性剤（オレイン酸モノエタノールアミンなど）では注入量は吸引量の2倍までであれば問題はない。
　複数の囊胞があれば，同様の操作を繰り返す。

Advice
・リンパ管奇形病変のなかには，感染や病変内出血により内用液の吸引が困難な症例もある。その際は，造影所見を元に硬化剤を適量注入する。

❷ 術後管理

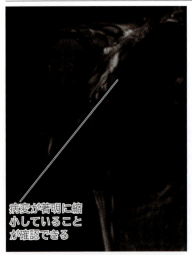

病変が著明に縮小していることが確認できる

2回の硬化療法施行後3カ月のMRI所見（提示した術前MRIと同部位，T2強調画像）

　硬化療法を施行した部位は，病変内腔を圧着させることが重要である。そのため，治療後2週間は同部を圧迫するように心がける。
　また硬化療法後はどの硬化剤を用いても，必ず腫脹と炎症を認める。OK-432では局所炎症が強く，38〜39℃台の発熱を認める。この発熱は数日で改善するが，解熱剤が有効であるため，適宜使用する。
　無水エタノールでは炎症は軽度であるが，皮膚壊死，神経障害などの合併症の発生率が他の硬化剤よりも高い。そのため，術後は創部の状態を確認し，皮膚壊死を認めた場合は軟膏塗布を，神経障害を認めた場合はステロイドの投与などを施行する。
　オレイン酸モノエタノールアミンの場合は，使用量に応じて早期にヘモグロビン尿を認めることがある。放置すると腎不全に至ることがあるため，肉眼的血尿を認めた時点で血漿分画製剤であるハプトグロビンを投与する（1〜4バイアル）。

硬化療法はリンパ管奇形のみならず，血管奇形病変に対して有効な治療法であり，世界的に施行されている標準的な治療法の1つである．しかし，前述のように肺塞栓，心肺虚脱，失明など重篤な合併症も発生し得る．施術するにあたって硬化療法は低侵襲な治療法ではないことを心得る必要がある．

History & Review

- Vascular anomalies を内皮細胞の増殖の有無で初めて分類した世界的に有名な論文．
  Mulliken JB, Glowacki J: Hemangiomas and vascular malformations in infants and children: a classification based on endothelial characteristics. Plast Reconstr Surg 69: 412-420, 1982
- 2014年に改訂されたISSVA分類について，詳細に解説した最新の論文．
  Wassef M, Blei F, Adams D, et al: Vascular anomalies classification: recommendations from the international society for the study of vascular anomalies. Pediatrics 136: e203-e214, 2015
- 本邦におけるリンパ管奇形に関する最新の情報が記載されている．
  難治性血管腫・血管奇形・リンパ管腫・リンパ管腫症および関連疾患についての調査研究班：血管腫・血管奇形・リンパ管奇形診療ガイドライン 2017．厚生労働科学研究費補助金難治性疾患等政策研究事業，pp46-160, 2017
- Vascular anomalies についてまとめられた世界的に希少な教科書．リンパ管奇形についても詳述されている．
  Mulliken JB, Burrows PE, Fishman SJ: Mulliken & Young's vascular anomalies: Hemangiomas and Malformations (2nd ed). pp573-594, Oxford University Press, UK, 2013
- リンパ管奇形などの囊胞性疾患に対する硬化療法について，わかりやすく解説されている．
  深瀬滋：囊胞性疾患の硬化療法．耳喉頭頸 73：638-643, 2001

形成外科治療手技全書 V

腫瘍・母斑・血管奇形

第5章 唾液腺の腫瘍

第5章 唾液腺の腫瘍

1. 耳下腺

林 礼人

Knack & Pitfalls

◎耳下腺腫瘍の診断には臨床所見，画像所見，病理組織学的所見をふまえた総合的な判断が必要で，悪性腫瘍では随伴症状を伴うことも多い。術後の最終的な病理組織診断が術前と異なることもある

◎良性腫瘍であっても易再発性を示すため，周囲の正常耳下腺も含めた切除術が必要となる。耳下腺内には顔面神経が走行し，術後にはその麻痺やFrey症候群といった特異的な合併症を生じるため，慎重な経過観察が必要である

◎悪性腫瘍にはさまざまな組織型が存在し，その予後も異なるが，十分な原発巣の切除ならびに必要に応じたリンパ節郭清に加え，oncologicalな再建術も含めた総合的な治療計画を立てる

特徴・症状

唾液腺腫瘍は頭頸部腫瘍の3～5％とされるが，耳下腺腫瘍はその約80％を占め，日常診療でもしばしば経験する。最も代表的な唾液腺腫瘍になるが，他の唾液腺腫瘍と比較して，良性腫瘍の割合が70～80％と高く，多形腺腫とワルチン（Warthin）腫瘍が良性腫瘍の二大組織型とされる。多形腺腫が他の唾液腺にも生じるのに対し，ワルチン腫瘍のほとんどは耳下腺に発生し，多発病変やテクネシウムの取り込みを認めるなど特徴的な所見を示す。

耳下腺腫瘍の診断は，臨床所見や画像所見に加え，針生検による組織所見もふまえた総合的な判断が必要になる。ただし，術後の最終的な組織診断が術前と異なることもあり，注意を要する。

また，良性腫瘍であっても易再発性を示し，経

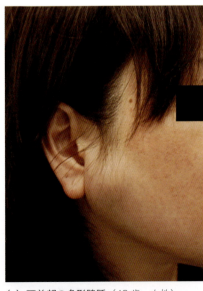 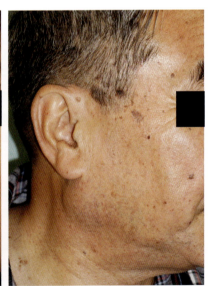

(a) 耳前部の多形腺腫（43歳，女性）　　(b) 下顎角部のワルチン腫瘍（72歳，男性）

図1　耳下腺腫瘍

耳前部〜下顎部に生じる皮下腫瘍で，皮膚との連続性を認めない

過中に悪性転化を生じることもあるため，初回治療が重要になる。さらに，耳下腺内には顔面神経が走行し，術後にはその麻痺やFrey症候群といった特徴的な合併症を生じることもある。

Oncologicalな側面のみならず，機能面・整容面など，さまざまな側面に配慮した治療計画と高度な外科的手技が必要になる。

■臨床症状

耳前部〜下顎部にかけて生じる皮下腫瘍で，通常皮膚との連続性を認めず，可動性も乏しいことが多い（図1）。疼痛や圧痛を伴うこともあり，良性腫瘍の5〜10%，悪性腫瘍の20〜40%に生じるとされる。また，悪性腫瘍では顔面神経麻痺や頸部のリンパ節腫脹といった症状を伴うこともあるため，随伴症状を認める場合には注意する。

■疫学

耳下腺腫瘍の70〜80%が良性腫瘍とされるが，最も多いのは多形腺腫で，良性腫瘍の約60%を占める。発症年齢は40〜50歳代にピークを認め，女性の割合が約60〜80%と多い（図1-a）。それに次ぐワルチン腫瘍は良性腫瘍の約20%を占め，50〜60歳代の喫煙男性に多いとされる（図1-b）。その他の良性腫瘍としては，基底細胞腺腫や神経鞘腫などがある。小児では血管奇形やリンパ管腫といった非上皮性腫瘍も見られる。

悪性腫瘍は耳下腺腫瘍の20〜30%に認められ，その発生頻度は10万人に1.2人と言われる。最も多い組織型については，その報告や地域などによって異なるが，粘表皮癌や腺様嚢胞癌などの頻度が高いとされる。

■局所解剖

耳下腺は前方が下顎骨，後方は乳様突起と鼓室骨・耳介軟骨，尾側は胸鎖乳突筋，頭側は頬骨弓に及ぶ，最も大きな唾液腺である（図2）。顔面神経により浅葉と深葉に分かれ，下顎後静脈がその境界を走行する。顔面神経本幹のおおよその位置は，耳介の耳珠と対耳珠の作る珠間切痕の指し示す方向で切痕先端から1.5〜2cm内側とされる。実際の手術では，この切痕の指し示す方向にある耳介軟骨尾側端が細長く三角形に突出する先端部を指標とする。顔面神経本幹を示すことから"ポインター"と呼ばれ，その先1cm以内に本幹が存在し，茎乳突孔動静脈が併走する（図2）。顔面神経本幹は上枝と下枝に分かれ，下枝の下顎縁枝は，下顎角の下顎骨下縁から5mmほど頭側をまずは走行し，ハンモック状に垂れ下がりながら前方へと向かう。最も垂れ下がった位置と下顎下縁の距離はおおむね2cm以内とされ，顔面動

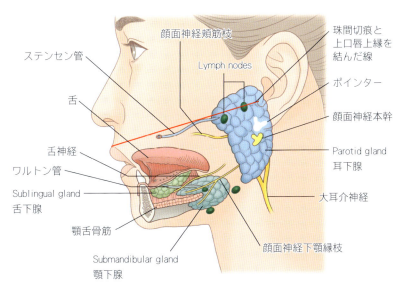

図2　唾液腺の局所解剖

耳下腺は顔面神経により浅葉と深葉に分かれ，本幹やおのおのの分枝，さらに排泄管となるステンセン管の同定や扱いが手術の際に非常に重要となる（赤線）。顎下腺は広頸筋下で深頸筋膜に囲まれ顎舌骨筋により浅部と深部に分かれる。深部は舌下腺とともに舌下腔に存在し，ワルトン管や舌神経などが走行する

脈を横切り分枝を出しながら顔面表情筋に至る。また、顔面動脈から1.5cm前方になるとすべての分枝は下顎縁よりも頭側を走行する。

顔面神経末梢枝で最も同定しやすいのは尾側の頬骨枝または頬筋枝で、珠間切痕と上口唇赤唇上縁を結んだ線上の切痕から約3cmのところで、咬筋上に走行するのを確認できる（図2赤線）。排泄管となるステンセン管は、そのやや尾側に隣接して上記の線と平行に走行し、頬筋を貫通して口腔前庭に開口する。耳下腺下極には胸鎖乳突筋上を斜めに横断し走行する大耳介神経を認め、前枝と後枝に分かれる。

耳下腺腫瘍の手術においては、顔面神経はもとより、これらの神経や脈管の同定・処理が手術結果を大きく左右する。

診断

耳下腺腫瘍の診断には、腫瘍の局在とともに触診や問診が重要で、触診にて粉瘤などの上皮・付属器由来の腫瘍との鑑別をまず行う。

最も頻度の高い多形腺腫は、弾性硬で表面に凹凸を有する単発性腫瘍であるのに対し、ワルチン腫瘍は弾性軟と比較的柔らかく、耳下腺下極に多く存在し、多発性のこともある。

急速な増大傾向や疼痛、顔面神経麻痺といった随伴症状を伴う場合には悪性の可能性も考慮し、より慎重な精査を進める。

検査は、超音波検査、MRIを中心とした画像検査で腫瘍の局在と性状をまず確認し、耳下腺腫瘍と判断されれば、穿刺吸引細胞診での診断を検討する。

腫瘍が両側性であれば木村氏病やリンパ節腫脹に伴う腫瘍などを考慮し、好酸球数などの採血データも確認する。

■画像検査

耳下腺腫瘍の画像検査には、主に超音波検査とMRI検査が用いられる。石灰化病変を伴う場合はCT検査も有用であるが、軟部組織のコントラストや腫瘍の描出能からCT検査よりもMRI検査が第1選択となる。また、腫瘍の経時的造影効果を観察するdynamic-MRIも腫瘍ごとに異なるパターンを示すため、診断のうえで有用である。

画像評価にあたっては、まず耳下腺内の腫瘍かどうかの判断を耳下腺に対する腫瘍の圧排像や腫瘍との間の脂肪層の存在などによって行い、腺内腫瘍であれば耳下腺腫瘍、腺外腫瘍ならばリンパ節腫大などを考える。耳下腺腫瘍と判断されれば、次いで良悪性の区別を行う。病理組織学的に組織構造が似ている場合には、内部構造から良悪性を判断することが困難な場合もしばしばで、腫瘍の境界明瞭度が重要な要素となる。以下、代表的腫瘍の所見を述べる。

多形腺腫における超音波所見は、境界明瞭で、内部エコーは均一なことが多く、後方増強を伴い、内部血流はわずかか、ほとんど描出されない（図3）。

MRI所見では、T1W1低〜中信号、T2W1高信号を示すのが一般的である。被膜の存在と分葉状の形態が特徴の1つとされ、境界明瞭な類円形または結節性の腫瘍として描出される（図4）。Dynamic-MRIでは、信号強度のピークがゆっくりと上昇する漸増パターンを示すのが特徴である。

ワルチン腫瘍の超音波所見は、境界明瞭な類円形腫瘍として描出され、内部は不均一で後方増強を伴い、血流はほとんど描出されない。MRI所見は、T1W1低信号、T2W1不均一で、低〜高信号の領域が存在する。また、悪性腫瘍との鑑別が困難な場合がある。耳下腺下極に存在することが多く、dynamic-MRIで信号強度が急激に上昇して、120秒以内に急速に下降する急増急減パターンをとることが特徴的である（図5）。また、Tcの取り込みが約70％に見られ、FDG-PETでも高集積を示すことが多いなど、他の唾液腺腫瘍

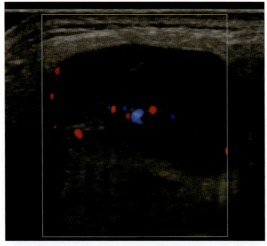

図3　多形腺腫における超音波画像所見
境界は明瞭で、内部エコーは比較的均一となり、後方増強を伴う。内部血流をわずかに認める

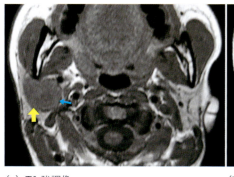
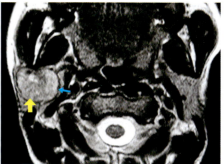

(a) T1 強調像
周囲耳下腺よりも低信号を示す境界明瞭な類円形腫瘤（⇨）を認める（→：被膜）

(b) T2 強調像
中～高信号を示す境界明瞭な腫瘤の周囲に低信号を示す被膜を認める

図4　多形腺腫の MRI 所見

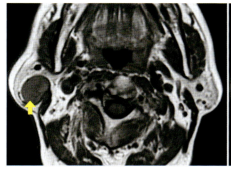
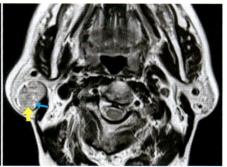

(a) T1 強調像
低信号を示す境界明瞭な腫瘤（⇨）を認める

(b) T2 強調像
低～高信号を示す内部不均一な腫瘤像を呈する。腫瘤内部の囊胞変性により一部高信号を示す（→）

図5　ワルチン腫瘍の MRI 所見

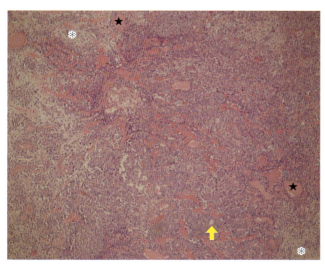

図6　多形腺腫の病理組織学的所見（×100）

筋上皮・基底細胞成分と導管系上皮細胞成分の2種類の細胞が混在して存在する。筋上皮・基底細胞成分は粘液腫様（＊）ないし軟骨様（★）の基質産生を伴い，導管上皮細胞は管腔を形成し（⇨），扁平上皮などへの分化を示す

とは異なる特異性があるため，まずワルチン腫瘍の除外診断を行うことから始めるという考え方もある。

悪性腫瘍における超音波所見は，内部エコーが不均一で，後方増強を伴わないことが多い。不規則な後方音響欠損を複数有する場合には積極的に悪性を疑う。また，腫瘍内部の豊富な血流像も重要な所見で，辺縁は高悪性度癌では不整となるものの，低悪性度癌では辺縁整で浸潤像を呈さないことも多い。MRI像においても，T1W1低信号，T2W1低～中信号で内部は不均一となるが，T1とT2との差が少ない場合には悪性腫瘍を疑う。Dynamic-MRIでは信号強度が急激に上昇して，ゆっくりと下降する急増漸減パターン，または造影効果の薄れない急増プラトーを呈することが多い。

炎症性腫瘍も，悪性腫瘍との鑑別がしばしば問題となり，超音波所見では，内部は不均一で，血流も豊富に描出されるが，悪性腫瘍以上に境界が浸潤性で不定形なのが特徴となる。

■生検

術前の組織診断は，穿刺吸引細胞診（fine needle aspiration：FNA）で行うことが一般的で，米国における大規模な統計では多形腺腫の正診率が82％，ワルチン腫瘍の正診率が71％であったとされる。ワルチン腫瘍は囊胞形成の率が高く，十分な細胞の採取が難しい場合がある。また，悪性腫瘍の場合，細胞播種の危険性も存在す

表1　唾液腺癌の病理組織学的悪性度分類

低悪性度群（5年生存率：85％以上）	
腺房細胞癌	Acinic cell carcinoma
粘表皮癌（低悪性度）	Mucoepidermoid carcinoma（low grade）
多型低悪性度腺癌	Polymorphous low-grade adenocarcinoma
明細胞癌	NOS Clear cell carcinoma, not otherwise specified（NOS）
基底細胞腺癌	Basal cell adenocarcinoma
囊胞腺癌	Cystadenocarcinoma
低悪性度篩状囊胞腺癌	Low-grade cribriform cystadenocarcinoma
粘液腺癌	Mucinous adenocarcinoma
腺癌 NOS（低悪性度）	Adenocarcinoma, NOS（low grade）
多形腺腫由来癌（非・微小浸潤型）	Carcinoma ex pleomorphic adenoma（non / minimally invasive types）
転移性多形腺腫	Metastasizing pleomorphic adenoma
唾液腺芽腫	Sialoblastoma
中悪性度群（5年生存率：50～85％）	
粘表皮癌（中悪性度）	Mucoepidermoid carcinoma（intermediate grade）
腺様囊胞癌（篩状・管状型）	Adenoid cystic carcinoma（cribriform and tubular types）
上皮筋上皮癌	Epithelial-myoepithelial carcinoma
悪性脂腺腫瘍（脂腺癌・脂腺リンパ腺癌）	Malignant sebaceous tumors（sebaceous carcinoma and sebaceous lymphadenocarcinoma）
リンパ上皮癌	Lymphoepithelial carcinoma
高悪性度群（5年生存率：50％以下）	
粘表皮癌（高悪性度）	Mucoepidermoid carcinoma（high grade）
腺様囊胞癌（充実型）	Adenoid cystic carcinoma（solid type）
オンコサイト癌	Oncocytic carcinoma
唾液腺導管癌	Salivary duct carcinoma
腺癌 NOS（高悪性度）	Adenocarcinoma, NOS（high grade）
筋上皮癌	Myoepithelial carcinoma（一部低～中悪性）
多形腺腫由来癌（浸潤型）	Carcinoma ex pleomorphic adenoma（invasive type）
癌肉腫	Carcinosarcoma
扁平上皮癌	Squamous cell carcinoma
小細胞癌	Small cell carcinoma
大細胞癌	Large cell carcinoma

（長尾俊ほか：唾液腺腫瘍の病理診断概論．病理と臨床 29：586-590，2011 より引用一部改変）

るため注意が必要である。
■病理組織学的所見（HE 染色）
　耳下腺腫瘍は，良悪性合わせて 30 以上の組織型が存在し，その組織像も多彩である。大きく筋上皮細胞や基底細胞に関連した腫瘍とそれらの細胞に関連しない腫瘍に分けられ，前者には多形腺腫や基底細胞腫，筋上皮腫，腺様囊胞癌が含まれ，後者にはワルチン腫瘍や粘表皮癌，腺房細胞癌などが含まれる。
　筋上皮・基底細胞関連腫瘍の代表となる多形腺腫では，筋上皮・基底細胞成分と導管系上皮細胞成分の 2 種類の細胞が混在して存在し，2 層構造を呈するなど多彩な形態変化を示す。筋上皮・基底細胞成分は粘液腫様ないし軟骨様の基質産生を伴うことが特徴で，筋上皮細胞成分は形質細胞や平滑筋細胞類似の形態を呈する。導管上皮細胞は管腔を形成し，扁平上皮や杯細胞などへの分化を示すこともある（図 6）。
　ワルチン腫瘍では，筋上皮や基底細胞は伴わず，好酸性の細顆粒状細胞質を呈する上皮細胞が特徴的で，濾胞形成を伴うリンパ組織性間質を伴う。
　良悪性の判断は，構成細胞の核異型や核分裂像，被膜外進展の有無などにより判断されるが，悪性腫瘍はその組織型によって低・中・高悪性度の 3 つに分類される（表 1）。低悪性度癌には高分化の粘表皮癌と腺房細胞癌，中悪性度癌には上皮筋上皮癌や悪性脂腺腫瘍，高悪性度癌には低分化の粘表皮癌，腺様囊胞癌，多形腺腫由来癌，扁平上皮癌などが含まれる。
■組織化学染色，免疫組織化学染色
　主に筋上皮細胞への分化の有無を見るために使用され，pan-cytokeratin（AE1/AE3），α-smooth muscle actin，calponin，p63，S-100 などが筋上皮マーカーとして用いられるが，α-smooth muscle actin と calponin の特異度が高いとされる。
　悪性腫瘍における悪性度や腫瘍細胞の増殖能の指標には Ki-67（MIB-1）や p53 が用いられるが，gross cystic fluid protein-15，androgenreceptor，HER2/new の発現は唾液腺導管癌を強く示唆するとされる。

一般的な治療法

良性腫瘍

■標準的治療指針
　基本的に手術療法が治療の主体となり，腫瘍の核出術では，良性腫瘍でも 20〜45％ と高頻度に再発を生じる。そこで，周囲の耳下腺組織とともに切除を行う葉切除術が必要となる。葉切除によって再発率は 1〜8％ 程度に減少する。大きな腫瘍や腺組織辺縁に生じた場合では一部が核出に近い形態となるため，慎重な経過観察が必要である。
　手術時期については，良性腫瘍には明確な適応基準は存在しない。ただし，多形腺腫では病悩期間が長いと悪性化する可能性が高くなることや良悪性の確定診断が永久標本でしか確定できないこと，腫瘍が大きくなると切除がさらに困難になることから，基本的には早めに切除を行う方向で検討する。ただし，ワルチン腫瘍の悪性化は極めてまれとされ，高齢者に生じることが多いことから画像検査や針生検などで確定的な診断が得られれば，経過観察も 1 つの選択肢になり得る。

■外科的切除術
　耳下腺浅葉に存在する良性腫瘍では，顔面神経を温存し，腫瘍と耳下腺浅葉を一塊にして切除す

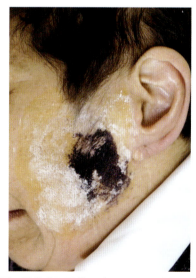

図 7　耳下腺浅葉切除後に生じた Frey 症候群
味覚刺激の後に発汗を生じ，ヨウ素澱粉反応にて，はっきりとした反応を認めている

表2 唾液腺腫瘍のTNM分類と病期分類（UICC第7版，2009）

T：原発腫瘍	
T1	最大径が2cm以下の腫瘍。実質外進展なし
T2	最大径が2cmを超えるが4cm以下の腫瘍。実質外進展*なし
T3	最大径が4cmを超える腫瘍 および/または 実質外進展*を伴う腫瘍
T4a	皮膚，下顎骨，外耳道，顔面神経に浸潤する腫瘍
T4b	頭蓋底，翼状突起に浸潤する腫瘍，頸動脈に浸潤する腫瘍
N：所属リンパ節	
N0	所属リンパ節転移なし
N1	同側の単発性リンパ節転移で最大径が3cm以下
N2a	同側の単発性リンパ節転移で最大径が3cmを超えるが6cm以下
N2b	同側の多発性リンパ節転移で最大径が6cm以下
N2c	両側あるいは対側のリンパ節転移で最大径が6cm以下
N3	最大径が6cmを超えるリンパ節転移
M：遠隔転移	
M0	遠隔転移なし
M1	遠隔転移あり

病期	T分類	N分類	M分類
Ⅰ期	T1	N0	M0
Ⅱ期	T2	N0	M0
Ⅲ期	T1, T2	N1	M0
	T3	N0, N1	M0
IVA期	T1, T2, T3	N2	M0
	T4a	N0, N1, N2	M0
IVB期	T4b	Any N	M0
	Any T	N3	M0
IVC期	Any T	Any N	M1

*実質外進展：臨床的または肉眼的に周囲の軟部組織や神経に浸潤しているもの

る耳下腺浅葉切除が標準的術式となる。特に，腫瘍の大きさが4cmを超えるものでは，血行性浸潤を促す粘液性間質をより多く含むため注意を要する。浅葉切除に伴う合併症を軽減するため，腫瘍周囲の正常耳下腺組織を1〜2cm程度付けて切除する浅葉部分切除術（partial superficial parotidectomy：PSP）が主流になりつつある。さらに，浅層の小病変については，被膜外切除が可能ならば再発率も低く保つことができるとの考え方で，顔面神経を同定せずに切除を行う被膜外摘出（extracapsular dissection：ECD）の有用性も近年報告されている。

■耳下腺浅葉切除術の合併症

主に顔面神経麻痺とFrey症候群があり，顔面神経麻痺の発症頻度は一過性麻痺が11〜40%，永久麻痺が1〜6%とされる。

●Frey症候群

食事時などの味覚刺激に際し，耳下腺部に発汗，発赤，熱感などの症状を呈する（図7）。耳下腺切除の際に損傷される唾液分泌神経の近傍皮膚汗腺への過誤支配によるとされ，その発症率は12〜53%と高頻度である。

発症予防には，残存する耳下腺や耳介側頭神経と皮膚との間にバリアーとなる組織を移植することが効果的とされ，胸鎖乳突筋弁や浅側頭筋膜弁のほか，近年では広頸筋弁の移植も注目されてい

る。SMAS弁も効果的とされるが，欧米では無細胞化同種真皮の有用性も報告され，合併切除する耳下腺を少なくすることも予防に有効となる。

悪性腫瘍

■標準的治療指針

耳下腺悪性腫瘍の5年疾患特異的生存率は57〜80%とされ，予後不良のリスク因子には，T4, high stage, 組織学的高悪性度，術前顔面神経麻痺，腫瘍径4cm以上といったものが挙げられる。約20%に遠隔転移を認め，組織学的に高悪性度のものはその頻度が高くなるため，良好な局所制御が遠隔転移の制御にも重要となる。

手術療法が治療の主体となり，切除範囲の決定には，腫瘍の大きさや実質外進展の有無，周囲組織への浸潤といったTNM分類（UICC）が1つの目安となる（表2）。

■外科的切除術

実質外進展を伴わない4cm以下のT2病変までは，葉部分切除術が一般的だが，T3病変になると耳下腺全摘術を必要とすることが多い。顔面神経については，原則温存するが，術前に顔面神経麻痺を認める場合や術中に腫瘍の直接浸潤や強い癒着を確認できる場合には，T分類にかかわらず合併切除を要する。腺様嚢胞癌は神経に沿った強い浸潤傾向を示すため，十分な安全域を確保

したうえで，術中迅速検査による切除断端の確認が必要となる。

顔面神経の欠損には，神経移植または移行術による神経再建術を検討する。適応は，術後の麻痺残存や腫瘍性状，補助療法の有無などを総合的に加味したうえで判断し，顔面神経本幹や末梢枝断端の状態に合わせ，最適な再建術式を選択する。

T4病変では周囲組織を含めた拡大全摘術が必要となり，皮膚や軟部組織欠損を伴うことが多い。欠損が大きい場合には，有茎または遊離皮弁による組織再建も必要になる。

■リンパ節郭清

頸部リンパ節転移の発生率は18〜28%とされる。レベルⅡに最も高率に生じ，レベルⅢも同程度とされるが，しばしばレベルⅣやⅤへのスキップ転移も生じる。そこで，臨床的にリンパ節転移陽性の場合には，レベルⅠ〜Ⅴの全領域について郭清術を行う。一方，予防的頸部郭清術の適応については一定の見解に至っておらず，組織学的に高悪性度のものやT4症例には，施行を検討する。

■補助療法

放射線療法は術後補助療法や手術との併用療法として用いられることが多く，高悪性度症例や不完全切除例，実質外進展を伴うT3以上の症例などで適応される。

化学療法は感受性が低く，姑息的な治療法とされる。他の頭頸部癌に準じたレジメンが使用されるが，組織型によってもその効果は異なる。特定の受容体発現を認める唾液腺導管癌などについては，分子標的薬の効果が近年注目されている。

耳下腺腫瘍に対する外科的切除術

- 腫瘍の局在や大きさに応じ，顔面神経の露出や切除する耳下腺の範囲をイメージする
- 神経への愛護的操作と腺実質内の剝離操作にメリハリをつけ，スムースな手術を行う

❶ 術前準備，切開デザイン

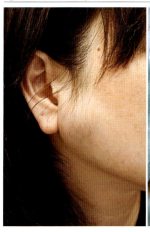
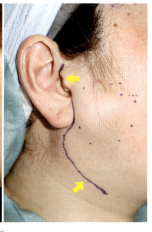

43歳，女性，下顎角部多形腺腫

手術は仰臥位で行うが，術野が展開しやすいように，肩下に低い枕を入れ，頭部を後傾させる。

耳下腺管開口部からメチレンブルーなどの色素を1〜2ml注入して耳下腺を染色する。耳下腺と脂肪組織の見分けがつきやすいほか，ステンセン管と神経との鑑別に有用となる（熟練者には不要）。

皮切は耳前部から頸部にかけてのS状切開が基本となり，下顎部では顔面神経下顎縁枝の損傷を避けるため，下顎下縁から2横指程度下方の切開とする（⇨）。神経刺激を行うため，リドカインの使用は避け，10万倍ボスミン液を局所注射したのち，皮切を置く。

Advice

- 耳垂部後方に回るようなデザインにすると皮弁先端部の血流が不安定になることがあるため，耳垂下方はなだらかなカーブとする。
- 切開をより目立ちにくくするためには，耳前部ではなく，耳珠の裏面を通る皮切を置く（⇨）。

❷ 顔面神経の同定

顔面神経の同定法には，顔面神経本幹を同定してから順行性に分枝を剥離していく本幹露出法（anterograde parotidectomy）と耳下腺前縁でおのおのの末梢枝を同定し本幹に向かって逆行性に剥離を進める分枝露出法（retrograde parotidectomy）がある。どちらの挙上法をとるかは腫瘍の大きさや局在，術者の習熟度によって選択が分かれる。本幹露出法では耳下腺下極を挙上するため，大耳介神経の切断や損傷を余儀なくされるが，分枝露出法では温存が比較的容易である。

▶本幹露出法

耳下腺後縁から下極の剥離を行ったうえで，外耳道軟骨最深部となるポインターを露出させ，その先端に顔面神経本幹を同定する。本幹に併走する茎乳突孔動静脈に注意が必要で，損傷すると出血で本幹同定が困難になる。

▶分枝露出法

耳下腺前縁で同定の容易な顔面神経頬筋枝や下顎縁枝を周囲組織のランドマークを元に同定したうえで，分枝に沿って耳下腺実質内を分割しながら，必要な部分まで耳下腺浅葉の挙上を行っていく。珠間切痕と上口唇赤唇上縁の線上に存在する頬筋枝（または尾側頬骨枝）の同定が容易である。

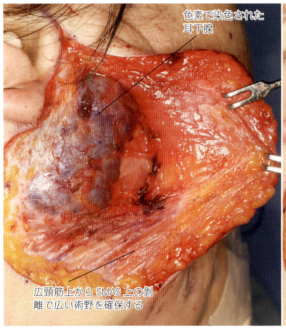
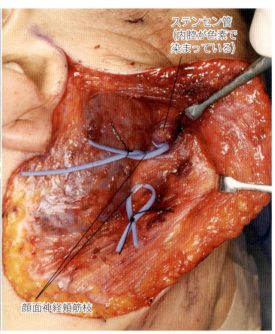

Advice
・分枝の同定にはバイポーラタイプの神経刺激器が有用である。
・ステンセン管の見極めには注意する。

❸ 腫瘍切除（浅葉切除）

顔面神経の本幹または分枝を同定後に，耳下腺実質内の剥離を行い，腫瘍周囲に正常耳下腺を付けながら切除を行う。実質内の剥離の際は神経を愛護的に扱い，適宜ベッセルループを使用しながら過度な牽引がかからないように注意する。術野展開のため助手が周囲組織を筋鉤で引く場合には，神経が一緒に引かれていないか十分に注意を払う（特に下顎縁枝は麻痺を生じやすい）。

腫瘍が大きい場合や下極近くに存在する場合には，腫瘍周囲に正常耳下腺を付けることが難しいこともしばしばで，腫瘍底部を剥離する際などに被膜を損傷しないように細心の注意を払う。腫瘍周囲に1cm程度正常耳下腺を付ければよいため，合併切除する正常耳下腺は最小限に留め，腫瘍が小さい場合や前方に存在する場合には浅葉部分切除で済ませる。

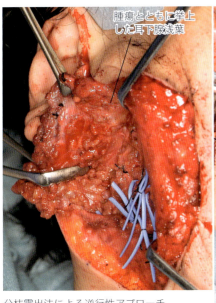
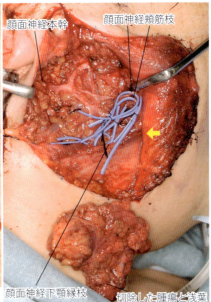

分枝露出法による逆行性アプローチ

切除した腫瘍と浅葉

（上図ラベル）腫瘍とともに挙上した耳下腺浅葉／顔面神経本幹／顔面神経頬筋枝／顔面神経下顎縁枝

Advice
・耳下腺実質内の操作にはメリハリも必要で，神経周囲の愛護的操作とともに神経の非走行部では大胆な剥離操作で術野を展開していく。
・腺実質は易出血性だが，ガーゼ圧迫で止血が得られる。

❹ 欠損部の被覆

　耳下腺腫瘍切除後には，Frey 症候群予防のため，残存した耳下腺被膜で欠損部を被覆する。耳下腺被膜での被覆が困難な場合には，残存耳下腺と耳前部皮弁が直接接しないように，筋弁や筋膜弁の移植を行って欠損部を被覆する。胸鎖乳突筋弁や側頭筋膜弁の使用が一般的だが，広頸筋弁も低侵襲で有用な手法である。皮下に持続陰圧式のドレーンを留置し，2 層縫合で創閉鎖を行う。

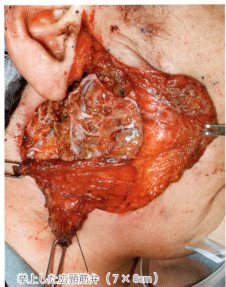
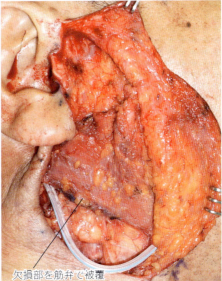

挙上した広頸筋弁（7×8cm）　　欠損部を筋弁で被覆

欠損部に対する広頸筋弁移植

❺ 術後管理，経過

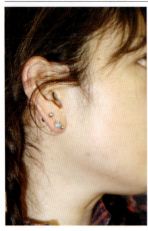

術後1年で経過は良好である

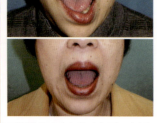

下顎縁枝麻痺を生じた別の症例。術後6カ月で自然回復した

術直後には，顔面神経や大耳介神経の麻痺がないか評価しながら創部の経過観察を行う．創部は術後約1週で抜糸が可能となるが，唾液漏や漿液腫などにも留意する．

多形腺腫は再発を生じやすい．腫瘍が大きく，核出に近い状態となった場合などには，再発の可能性を念頭に長期的な経過観察を行う．また，Frey症候群についても，術後数カ月してから生じるため，注意を要する．

Advice
- 下顎縁枝は麻痺を生じやすいが，きちんと温存されていれば，術後6カ月程度で自然回復することが多い．

- 本幹露出法が一般的だが，筆者は，大耳介神経が温存可能な点や本幹損傷の危険性が少ないことなどさまざまな利点から分枝露出法で行っている．頸部の切開から広頸筋を同定し，そこからSMAS上に剝離を進めていくと，安全に広い術野を確保することができる．手術が行いやすい．
- 耳下腺浅葉切除後の広頸筋弁移植は，同一術野からの筋弁採取が可能で，手技的にも簡便かつ採取部の犠牲も少ない．有用な手法と考えて頻用している．

History & Review

- ●米国における穿刺吸引細胞診（FNA）の大規模な統計をまとめた論文で，FNAの有用性を示す重要な論文．
  Hughes JH, Volk EE, Wilbur DC: Pitfalls in salivary gland fine-needle aspiration cytology: lessons from the college of American Pathologists Interlaboratory comparison program in Nongynecologic Cytology. Arch Pathol Lab Med 129: 26-31, 2005
- ●本邦における耳下腺腫瘍に対する一般的な考え方や治療法についてまとめた論文．
  奥田稔，坂口幸：耳下腺腫瘍の診断と治療．耳鼻臨床 79：867-879，1986
- ●唾液腺腫瘍全般について総合的にまとめた論文．
  高橋光：口腔咽頭喉頭疾患 唾液腺腫瘍．耳鼻・頭頸外科 81：567-576，2009
- ●耳下腺腫瘍に対する近年の考え方である被膜外摘出について論じた論文．
  Cristofaro MG, Allegra E, Giudice A, et al: Pleomorphic adenoma of the parotid: extracapsular dissection compared with superficial parotidectomy — a 10-year retrospective cohort study. Sci World J 564053, 2014
- ●耳下腺癌に対する手術で重要となる顔面神経の扱いや考え方について述べた論文．
  Cravero L, Machetta G, Lerda W, et al: Treatment of malignant neoplasms of the parotid gland. Otolaryngol Head Neck Surg 121: 627-632, 1999
- ●耳下腺腫瘍の術後合併症で問題となるFrey症候群やその予防法についてまとめた論文．
  Hayashi A, Mochizuki M, Suda S, et al: Effectiveness of platysma muscle flap in preventing Frey syndrome and depressive deformities after parotidectomy. J Plast Reconstr Aesthet Surg 69: 663-672, 2016

第5章 唾液腺の腫瘍

2. 顎下腺，舌下腺

林 礼人

Knack & Pitfalls

◎顎下腺腫瘍は，耳下腺腫瘍に次いで発生頻度が高く，顎下部の腫脹を呈するが，唾石や腺周囲のリンパ節病変，さらに炎症性疾患や自己免疫性疾患といった腫瘍以外の疾患との鑑別も重要になる

◎舌下腺腫瘍は，唾石による慢性炎症との鑑別を要するが，充実性病変としての硬結を粘膜下に生じる．舌神経の麻痺症状や舌の痺れといった神経症状をしばしば生じ，診断の指標となる

◎顎下腺ならびに舌下腺腫瘍は，耳下腺腫瘍と比較して悪性腫瘍の割合が高い．悪性を念頭に置いた慎重な精査や治療計画が必要となる．隣接した頸部リンパ節への転移も生じやすいため，リンパ節郭清も考慮に入れる

特徴・症状

顎下腺腫瘍は，唾液腺腫瘍のなかでは耳下腺腫瘍に次いで発生頻度が高く，悪性腫瘍の割合が約20～50％と耳下腺腫瘍と比較して高頻度であるため，悪性の可能性を念頭に置いた診断ならびに治療が必要不可欠となる．

舌下腺腫瘍は，大唾液腺腫瘍のなかで最も頻度が低く，0～3％程度とまれである．顎下腺腫瘍よりもさらに悪性腫瘍の割合が高く，より慎重な対応が必要となる．

■臨床症状

●顎下腺腫瘍

顎下部の無痛性腫瘤や腫脹を主訴とすることが多く（図1），疼痛のある場合には，悪性腫瘍や炎症性疾患の可能性を考える．舌の痺れや顔面神経下顎縁枝麻痺に伴う下口唇変形といった随伴症状も悪性を疑う際の重要な所見となる．

●舌下腺腫瘍

舌下部の口腔底に生じる隆起性病変や腫脹として生じる．悪性腫瘍であることが多いため，腫瘍が増大してくると疼痛を生じたり，粘膜に浸潤すると潰瘍形成を伴うこともある．舌神経の麻痺症状や舌の痺れといった神経症状を20～50％に生じ，診断の指標になる．

■疫学

●顎下腺腫瘍

唾液腺腫瘍全体の5～15％程度で，その約半数が悪性ともいわれ，腺様嚢胞癌，腺癌，粘表皮癌が多いとされる．一方，良性腫瘍の95％以上は多形腺腫で，顎下腺内には一般にリンパ節が存在しないことからワルチン腫瘍はあまり生じないとされている．

悪性腫瘍は耳下腺癌と比較して予後不良となる傾向があり，遠隔転移を伴うStage IVの割合も35～47％と初診時から進行例であることが多い．

●舌下腺腫瘍

大唾液腺腫瘍の0～3％程度とまれではあるものの，悪性腫瘍の割合は70％以上と非常に高い．腺様嚢胞癌が30～40％程度と最も多く，次いで粘表皮癌が多いとされる．良性腫瘍については，顎下腺腫瘍と同様に多形腺腫が高頻度となる．

■局所解剖（第5章 1.耳下腺 図2）

顎下腺は下顎下縁と顎二腹筋前腹・後腹に囲まれた顎下三角に存在し，顎舌骨筋後縁によってくびれてU字状を呈している．その深部は舌骨舌筋，中咽頭収縮筋，茎突舌筋に囲まれるが，顎舌骨筋によって浅部と深部に分けられ，深部の前方から排出管であるワルトン管が出て，舌下小丘に開口する．顎下腺は，耳下腺と異なりしっかりとした被膜に包まれ，広頸筋の深部で浅葉と深葉の2層の深頸筋膜に囲まれている．深頸筋膜浅葉の直下には顔面動脈や顔面神経下顎縁枝が走行するが，顔面動脈自体が顎下腺を貫通することはほとんどなく，その分枝が貫通する．

顎舌骨筋よりも深部頭側は舌下腔とされ，舌下腺が存在するほか，ワルトン管，舌神経，鼓索神経，舌下神経，舌深動脈，舌下動脈などが走行し，口腔底を構成する．

第5章 唾液腺の腫瘍

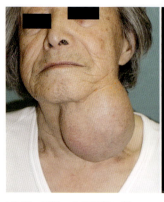
79歳，男性，左下顎部の顎下腺腫瘍

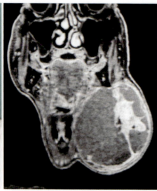
MRI 冠状断　T1強調像

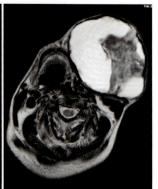
MRI 横断面　T2強調像

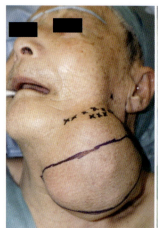
皮切デザイン

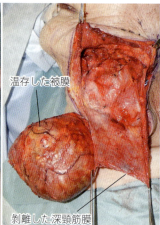
深頸筋膜浅葉下で剥離し，被膜は温存した

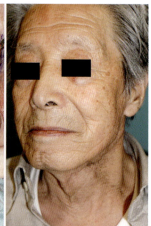
術後1年，再発を認めず形態的にも良好である

図1　顎下腺腫瘍

診断

●顎下腺腫瘍

顎下部の腫脹を呈するが，唾石や腺周囲のリンパ節病変，さらに炎症性疾患や自己免疫性疾患との鑑別が重要になる。

腫脹が片側性なのか両側性なのかをまず確認するとともに，症状の経過が急速なのか，疼痛・発熱といった急性炎症所見を伴うのか，摂食との関連はどうかといった問診が重要となる。腫脹が急に出現して増大し，痛みや発赤を伴う場合には炎症性疾患を疑い，接触時に疝痛発作を伴って生じる場合には，唾石の存在を疑う。

その後，顎下部と口腔内の視診・触診を行っていくが，最も重要なのは口腔底と下顎部の双方から両手で病変を挟むようにして触診を行う双手診（図2）で，病変の部位や大きさ，硬さなどの性状に加え，可動性や周囲との癒着，圧痛，唾石の有無などを評価する。

顎下腺腫瘍では，腫脹が片側性で徐々に増大することが多く，痛みや非可動性，急速な増大傾向，さらに顔面神経下顎縁枝麻痺やリンパ節腫脹といった随伴症状を伴う場合には，悪性腫瘍や良性腫瘍の悪性転化も考慮する。

両側性腫脹の場合には，Sjogren症候群やミク

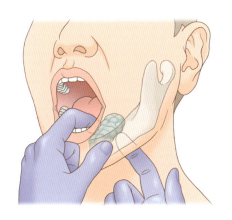

図2 顎下腺腫瘍の診察法（双手診）
(高橋光明：唾液腺腫瘍．耳喉頭頸 81：567-576, 2009 を改変)

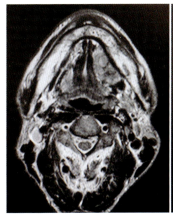 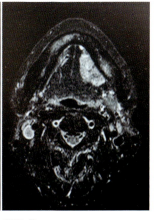

T2 強調像　　　　　　　　　STIR 像

図3　舌下腺腫瘍の MRI 所見（横断面）
T2 強調像で低〜中信号で，内部がやや不均一な腫瘍像を認める

リッツ病，キュットナー腫瘍などの IgG4 関連硬化性疾患といった自己免疫疾患を考慮におくとともに，MALT リンパ腫を含む悪性リンパ腫の可能性についても念頭に置きながら鑑別を進め，血液所見や画像所見，さらに針生検などによって診断を確定的なものに近づけていく。

● 舌下腺腫瘍

唾石による慢性的な口腔底の炎症との鑑別を要するが，充実性病変としての硬結を触れる。小唾液腺腫瘍との鑑別が必要な場合もあるが，小唾液腺由来の腫瘍は口腔底粘膜部に生じるのに対し，舌下腺に発症したものは粘膜下に存在するとされる。

■画像検査

顎下腺および舌下腺腫瘍の画像検査では，病変が「唾液腺腺内か」「腺外か」の鑑別がまず重要で，唾液腺内の腫瘍となれば，質的診断をさらに進めていく。唾石症か否かについてはX線写真やCTにおいて石灰化像を確認できるが，腫瘍内の性状を判断するにはMRIが最も有用で，横断面のみならず冠状断像の撮影も腫瘍と唾液腺との位置関係を評価するうえで重要である（図1）。

嚢胞性疾患は，MRIにおいてT2W1高信号で内部が均一な所見を示すことが多く，水成分の減少に伴い充実性腫瘍の像に近づく。一方，多形腺腫は，薄い低信号の被膜部に包まれ，辺縁整，分葉状，内部不均一な像を呈し，全体的にT1W1低信号，T2W1高信号で，低悪性腫瘍との鑑別が困難な場合もある（図1）。扁平上皮癌，腺癌，腺様嚢胞癌といった高悪性度の腫瘍では，腫瘍胞巣と結合織が細かく混在して内部が不均一となり，周囲への浸潤像も示して辺縁不整となる。特に舌下腺腫瘍では悪性の可能性が高く，下顎骨も含めた周辺組織への浸潤の評価を慎重に行う必要がある（図3）。

超音波も簡便に行うことができるため積極的に施行することが望ましく，特に嚢胞性疾患の鑑別には有用である。良悪性の特徴もMRIでの画像所見と同様，悪性では形態不整，境界不明瞭で内部が不均一・粗雑となる一方，後方エコーの減弱や消失といった所見にも注目することで，ある程度の質的診断が可能となる。

■生検

顎下腺腫瘍，舌下腺腫瘍とも悪性腫瘍の可能性が高いため，穿刺吸引針細胞診による術前診察が非常に重要となる。正診率88〜93%，敏感度66〜81%，特異度94〜100%とされ，非常に有用な検査と考えられる一方，正診率は100%とはならないため，注意が必要である。特に良性的中率よりも悪性的中率が低いとされ，多形腺腫由来癌や悪性リンパ腫などの判定が困難な場合がある。そのため，臨床所見や画像所見で悪性が疑われ，針生検でその確定が得られない場合には，手術時の迅速病理診断を併用するなどして，総合的に判断を行う。

■病理組織学的所見（HE 染色）

唾液腺腫瘍の分類として耳下腺腫瘍と同様となるが，良性腫瘍のほとんどは多形腺腫が占める。

悪性腫瘍では腺様嚢胞癌が最も多く，次いで腺癌，類表皮癌，多形腺腫由来癌などが多い。

一般的な治療法

顎下腺や舌下腺腫瘍の術前診断は難しく，悪性腫瘍の割合も多いことから，腺内に限局した腫瘍には顎下腺または舌下腺全摘が標準的な術式となる。

●顎下腺全摘

顔面神経の下顎縁枝への愛護的操作と温存に努め，舌下神経や舌神経を損傷しないよう留意しながら行う。顔面神経下顎縁枝は深頸筋膜浅葉とともに挙上することが可能で，下顎縁枝を直接剥離同定するよりも，顎下腺下縁または舌骨上縁のレベルで深頸筋膜浅葉を切開して顎下腺被膜に沿って剥離することで安全に温存することが可能である。

●舌下腺全摘

舌下腺の内側に舌神経やワルトン管が走行するため，その温存や処理が問題となる。舌下腺の排出管となる大舌下腺管は2/3に認め，結紮処理が必要となるが，ワルトン管を切断した場合には，切断端を口腔底粘膜へ縫合したり新たな開口部の作成を行うことが多い。

■リンパ節郭清

組織学的悪性度が高い場合や周囲組織への浸潤や癒着を認める場合には，周囲のリンパ節も含めた切除が必要となる。

顎下腺癌の頸部リンパ節転移率は30〜40%と耳下腺癌よりも多い。顎下腺被膜が周囲組織と緩く結合し，隣接した頸部リンパ節への転移を生じやすいためと考えられている。転移陽性の場合には，レベルⅠ〜Ⅴまでの全頸部リンパ節郭清を行う。

予防的頸部郭清については，潜在的リンパ節転移率が高いことや原発巣切除の切開で可能なことなどから，より積極的に行う傾向にある。

■術後補助療法

放射線療法は，組織学的な中〜高悪性度例や脈管・神経浸潤例，リンパ節転移陽性例，断端陽性・近接例で術後照射が推奨されている。また化学療法については確立されたものはなく，姑息的な施行に留まる。

■予後

5年生存率は顎下腺癌では48〜81%，舌下腺癌では69%との報告がある。

予後因子には，組織型，リンパ節転移，腫瘍径，顔面神経浸潤などが挙げられるが，進行例が多く生存率が低い傾向があるため，より慎重な対応が必要となる。

History & Review

●顎下腺腫瘍の診断と鑑別について，フローチャートを作成し，わかりやすく解説している。
松延毅：顎下腺腫瘍の鑑別診断．ENTONI 148：18-26，2012

●顎下腺癌について，診断から生存率まで，網羅して記載している。
中村哲，石永一，大津和ほか：顎下腺腫瘍の臨床ならびに病理学的検討．耳鼻・頭頸外科 86：665-669，2014

形成外科治療手技全書 V

腫瘍・母斑・血管奇形

第6章 リンパ節郭清

p.163

第6章 リンパ節郭清

1. センチネルリンパ節生検

林 利彦・山本有平

◎センチネルリンパ節生検の同定手技は各種あるが，それらの特性をよく理解し併用することで正確なセンチネルリンパ節の同定が可能になる
◎特に頭頸部では原発巣の部位によってセンチネルリンパ節の存在する範囲に特徴があることをよく理解する
◎センチネルリンパ節生検の合併症をよく理解し，慎重に生検を施行する

概要

■センチネルリンパ節とは

センチネルリンパ節（sentinel lymph node：SLN）とは腫瘍から直接リンパ流を受ける最初のリンパ節である。1～複数個存在する場合がある。例えば肉眼的（臨床的）にリンパ節転移を認めない悪性黒色腫において，SLNを正確に同定し，リンパ節内の微小転移の有無を確認することで，病期やその後の所属リンパ節郭清の適応を決定する治療上の重要な因子となる。

■センチネルリンパ節生検の歴史

癌治療におけるリンパ節との関係は，18世紀にValsalvaが局所の癌細胞がリンパ行性に転移するという事実を報告し，1863年にVirchowによって所属リンパ節の免役防御器官としての重要性が報告されたことに始まる。これらが癌の外科的治療におけるen block dissectionの概念となった。また1959年にGouldらは，耳下腺腫瘍において初めてsentinel nodeという用語を使用し，特定のリンパ節を同定して術中迅速病理診断を行い所属リンパ節郭清の適応を決定するというセンチネルリンパ節生検（sentinel lymph node biopsy：SLNB）の概念を提唱した。その後1976年にCabanasは陰茎癌に対して同様にSLNを同定し，これらのリンパ節への転移の有無によって所属リンパ節郭清の適応を決定する方法を報告した。そして，1992年にMortonらはblue dyeを用いた色素法によって術中にリンパ管とSLNを同定する方法を詳細に報告し，SLNに転移を認めた場合に周囲のリンパ節を摘出することの重要性を強調した。また，1994年にReintgenらは，術中の色素法に加え術前にリンパシンチグラフィーを行うことでSLNの同定率が上がることを報告した。さらに，1995年にKragらは，術中の色素法にガンマプローブによるhot nodeの同定を追加することの有用性を報告した。また，2005年にKitaiらは，乳癌に対してインドシアニングリーン（ICG）を使用した蛍光法によるSLNの同定法について報告した。2010年にHayashiらは，shine-through現象（RIの投与部位が高集積になるために原発巣とSLNが近い症例ではアーチファクトによってhot nodeの同定が困難になる現象）が問題となる頭頸部のメラノーマのSLNBに対して術前のリンパシンチグラフィー，術中の色素法とガンマプローブ法に加えてICGを用いた蛍光法をすべて併用することで，SLNBが困難な頭頸部においてもSLNの正確な同定が可能になることを報告した。

■センチネルリンパ節生検の意義

SLNの転移の有無によって，SLNより下流のリンパ節への転移の可能性を判断して，転移がある場合に所属リンパ節の郭清を施行する。SLNBは肉眼的（臨床的）リンパ節転移を認めない症例において，予防的リンパ節郭清と比較して外科的な侵襲が少ない手技であることに重要な意義をもつ。皮膚悪性腫瘍診療ガイドライン（第2版）において，悪性黒色腫ではtumor thickness≦0.75mmではSLNBは勧められないが，tumor

表 センチネルリンパ節の検査法と特徴

同定法	長所	短所
色素法	放射線被曝なし shine-through 現象がない 取り扱いが簡単 直視下に確認可能（リンパ流，SN）	リンパ節の青染時間が短い 比較的広い切開が必要 まれにアレルギー反応あり 習熟期間が長い
蛍光法	放射線被曝なし リンパ流の経路も同定できる 皮膚切開，脂肪組織の剥離が最小限（低侵襲） 摘出時に SN か否か確認できる	深いリンパ節は同定できない まれにアレルギー反応あり
ガンマプローブ法	ピンポイントに同定できる 皮膚切開，脂肪組織の剥離が最小限（低侵襲） 習熟期間が短い　定量的計測 摘出時に SN か否か確認できる 残存 SN の検索も可能	放射線被曝あり shine-through 現象あり アイソトープの取り扱いが煩雑 高価
リンパシンチグラフィー	全体のリンパ流が把握できる 術者がイメージしやすい	放射線被曝あり 感度はガンマプローブ法より低い shine-through 現象あり アイソトープの取り扱いが煩雑

（清原祥夫：センチネルリンパ節生検とは？　表 2　各同定法の長所と短所．手術に役立つリンパ流アトラス，大原國章監修，p13，秀潤社，東京，2006 より引用一部改変）

thickness ≧ 0.76mm では考慮してもよいとなっており，特に 1.01～4.0mm では SLNB が勧められている。欧米の主な施設におけるランダム化比較試験（Multicenter Selective Lymphadenectomy Trial-I：MSLT-I 2006 年）では，中間層の厚さ（tumor thickness が 1.2～3.5mm と定義される）の悪性黒色腫では SLNB とその結果に基づく所属リンパ節郭清が予後の改善に寄与することが示唆された。また，最近発表されたMSLT-II（Multicenter Selective Lymphadenectomy Trial-II:MSLT-II 2017 年）では，SLN 転移陽性の患者において，リンパ節郭清を即時に施行する群（郭清群）と超音波検査によってリンパ節を観察する群（経過観察群）を比較すると，郭清群では所属リンパ節の病勢のコントロール率が上昇するが，悪性黒色腫特異的生存期間（悪性黒色腫により死亡するまでの期間）は延長しなかったことが報告された。これらの結果を踏まえて，今後ますます SLN の意義について議論されることが予想される。

■センチネルリンパ節の同定法

センチネルリンパ節同定法には現在下記のようなものがあり，それぞれの特徴を捉え，単独，あるいは組み合わせて用いられている（表）。

●色素法

色素法は，色素トレーサー（インジゴカルミン，パテントブルーなど）を腫瘍近傍に 26 あるいは 27G 針を利用して皮内注射（1～2ml）し，青染したリンパ管やリンパ節（blue node）を同定する方法である。色素法は，リンパ管やリンパ節を術野内で視覚的に確認することを可能にする有用な方法であるが，最近では SLNB に際して，色素法単独で施行されることは少なく，他の方法と併用されることが多い。

手技の要点としては，色素を腫瘍近傍の 4～8 カ所において，注射部位が膨疹になるように緩徐に皮内注射する。注射後は，トレーサーの移行を良くするため注射部位を挙上させるか，中枢のリンパ流の方向へ軽くマッサージするとよい。

色素トレーサーの副作用として酸素飽和度の低下，喘息発作，アナフィラキシーショックなどがあるため，患者への説明と麻酔科医との連携は重要である。

●リンパシンチグラフィー

広い範囲での SLN の観察を可能にするため必須の検査である。

RI トレーサーとしては 99m-technetium（半減期 6 時間）で標識されたトレーサーが用いられる。また，トレーサー粒子の種類として ^{99m}Tc フチン酸（径 200～1,000nm），^{99m}Tc スズコロイド（径 400～5,000nm），^{99m}Tc-sulfur colloid（径 200～1,000nm），^{99m}Tc-colloidal albumin（径 200～

1,000nm）などがある．粒子径が大きいトレーサーは，リンパ管への移行が遅く SLN の描出に時間を要するが，いったん描出されると SLN に長く留まる性質をもつ．粒子径が小さいトレーサーは，短時間で SLN が描出されるが，SLN に留まる時間も短くなる．このようにトレーサー種類の違いによる特性をよく理解して使用することが重要である．

　手技としては手術前日あるいは当日に検査室で色素法と同様に RI トレーサーを腫瘍近傍に 26 あるいは 27G 針を利用して皮内注射（1 カ所につき 0.1ml［18.5MBq］，計 0.4〜0.8ml［74〜148MBq］）する．投与後，経時的にシンチレーションカメラで観察し，RI が高集積する hot node すなわち SLN の位置を同定する．リンパシンチグラフィーによって膝窩〜鼠径リンパ節あるいは肘窩〜腋窩リンパ節までの広範囲な検索が同時に可能となる（図1）．実際には SLN の詳細な検索は術中のガンマプローブ法によって行われるが，術前にリンパシンチグラフィーで SLN の部位を確認しておくことは非常に重要である．また，頭頸部では原発巣と所属リンパ節が近接しているため生じる shine-through 現象（図2）が問題となるが，RI トレーサーの濃度や注射量の工夫，あるいは散乱線を鉛板で遮蔽し，多方向から撮影するなどして対応する．後述するが ICG 蛍光法の併用も有効である．

　RI トレーサーの取り扱いの注意点としては，薬剤をこぼす，注射時に薬剤を飛散させる，あるいは汚染時に不用意に拭き取ることで contamination を招くことがある点である．

● ガンマプローブ法

　術前にリンパシンチグラフィーと照らし合わせて体表よりガンマプローブを当て hot node を確認し，皮膚にマーキングする．手術の際は，その位置で皮膚切開を行い，切開創内にガンマプローブを挿入して脂肪組織内で放射性活性を測定しながら SLN を同定する．一般的には放射性活性がバックグラウンドの 2 倍以上で，かつ放射性活性が最高の hot node の 10% までのリンパ節を SLN とする．

● ICG 蛍光法

　ICG は，肝機能や循環機能検査薬として使用されてきた毒性の低い試薬である．ICG は緑青色の水溶性化合物で，体内で血漿蛋白と結合し肝臓に取り込まれて代謝されずに胆汁に排泄される．肝機能や循環機能検査では ICG の光吸収特性を利

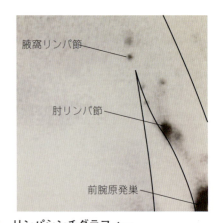

図1　リンパシンチグラフィー
肘窩〜腋窩までの広範囲な SLN の観察が可能となる

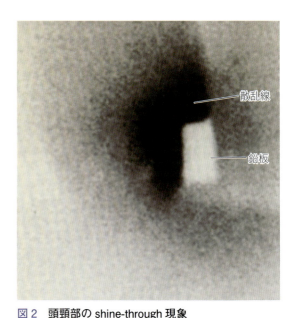

図2　頭頸部の shine-through 現象
頬部原発メラノーマのリンパシンチグラフィーにおいて，鉛板を越える散乱線を認める

用していたが，ICG には別に蛍光を発する特性がある．ICG 蛍光法とは，ICG が血中の $\alpha 1$ リポプロテインと結合することで発する近赤外線を医療用 CCD カメラ（Photodynamic Eye：PDE システム）によって捉え，リンパ節やリンパ管を観察する手技である．血中の $\alpha 1$ リポプロテインと結合した ICG は生体内では 760nm の励起光によって 830nm の近赤外線領域の蛍光を発する．生体内ではヘモグロビンと水が主な吸光物質である．ヘモグロビンは 600nm 以下の短波長の光を吸収し，水は 900nm 以上の長波長の光を吸収する．

ゆえに，ICG の 760nm の励起光，830nm の蛍光ともに近赤外線領域にあるためヘモグロビンと水の吸光作用を受けずに透過することが可能となる．これが，ICG 蛍光法の原理である．最初に述べたように，ICG の 800nm 励起，845nm 蛍光という特性がこの近赤外領域にあるため，生体外からもリンパ節やリンパ管を観察することが可能となる．

手技としては，ICG を色素法や RI トレーサーと同様に腫瘍近傍に 26 あるいは 27G 針を利用して 4～8 カ所に皮内注射（0.4～0.8ml）し，CCD カメラで体表面からリンパ流を観察し，流路にマーキングする．蛍光は，無影灯を消灯して観察するが，PDE で蛍光の観察が可能な深度は約 1cm であるため皮下脂肪が厚い時は適切な蛍光が得られない場合もある．

原発巣と SLN

■頭頸部

頭頸部の皮膚悪性腫瘍では耳下腺リンパ節，頬筋リンパ節，おとがい下リンパ節，顎下リンパ節，耳介後リンパ節，浅頸リンパ節そして後頭リンパ節のように皮下の表在に存在する表層リンパ節が一次リンパ節となることが多い．すなわち，これらの一次リンパ節が，SLN として同定される（図3）．SLN と原発巣との距離が近いため SLNB を施行する時にガンマプローブによる radioactivity の測定が困難になる shine-through 現象が生じる．頭頸部における shine-through 現象を解決するためにリンパシンチグラフィー，術中の色素法とガンマプローブ法に加えて ICG 蛍光法を利用するとリンパ流や SLN の同定に効果的である（第 6 章 2. 頸部 参照）．

■体幹（上部／下部）

体幹上部の所属リンパ節は腋窩リンパ節であり，体幹下部は鼠径リンパ節である．

皮膚悪性腫瘍取扱い規約では，体幹の上部と下部の境界は，前面が臍と肋骨弓の中間，後面が胸椎の下縁とある．また，境界領域に原発巣が存在する場合，境界線を中心に幅 2cm ずつ，計 4cm のバンドを設定するとしており，所属リンパ節は 2～最大 4 領域となる場合がある．SLNB においても原発巣が体幹正中に近い場合は，両側の腋窩リンパ節や鼠径リンパ節に SLN を認める場合がある．また，臍部に近い高さでは，腋窩と鼠径リンパ節に SLN を認める場合がある．すなわち臍周囲では両側腋窩／鼠径の最大 4 部位に SLN を

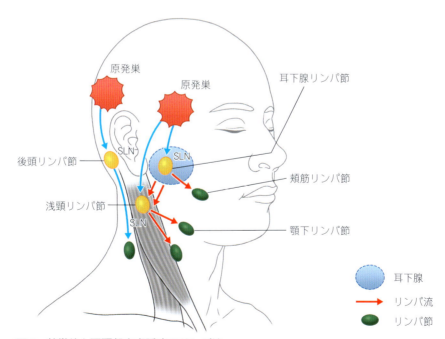

図3　特徴的な頭頸部皮膚腫瘍のリンパ流

頭頸部皮膚悪性腫瘍では耳下腺リンパ節，浅頸リンパ節，頬筋リンパ節，後頭リンパ節などを介する特徴的なリンパ流が存在する

認める可能性があることに留意しなければならない。

体幹上部が原発巣のSLNは，おおむね腋窩リンパ節のlevel Iに存在するが，肩甲部においては鎖骨上リンパ節へリンパ流を認める場合があるため注意を要する。また，体幹下部の場合は，鼠径リンパ節にSLNを認める（第6章3. 腋窩部 参照）。

■上肢

上肢の所属リンパ節は腋窩リンパ節である。Interval nodeとして肘窩リンパ節や上腕のmid-arm lymph nodeも存在するので注意を要する。上肢のSLNは，おおむね腋窩リンパ節のlevel Iに存在するが，前述したように肘窩リンパ節にも併存する症例もあるので術前のリンパシンチグラフィーによる確認は必須である（第6章3. 腋窩部 参照）。

■下肢

下肢の所属リンパ節は鼠径リンパ節である。Interval nodeとして膝窩リンパ節も存在するので注意を要する。下肢原発の症例ではおおむねSLNが鼠径のリンパ節に存在するが，膝関節より遠位が原発巣の症例ではSLNが，前述したように膝窩リンパ節にも併存する症例もあるので術前のリンパシンチグラフィーによる確認は必須である（第6章4. 鼠径部・骨盤内 参照）。

合併症と予防

SLNBに用いる色素で，まれにアレルギー症状が出ることがあるので術前の説明と対応の準備が必要である。また，SLNBの合併症としてリンパ漏やリンパ浮腫がある。リンパ浮腫は，腋窩や鼠径部のSLNBの施行後に上肢や下肢のむくみが生じることであるが，特に下肢のSLNBにおいてはSLNが1個の場合でも軽度なリンパ浮腫を生じることがあるので，術前の説明が必要である。改善がない場合は，弾性ストッキングによる治療が必要なこともある。また，リンパ漏の予防のためには，生検時にSLN近傍の主なリンパ管は確実に結紮し，術後数日は患部の圧迫処置を行うことが重要である。

また頭頸部においては，耳下腺にSLNが存在する場合は，顔面神経の損傷の危険がある。耳下腺のリンパ節はサイズが小さく同定が困難である場合が多い。また，耳下腺は頬部などの原発巣から近いためにshine-through現象が生じ，ガンマプローブによる同定がより困難になる。雑に耳下腺内を操作すると顔面神経の損傷が生じる可能性がある。SLNが顎下リンパ節である場合も顔面神経の下顎縁枝の温存には注意が必要である。

最後に悪性黒色腫のSLNBに際して，微小転移は術中迅速病理診断では転移の有無を判断することは困難であるため，SLNに転移がある場合の所属リンパ節郭清は，二次的に施行される。その際にSLNBが雑に施行されていると瘢痕形成が強いためにリンパ節郭清時に血管や神経の損傷の可能性が生じる。すなわち，SLNBの施行後に続発する合併症を減らすためにも慎重な操作が必要とされる。

方法

- 各種の同定法の特徴をよく理解して，うまく併用することで正確な同定が可能になる
- 輸出入リンパ管を確実に結紮してSLNを摘出する
- 術中のガンマプローブ法，ICG蛍光法は有用である
- 閉創時には浅筋膜を確実に縫合する
- 術後は創部を適度に圧迫する

❶ トレーサーの注入

1. RIトレーサー

手術前日もしくは当日，RIトレーサー（Radioisotope tracer：ラジオアイソトープトレーサー）を，26あるいは27G針を用いて，腫瘍近傍に皮内注射する。通常4～8カ所，1カ所につき0.1ml（18.5MBq），計0.4～0.8ml（74～148MBq）注射する。

2. 色素トレーサー，ICG
   手術室にて術野消毒に先立ち，色素トレーサー（インジゴカルミン，パテントブルーなど）を腫瘍近傍の4〜8カ所に，26あるいは27G針を用いて膨疹を形成するように1〜2ml皮内注射する。
   ICGも同様に，腫瘍近傍に26あるいは27G針を使って4〜8カ所に皮内注射（0.4〜0.8ml）する。
   注射後は，トレーサーの移行を良くするため中枢部位を挙上させるか，中枢のリンパ流の方向へ軽くマッサージする。

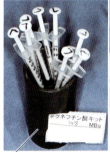
RIトレーサーを鉛で遮蔽

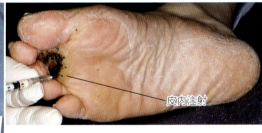
皮内注射

Advice
- RIトレーサーの皮内注射時に注射液を周囲に飛散させると汚染やリンパシンチグラフィーのcontaminationを招くので注意する。また，痛みが強いのでよく説明しておく。
- 色素トレーサー注入後は腫瘍近傍が青染され，腫瘍マージンが判別しづらくなる。事前に腫瘍の切除デザインをしておく。

❷ 術前のSLN同定とマーキング

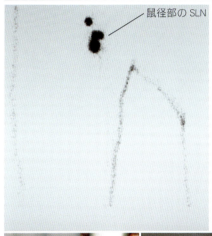
鼠径部のSLN

1. リンパシンチグラフィー
   RIトレーサー投与直後からシンチレーションカメラで観察し，まずはダイナミック画像としてリンパ流路を同定する。また，投与から約15分程度でRIが高集積するhot node，すなわちSLNの位置を同定する。
2. ガンマプローブ法
   術前にリンパシンチグラフィーと照らし合わせて体表よりプローブを当てhot nodeを確認し，皮膚にマーキングする。
3. ICG蛍光法
   CCDカメラで体表面からリンパ流を観察し，流路にマーキングする。蛍光は無影灯を消して観察するが，PDEで蛍光の観察が可能な深度は1cmである。

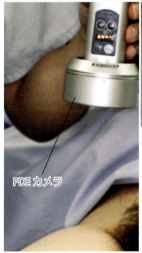
PDEカメラ

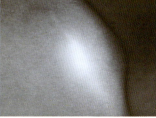
体外からICG蛍光法で観察したリンパ節とリンパ管

❸ SLN の採取手術

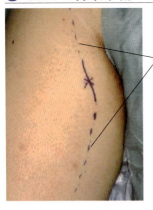

鼠径リンパ節郭清を想定した切開デザイン

1. 皮膚切開
   皮膚切開は SLN が転移陽性であった場合に行う所属リンパ節郭清術の予定切開線の中で施行する。
2. SLN の同定
   色素による青染，創内に挿入したガンマプローブからの所見，そして PDE カメラによる観察などから SLN を同定する。

▶ ガンマプローブ法

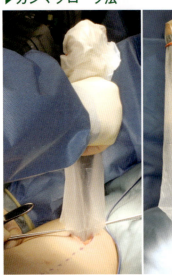

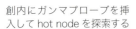

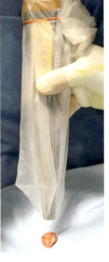

創内にガンマプローブを挿入して hot node を探索する

・摘出した hot node の放射性活性を測定する
・放射性活性がバックグラウンドの 2 倍以上で，かつ放射性活性が最高の hot node の 10% までのリンパ節を SLN とする
・測定は 2 回施行して平均値をとる
・測定値が安定しない場合は，再度施行する

▶ ICG 蛍光法

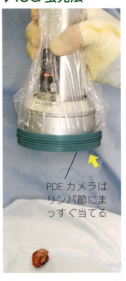

PDE カメラはリンパ節にまっすぐ当てる

適当なワーキングディスタンスを保って観察する

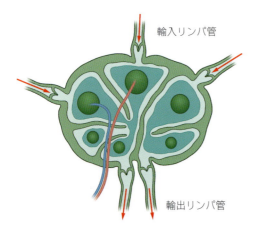

輸入リンパ管

輸出リンパ管

3. SLN の摘出
   なるべくリンパ管を損傷しないように SLN に達し，その輸入・輸出リンパ管を結紮，SLN を摘出する。その際，色素法はリンパ管の同定に特に有用である。輸出入リンパ管を確実に結紮することは，リンパ漏や腫瘍細胞の播種予防に有効である。

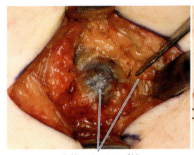
青染したリンパ節
とリンパ管

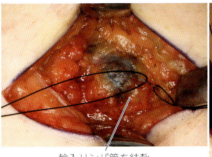
輸入リンパ管を結紮
輸出リンパ管を結紮

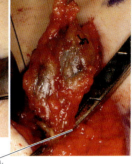

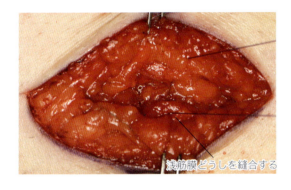
浅筋膜どうしを縫合する

4. 閉創
止血を確認してから浅筋膜を同定して確実に縫合して閉創する。ドレーンは留置しない。不用意なペンローズドレーンの留置はリンパ漏の原因となることがある。

Advice
・雑な手術操作を行うと，リンパ管よりICGが漏出して観察が困難になるため注意を要する。
・SLNが陽性でリンパ節郭清を施行する場合は，SLNBの瘢痕は郭清組織とともに完全に切除する。

❹ 術後管理

術後数日間は適度な圧迫のドレッシングを継続する。術後の体動制限は不要である。

著者からのひとこと
・頭頸部のshine-through現象の克服にはICG蛍光法を上手に利用することが大切である。
・SLNBのみでも患肢にリンパ浮腫が生じる場合がある。術前に患者に説明する必要がある。リンパ浮腫が生じた場合は，弾性ストッキングの着用などで対処する。

History & Review

●SLNBの手技の概要が記載されている。
　日本皮膚悪性腫瘍学会編：皮膚悪性腫瘍取扱い規約（第2版），センチネルリンパ節生検の手技．pp19–25，金原出版，東京，2010
●SLNBの総論が詳細に記載されている。
　大原國章，清原祥夫，山崎直也：センチネルリンパ節生検とは．手術に役立つリンパ流アトラス，pp10–17，秀潤社，東京，2006
●SLNBのガイドラインが記載されている。
　日本皮膚科学会，日本皮膚悪性腫瘍学会：悪性黒色腫（メラノーマ）．皮膚悪性腫瘍 診療ガイドライン（第2版），pp18–22，金原出版，東京，2015
●皮膚メラノーマのSLNBの臨床応用のきっかけとなった論文。
　Morton DL, Wen DR, Wong JH, et al: Technical details of intraoperative lymphatic mapping for early stage melanoma. Arch Surg 127: 392–399, 1992
●SLNBの意義を検討した国際共同試験の中間報告。
　Morton DL, Thompson JF, Cochran AJ, et al: Sentinel-node biopsy or nodal observation in melanoma. N Engl J Med 355: 1307–1317, 2006
●SLNBの意義を検討した国際共同試験の最終報告。
　Faries MB, Thompson JF, Cochran AJ, et al: Completion dissection or observation for sentinel-node metastasis in melanoma. N Engl J Med 376: 2211–2222, 2017

第6章 リンパ節郭清

2. 頸部

中川雅裕・鬼塚哲郎

Knack & Pitfalls

- ◎皮膚悪性腫瘍に対する頸部郭清は，頸部リンパ節転移陽性例かセンチネルリンパ節陽性例に対して行う。予防的頸部郭清は推奨されていない
- ◎顔面の皮膚悪性腫瘍では副神経リンパ節転移が少ないので，郭清領域の後縁は通常，胸鎖乳突筋後縁とする
- ◎頸部のセンチネルリンパ節生検は複数の検査法で行うことで同定率が向上する
- ◎頸部郭清は原発巣からのリンパ流を考慮して選択的頸部郭清術を行う
- ◎副神経を切除すると上肢の運動障害や肩から頸部の変形（shoulder syndrome）を来たしQOLを損なうので，できるだけ温存するように心がける

概要

皮膚悪性腫瘍では悪性黒色腫（malignant melanoma：MM）や有棘細胞癌（squamous cell carcinoma：SCC）などリンパ行性転移を来たしやすい腫瘍がある。それらは，癌細胞が原発巣からリンパ管内のリンパ流により所属リンパ節へ流入し所属リンパ節に転移を来たす。特に顔面，頭部の領域の皮膚悪性腫瘍では頸部リンパ節に転移を来たす。そのため，リンパ節転移のある症例では原発巣の切除だけではなく所属リンパ節や途中の癌転移経路であるリンパ管を含め，その周囲の脂肪組織も含めて一定領域のリンパ節群と浸潤のある周囲の非リンパ組織を一塊にしてまとめて切除する頸部リンパ節郭清術が必要となる。

以前は，リンパ節転移の可能性がある症例に予防的リンパ節郭清（prophylactic neck dissection）を行うこともあったが，これは侵襲的であり，リンパ節転移陰性例も多かった。そのため，現在では皮膚悪性腫瘍に対する予防的リンパ節郭清は推奨されていない。現在はリンパ節転移が確実である症例，またはセンチネルリンパ節生検を行い，センチネルリンパ節陽性の症例に対して頸部リンパ節郭清を行っている。そのため，皮膚悪性腫瘍に対する頸部リンパ節郭清術の多くは，頸部リンパ節転移の切除として行われる治療的頸部郭清術（therapeutic neck dissection）である。

■頸部郭清の歴史

頸部郭清術の歴史は1906年のCrileによる根治的頸部郭清術に始まる。この術式は，全頸部のリンパ節群を内頸静脈，胸鎖乳突筋，副神経とともに一塊に切除する術式である。特に副神経を切除することによりshoulder syndromeと呼ばれる上肢の運動障害や肩から頸部の変形が後遺症となり，QOLを損なうことが問題である。その後，症例によっては郭清領域を狭くしたり，浸潤のない神経や血管などの非リンパ組織を温存しても頸部リンパ節再発率に差がないことが判明し，近年では根治性を損なわない限り，非リンパ組織を保存しつつ必要な領域の頸部郭清を行う保存的頸部郭清術や選択的頸部郭清術が行われるようになっている。

■センチネルリンパ節生検

頸部におけるセンチネルリンパ節生検は鼠径部や腋窩に比べて難しいとされている。その理由は，小さなリンパ節が多数密集して存在することやリンパ流が複数あるため複数のセンチネルリンパ節が存在することなどのためである。そのためRI法や色素法，蛍光法など複数の検査方法でセンチネルリンパ節を同定した方が確実であり，同定率も高くなる。センチネルリンパ節の同定率は88.7〜100％とされており，偽陰性率も0〜10％あり，これらを考慮しても複数の検査法を用いた方がよい。

郭清範囲

■頸部郭清のためのリンパ節分類

代表的なものに頭頸部癌取扱い規約（日本頭頸

部癌学会編）と American Academy of Otolaryngology-Head and Neck Surgery（AAO-HNS）の分類がある（表1，図1～3）。日本頭頸部癌学会の分類では浅頸部リンパ節と深頸部リンパ節に分けられている。AAO-HNS分類では解剖学的にⅠ～Ⅶの7部位に分け，さらにⅠ，Ⅱ，Ⅴ領域はA，Bの亜部位に分けられている。

■ 頸部郭清の術式

頸部郭清術は AAO-HNS により以下のごとく分類されている。

● 根治的頸部郭清術（radical neck dissection）

一側の頸部のすべての領域のリンパ節群を，内頸静脈，胸鎖乳突筋，副神経，顎下腺とともに切除する。リンパ節転移陽性例に選択される術式であるが，QOL の低下のため最近では行われることが少なくなっている。

● 保存的頸部郭清術（modified radical neck dissection）

内頸静脈，胸鎖乳突筋，副神経のいずれか1つでも温存された頸部郭清の総称である。リンパ節転移陽性例でも，上記の非リンパ節転移へ浸潤のない場合に適応となる。

● 選択的頸部郭清術（selective neck dissection）

領域を限定して行う頸部郭清術の総称である。

表1 頭頸部癌取扱い規約と AAO-HNS 分類の対応

頭頸部癌取扱い規約	AAO-HNS 分類
おとがい下リンパ節 顎下リンパ節	レベルⅠA レベルⅠB
上内深頸リンパ節	レベルⅡ（AB）
中内深頸リンパ節	レベルⅢ
下内深頸リンパ節 鎖骨上窩リンパ節	レベルⅣ
副神経リンパ節	レベルⅤ（AB）
前頸部リンパ節	レベルⅥ

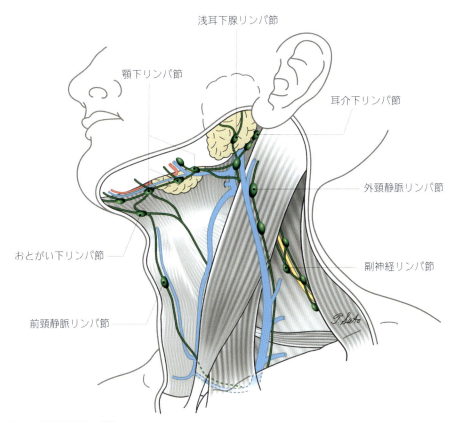

図1 浅頸部リンパ節

（日本癌治療学会編：図3 浅頸部のリンパ節．日本癌治療学会リンパ節規約．p19，金原出版，東京，2002より転載）

第6章 リンパ節郭清

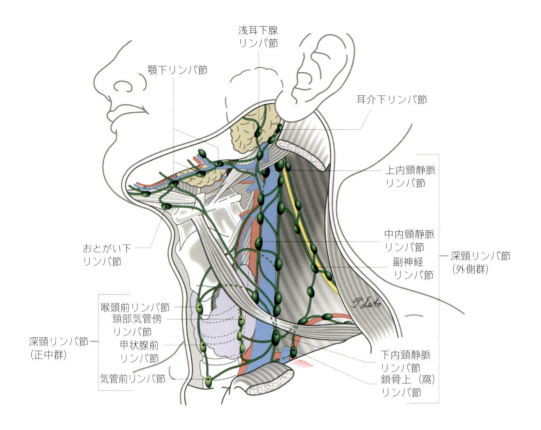

図2　深頸部リンパ節
(日本癌治療学会編：図4　深頸部のリンパ節．日本癌治療学会リンパ節規約．p20，金原出版，東京，2002より転載)

顔面や頭頸部領域の皮膚悪性腫瘍では原発巣からのリンパ流を考慮した郭清範囲の検討が必要である．特に頭頸部癌と異なるのが耳下腺周囲，浅頸部，耳介後部，後頭部を郭清しなければならない点である．

原発巣が口唇や鼻部などの顔面の正中に近い部位では顎下リンパ節に転移することが多い．眼瞼や頰部の外側，側頭部では耳前部リンパ節に転移することが多いので，耳下腺の浅葉切除や耳下腺全摘も必要になることがある．この際，顔面神経の損傷に注意が必要となる．後頭部や耳介後部では副神経リンパ節に転移することが多い．副神経を切除するとshoulder syndromeと呼ばれる上肢の運動障害や肩から頸部の変形を来たしQOLを損なうので，できるだけ温存するように心がける．

手術は，皮膚切開→頸部皮弁挙上→胸鎖乳突筋表層の郭清→胸鎖乳突筋前縁の同定→胸鎖乳突筋後面の剥離→後縁（胸鎖乳突筋後縁または僧帽筋前縁）→深部の剥離→下縁（鎖骨上縁）→上縁→前縁（前頸筋外側縁）の順で行う．

合併症と予防

頸部は大血管や神経など重要組織が狭い領域に存在するため，頸部郭清の術中・術後に合併症を生じやすい．以下に代表的な合併症を記載する．

■大出血，術後出血，血腫

総頸動脈や内頸動脈，外頸動脈などの太い動脈や外頸動脈からの分枝など比較的太い動脈や静脈などの枝が多い．術後感染を生じると大血管の破綻も生じるので注意が必要である．

■感染，膿瘍

死腔が生じやすいため血腫や浸出液が貯留すると感染を生じやすい．ドレナージのため閉鎖陰圧ドレーンの挿入を行った方がよい．

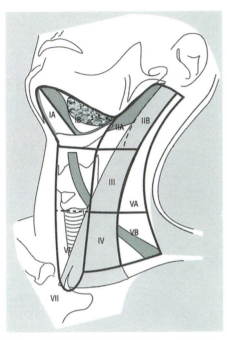

図3 AAO-HNS分類によるリンパ節領域
ⅠとⅣ，ⅡとⅢの境界は舌骨の高さであり，ⅢとⅣ，VAとVBの境界は輪状軟骨の高さである
(Robbins KT, et al: Consensus statement on the classification and terminology of neck dissection. Arch Otolaryngol Head Neck Surg 134: 536-538, 2008 より転載)

■ リンパ漏，乳び漏

鎖骨上窩に生じることが多い。特に左では太いリンパ管である胸管が静脈角に流入する部位であり，多数のリンパ管が存在する。結節など丁寧な操作が必要である。

■ 神経損傷

頸部はさまざまな神経が存在するため，それら神経を損傷すると神経性の障害が生じる。

・交感神経幹損傷（ホルネル徴候）
・副神経損傷（僧帽筋麻痺，shoulder syndrome）
・顔面神経下顎縁枝損傷（口角下制筋麻痺）
・迷走神経（嗄声，誤嚥）
・横隔神経損傷（横隔膜挙上，呼吸機能障害）
・大耳介神経損傷（耳介から耳介下部の知覚障害）
・舌下神経損傷（舌運動障害，嚥下障害，舌萎縮）
・舌神経損傷（舌知覚障害）

■ 脳梗塞

総頸動脈や内頸静脈の圧迫，損傷，閉塞などで生じることがある。脳梗塞は片側の頸部郭清では生じることが少ないが，Willisの動脈輪の異常がある症例では長時間の総頸動脈・内頸動脈の圧迫や閉塞で生じることがある。

■ 気胸

鎖骨上窩の郭清が尾側まで及ぶと肺尖部の胸膜損傷を来たし，気胸を来たすことがある。

■ 顔面浮腫，喉頭浮腫

内頸静脈などの切除，長時間の圧迫や閉塞など静脈還流障害などで生じる。また血腫，感染などでも生じるため，術後，頭部の位置を高くしておいた方が浮腫は軽減される。

■ 縫合不全，頸部皮膚血流障害

頸部皮膚への穿通枝を切除するため皮膚血流障害を生じ，それにより縫合不全を生じやすい。また術中の筋鈎による過度な牽引や組織の乾燥によっても生じるので，術中の皮膚に対する愛護的な操作が必要である。

手術

顔面の皮膚悪性腫瘍の場合，耳下腺周囲の浅リンパ節に転移することが多いので，耳下腺の浅葉切除や耳下腺全摘も必要になることがある。この際，顔面神経の損傷に注意が必要となる。

手術は，皮膚切開→頸部皮弁挙上→胸鎖乳突筋表層の郭清→胸鎖乳突筋前縁の同定→胸鎖乳突筋後面の剥離→後縁（胸鎖乳突筋後縁または僧帽筋前縁）→深部の剥離→下縁（鎖骨上縁）→上縁→前縁（前頸筋外側縁）の順で行う。

手技

- 顔面の皮膚悪性腫瘍の場合，耳下腺周囲の浅頸リンパ節に転移することが多いので，耳下腺の浅葉切除や耳下腺全摘も必要になることがある
- 手術は，皮膚切開→頸部皮弁挙上→胸鎖乳突筋表層の郭清→胸鎖乳突筋前縁の同定→胸鎖乳突筋後面の剥離→後縁（胸鎖乳突筋後縁または僧帽筋前縁）→深部の剥離→下縁（鎖骨上縁）→上縁→前縁（前頸筋外側縁）の順で行う

第6章 リンパ節郭清

❶ リンパ節郭清時のデザイン

エピネフリン加キシロカインやエピネフリン加生理的食塩水を皮下に局所注射する。

Advice
・エピネフリン加キシロカインの場合は注射後5分以上待つ方が出血は少ない。

皮膚切開はT字切開,Y字切開,U字切開,平行横切開(MacFee's切開)などさまざまな方法がある。重要なのは郭清する領域を考えて,視野の良い皮膚切開を行うことである。

基本的な片側郭清の場合,われわれは図のようなT字切開で頸部郭清を行っている。皮切のデザインは,前方が舌骨,後方が乳様突起を結ぶRSTLに沿って行い,頭尾側方向は頭側がRSTLと胸鎖乳突筋前縁の交点より1～2横指前方,尾側が鎖骨中点を結んだ線である。

郭清範囲により切開線を延長したり短くしたりしている。

Advice
・術後の整容性を考えると頸部のRSTLに沿った横切開がよいが,整容性だけを考え,術野の展開が悪いと血管損傷や神経損傷などの合併症を引き起こしやすいため,安全性の確保も考える。
・術後のリンパ流の流れや頸部リンパ節再発のことも考慮して皮膚切開を考えるとさらによい。

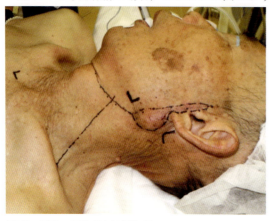

83歳,男性,耳前部有棘細胞癌

❷ 皮膚切開

皮膚をメスで切開し,電気メスで広頸筋下まで切開する。広頸筋下を剥離して頸部の皮弁を挙上する。広頸筋がない部分は,広頸筋の深さを継続するように皮下脂肪の厚みを均一にして皮弁を挙上する。

Advice
・胸鎖乳突筋上では外頸静脈や大耳介神経,頸横神経の走行に注意する。
・また胸鎖乳突筋後縁より後方は剥離が深くならないようにして副神経損傷に気をつける。

郭清領域の前縁,上縁,後縁,下縁をしっかり露出できるまで皮弁を挙上する。

❸ 郭清

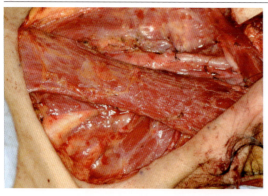

1. 胸鎖乳突筋表層の郭清

胸鎖乳突筋を切除する場合もあるが,切除による頸部の痛みや拘縮,整容性の低下などを引き起こすため,われわれは胸鎖乳突筋をできるだけ温存するようにしている。

皮膚悪性腫瘍の場合,胸鎖乳突筋上の浅頸リンパ節郭清も必要になる。胸鎖乳突筋後縁より胸鎖乳突筋の筋膜を含めて胸鎖乳突筋上の浅層を郭清する。この時,必要に応じて外頸静脈や大耳介神経,頸横神経を切除する。胸鎖乳突筋の前縁まで剥離する。

2．胸鎖乳突筋裏面から後縁の郭清

後縁は郭清範囲によって胸鎖乳突筋後縁か僧帽筋前縁とすることが多いが，顔面の皮膚悪性腫瘍では副神経リンパ節への転移は少ないので，胸鎖乳突筋後縁までとすることが多い。

胸鎖乳突筋前縁より深層に入る。胸鎖乳突筋の裏面を筋膜も含めて後方に剥離していく。副神経の枝が胸鎖乳突筋の裏面から筋体内に入るため，できれば温存する。

さらに進むと副神経の本幹がある。電気メスで剥離する場合，副神経に近づくと僧帽筋が大きく動くので，副神経損傷の注意が必要である。

Advice
・副神経や顔面神経下顎縁枝の同定のため筋弛緩薬は使用しない方がよい。

胸鎖乳突筋後縁または僧帽筋前縁まで剥離し，そこより深層を郭清するが，後縁を決めたらそれよりも後方は郭清しない。

Advice
・後方は脂肪組織のため境界がなく，郭清野より後方に剥離してしまい，過切除になりがちである。深層は頸神経叢があり，頸神経の周囲を剥離し，深頸筋膜を1層残すような形で郭清する。

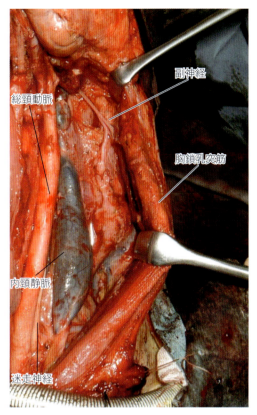

内頸静脈，副神経，胸鎖乳突筋が保存されている。郭清後縁は胸鎖乳突筋の後縁とした

3．後縁から深層の郭清

後縁から前方に深頸筋膜上を剥離する。途中，固定される肩甲舌骨筋は切離する。

Advice
・内頸静脈周囲にはリンパ節が豊富にあるので丁寧に郭清する。内頸静脈の鞘を剥くようにして内頸静脈を温存し，周囲組織を切除する。
・内頸静脈から顔面静脈や中甲状腺静脈など多くの枝が出ているので，枝は丁寧に結紮切離する。
・頸神経叢が内頸静脈周囲に絡みつくようにあるが，これらは切除してよい。

迷走神経や総頸動脈の周囲の結合組織も剥離する。前縁は前頸筋外側までとする。

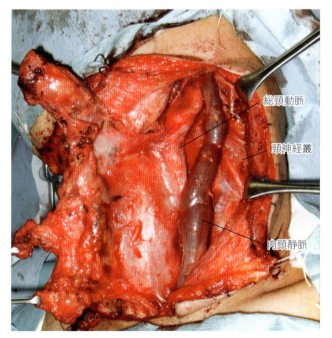

内頸静脈，総頸動脈などを温存しながら後方から前方へ郭清していく

第6章 リンパ節郭清

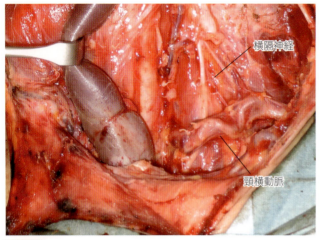

4. 下縁の剥離

　通常，下縁は鎖骨上縁まで郭清する。
　鎖骨上窩はリンパ管が豊富に存在し，胸管や右リンパ本管などの太いリンパ管も存在するため，術後リンパ漏を来たさないように糸で結紮切離するか，超音波凝固装置などを用いて，剥離を進める。
　下深頸部で内頸静脈外側を確認・露出し内頸静脈を筋鈎などで軽く内側によけると脂肪組織とリンパ管が現れる。これらを結紮切離すると，その深部に頸横動脈が現れ，その直下に深頸筋膜が存在する。

Advice
・横隔神経は深頸筋膜下に透見される。
・頸横動脈や横隔神経は温存する。

5. 上縁の郭清

　上縁では皮弁挙上の際に顔面神経下顎縁枝に注意する。顎下腺周囲のリンパ節郭清が必要な場合は，顎下腺も切除する。
　下顎下縁の顎下腺の表層で顔面動静脈を結紮切離する。顎下腺の上縁を剥離しながら深層に入る。顎下腺の裏面で顎二腹筋が存在するので確認する。

Advice
・顎二腹筋頭側裏面に舌下神経が走行するので損傷しないようにする。

　舌下神経から分岐する頸神経叢は切離する。
　前方で顎下腺からつながるワルトン管を結紮切離する。前方は舌骨の高さまで下方組織を剥離していく。

　顎下腺下縁を剥離するとその深部に顎二腹筋後腹が現れる。これを剥離して筋鈎で頭側によけると内頸静脈上縁表面の脂肪織が現れるので，これを注意深く剥離すると内頸静脈上縁と副神経の本幹を確認できる。

Advice
・内頸静脈上縁近くには前方や後方に向かう大変細い枝があり，これを損傷すると思わぬ出血を見ることがあるので確実に結紮しておく。
・総頸動脈から内頸動脈と外頸動脈の分岐部があり，その表層に顔面静脈叢がある。その周囲は特にリンパ流が集まりやすくリンパ節転移を来たしやすい部位なのできちんと郭清する。

郭清終了時

6. 閉創
　止血を確認し，生理的食塩水で洗浄する．陰圧閉鎖ドレーンを片側頸部郭清であれば1〜2本挿入する．

Advice
・閉創は広頸筋を縫合する方が皮膚に緊張がかからないのでよい．
・皮膚は血流が悪いので，それを考慮して縫合する．

❹ 術後管理

　全身麻酔で行うので，手術当日はベッド上安静とする．ベッド上では顔面や頸部の静脈還流を良くするように10°のヘッドアップとし，顔面や頸部の浮腫や出血を予防する．手術翌日から離床を開始し，ドレーンは3日目以降に1日量が30ml以下となったら抜去する．ドレーンは遅くとも7日以内にはすべて抜去する．

- 頸部郭清範囲は原発の病理，部位，リンパ流などで変化するので画一的ではない．症例ごとに検討して行うべきである．
- できるだけ機能を温存しQOLを向上するために，可能であれば副神経を温存した方がよい．

引用文献
1) Robbins KT, Shaha AR, Medina JE. et al: Consensus statement on the classification and terminology of neck dissection. Arch Otolaryngol Head Neck Surg 134: 536-538, 2008
2) Newlands C, Gurney B: Management of regional metastatic disease in head and neck cutaneous malignancy. 2. Cutaneous malignant melanoma. Br J Oral Maxillofac Surg 52: 301-307, 2014

History & Review
● センチネルリンパ節生検や皮膚悪性腫瘍に関する頸部郭清術が詳しく解説されている．
　日本皮膚外科学会監修：皮膚外科学．秀潤社，東京，2010
● 頸部郭清の皮膚切開法から選択的頸部郭清のさまざまな手術方法が解説されている．
　村上泰監修：イラスト手術手技のコツ　耳鼻咽喉科・頭頸部外科—咽喉頭頸部編．東京医学社，東京，2005
● 頸部リンパ節の分類や取扱い方が記載されている．
　日本頭頸部癌学会編：頭頸部癌取扱い規約（第5版）．金原出版，東京，2012
● 皮膚悪性腫瘍に関するガイドラインが記載されている．
　日本皮膚科学会，日本皮膚悪性腫瘍学会編：科学的根拠に基づく皮膚悪性腫瘍診療ガイドライン（第2版）．金原出版，東京，2015
● 手術に必要なリンパ流が記載されており，原発部位ごとの転移が生じる領域の特定，生検部位や郭清範囲の確定，手術侵襲の軽減と郭清の根治性向上などに役立つ．
　大原國章監修：手術に役立つリンパ流アトラス．秀潤社，東京，2006

第6章 リンパ節郭清

3. 腋窩部

藤原雅雄・深水秀一

Knack & Pitfalls

- ◎乳癌と異なり原発巣の部位が多様なため，腋窩以外に肘，上腕，側胸部などへの転移もある
- ◎郭清はレベルⅠ，Ⅱが一般的に行われており，レベルⅢの郭清は触診や画像で転移が疑われる場合に行われる
- ◎センチネルリンパ節生検前のSPECT/CTやPET/CT，超音波画像を参考にして転移リンパ節の解剖学的位置を把握する
- ◎腋窩静脈尾側をきれいに剥離・露出することが手術のコツである

概要

乳癌を対象とした腋窩郭清と異なり，形成外科医が主に施行する腋窩郭清は，上肢・体幹の皮膚悪性腫瘍が対象となる。したがって，皮膚に特有のリンパ流などを考慮に入れた，皮膚悪性腫瘍に特化した郭清範囲・手技の配慮を要する。悪性黒色腫などの転移性皮膚癌で，センチネルリンパ節転移陽性例とリンパ節転移が明らかな臨床的リンパ節腫大を認める症例で，遠隔転移がない症例が郭清の適応となる。

郭清を計画する際には，原発巣，理学的所見，術前画像診断，リンパシンチグラフィ，センチネルリンパ節生検などの情報を総合的に検討する。特に下記の点に留意が必要である。

■原発巣

上肢および臍周辺から頭側の体幹に存在する腫瘍のリンパ流は腋窩に向かう。加えて，体幹の正中線付近に腫瘍がある場合は，両側の腋窩にリンパ流が向かう可能性がある（図1）。上肢に腫瘍がある場合，腫瘍が橈側にあれば橈側皮静脈に沿

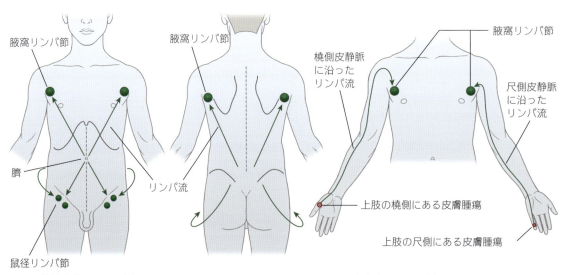

図1　体幹皮膚のリンパ流　　　　図2　上肢皮膚のリンパ流

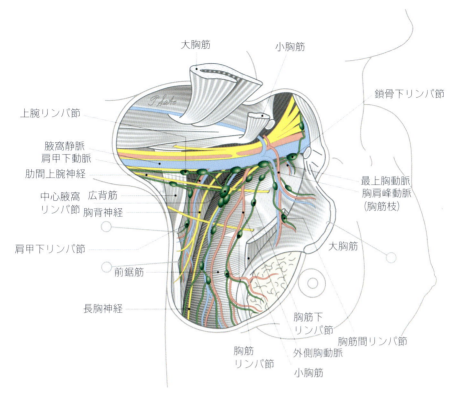

図3 腋窩リンパ節

(日本癌治療学会編：図6 乳腺と腋窩のリンパ節．日本癌治療学会リンパ節規約，p22，金原出版，東京，2002 より転載)

った経路で，また，腫瘍が尺側にあれば尺側皮静脈に沿った経路で流れることが多い．中央にあれば，橈側皮静脈および尺側皮静脈の両者に沿うことがある（図2）．術前のリンパシンチグラフィや術中のインドシアニングリーンを用いた蛍光リンパ管造影で腫瘍からリンパ節に向かうリンパ流を確認することが可能である．

■理学的所見

体幹原発の腫瘍が腋窩リンパ節に転移を認める場合，胸壁沿いに中心腋窩リンパ節を触れることが多い．上肢原発の腫瘍が腋窩リンパ節に転移を認める場合，腋窩静脈尾側に上腕リンパ節を触れることが多い．加えて，腫瘍が上肢にある場合，上腕骨内側上顆頭側にある肘リンパ節や上腕中央部の内側筋間中隔にある上腕中央リンパ節に転移が見られることがあるので，注意して触診をする．上腕中央リンパ節のように腫瘍と所属リンパ節（腋窩および肘リンパ節）間に存在するものは，インターバルリンパ節の概念に相当する（図3）．

■術前画像診断

●CT

リンパ節の解剖学的位置，リンパ節の大きさ・形態の評価を基本的に造影CTで行う．主要血管への浸潤の有無も確認する．

●PET

糖代謝に基づく評価であり，脳や心臓以外の転移巣の検索が可能である（図4）．しかし，微小転移は検出できない．ブドウ糖類似物質であるFDG（fluorodeoxyglucose）の取り込みはSUVmax（maximum standardized uptake value）という数値で評価される．一般にSUVmax > 2.5でリンパ節転移の可能性が疑われるが，実際は腫瘍の種類によって異なる．悪性黒色腫は0でも転移例は少なくないが，有棘細胞癌や乳房外Paget病の転移例では通常2.5以上である．

●リンパシンチグラフィ

ダイナミック画像によって，リンパ流の描出やセンチネルリンパ節の局在部位の推測が可能であ

第6章 リンパ節郭清

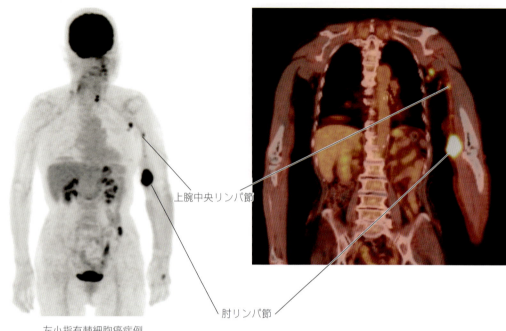

左小指有棘細胞癌症例

図4 肘リンパ節と上腕中央リンパ節（PET画像）

る。リンパシンチグラフィ施行後に撮像されるSPECT/CT（single photon emission CT/CT）でセンチネルリンパ節の正確な局在が評価可能である。

● 超音波検査

検索できる範囲は狭いが，CTやリンパシンチグラフィなどで予測される領域を調べることで，センチネルリンパ節の局在・形態を正確に評価することができる。

郭清範囲

■腋窩リンパ節

腋窩は，内側壁が側胸壁，前壁が大胸筋・小胸筋，後壁は広背筋・肩甲下筋，外側壁が烏口腕筋と上腕骨，底面が腋毛の生えた皮膚，頂を鎖骨とした空間である。

腋窩リンパ節の郭清範囲は小胸筋を基準に下記の3領域に区分される。

レベルⅠ：小胸筋外側縁より外側の領域。

レベルⅡ：小胸筋の幅に位置する領域。小胸筋背側の胸筋下リンパ節と，大胸筋と小胸筋の間にある胸筋間リンパ節（Rotterリンパ節）に分かれる（図5）。

レベルⅢ：小胸筋内側縁より内側の領域。

● レベルⅠ

1. 上腕リンパ節（brachial nodes）
 腋窩静脈に沿うリンパ節のうち，小胸筋より遠位のリンパ節。主として上肢の深リンパ管を受け入れる。

2. 肩甲下リンパ節（subscapular nodes）
 肩甲下動脈の延長である胸背動静脈に沿うリンパ節。

3. 胸筋リンパ節（pectoral nodes）
 外側胸動静脈に沿うリンパ節。上群は大胸筋に被われて第2～3肋間にあり，下群は第4～6肋骨の高さで大胸筋の下外側縁下に位置する。

4. 中心腋窩リンパ節（central axillary nodes）
 腋窩の底面近くに位置し，肋間上腕神経と交叉接触するリンパ節。このリンパ節は他の腋窩リンパ節のすべてと連絡しており，腋窩リンパ節中，最も転移が見出されやすい。

● レベルⅡ

5. 胸筋下リンパ節（subpectoral nodes）
 小胸筋の後方（背側）で腋窩静脈に沿うリンパ節。

6. 胸筋間リンパ節（interpectoral nodes）

3. 腋窩部

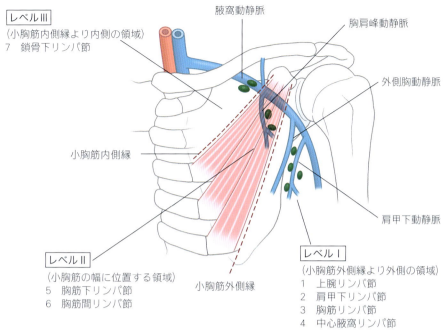

図5 腋窩リンパ節の領域区分

　胸肩峰動静脈の胸筋枝が小胸筋と大胸筋の間を走行して，大胸筋に赴く途中に沿うリンパ節。

●レベルⅢ
7. 鎖骨下リンパ節（infraclavicular nodes）
　小胸筋と鎖骨下筋の間で腋窩静脈に沿うリンパ節。胸肩峰動静脈が腋窩静脈に注ぐ箇所の内側に位置する。このリンパ節は腋窩の最上部（最内側部）にあるので，上腋窩リンパ節（apical nodes）ともいう。

　上肢に腫瘍がある場合，腋窩リンパ節に加えて下記のリンパ節郭清を要することがある。
■肘リンパ節（epitrochlear nodes）
8. 上腕骨内側上顆（滑車上部）の肘窩側で尺側皮静脈沿いに存在するリンパ節。
■上腕中央リンパ節（mid-arm nodes）
9. 上腕中央部の内側筋間中隔に存在して，上腕動脈，尺側皮静脈，正中神経，尺骨神経に隣接するリンパ節。

　海外ではリンパ節転移再発率を低くするためレベルⅠ～Ⅲの郭清を一般に推奨しているが，広範囲郭清は術後リンパ浮腫の増悪や腕神経叢損傷などの合併症が問題となることから，レベルⅠ～Ⅱの郭清を推奨し，レベルⅢは転移が疑わしい時のみ郭清すべきという意見もある。国内では一般にレベルⅠ～Ⅱの郭清が行われている。郭清の原則から言えば，腫瘍から離れた部位から腫瘍のある方向に向かって郭清されるべきである。しかし，手技的にアプローチしやすいレベルⅠからレベルⅡへと郭清を進める。レベルⅢまでを郭清する場合はこれを最初に行っている。
　郭清の範囲は，レベルⅠでは，前方は大胸筋外側縁，後方は広背筋前縁，頭側は腋窩静脈，尾側は第6肋間とする。レベルⅡは，大胸筋と小胸筋の間と小胸筋背側を小胸筋の内側縁までを郭清範囲とする。レベルⅢは，小胸筋と鎖骨下筋の間で腋窩静脈に沿うリンパ節であり，大胸筋間溝から直下に確認できる胸肩峰動静脈が腋窩静脈に注ぐ部位の内側を郭清する。

合併症と予防

　術後リンパ浮腫や腕神経叢損傷の可能性がある。腋窩静脈より頭側は郭清範囲ではなく，不用意に剥離しないことで腕神経叢損傷は回避できる。長胸神経損傷による翼状肩甲，下胸筋神経損

第6章 リンパ節郭清

傷による大胸筋下外側の萎縮，肋間上腕神経による上腕中間部の知覚障害が予想される。長胸神経は後述（次ページ②郭清 ▶腋窩部レベルⅠを参照）のアプローチで明視野において郭清を行う。肋間上腕神経は腋窩を胸壁から上腕に向かって横方向に走行するために容易に発見できる。しかし，郭清の徹底のために，肋間上腕神経（通常第2，3）を切除しているが，日常生活に支障を生じた例はない。

手技

KEY POINTS
- 術前に超音波検査をしてリンパ節の位置を予測しておく
- 色素注入直後から観察して，リンパ流と最初に描出されるリンパ節を確認する
- 腋窩静脈に到達する方法を熟知する
- 温存すべき血管・神経を確認する

❶ デザイン（メルクマールを含めて）

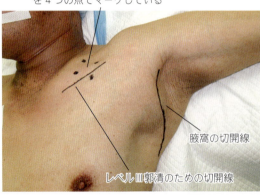

エコーで確認したリンパ節周囲を4つの点でマークしている
腋窩の切開線
レベルⅢ郭清のための切開線

レベルⅠとⅡの郭清では，頭側は大胸筋外側縁から尾側は広背筋前縁に向かう緩やかなS字状の切開線をデザインする。

レベルⅢの郭清では，小胸筋の内側を明視野に置くために，大胸筋間溝（大胸筋の鎖骨部と胸肋部との間）を大きく開く必要がある。

したがって，鎖骨下約2cmで鎖骨に平行に烏口突起より内側に皮膚切開線を描く。

Advice
- リンパ節のおおよその位置を術前に超音波検査で調べておくとリンパ節へのアプローチが容易になる。
- レベルⅢの郭清では術前の超音波検査によるリンパ節局在の確認は皮膚切開線決定に有用である。

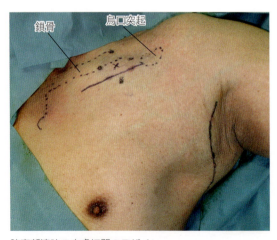

鎖骨　烏口突起

腋窩郭清時の皮膚切開のデザイン

3. 腋窩部

❷ 郭清

皮弁は白く薄い隔壁状に見える腋窩筋膜上で挙上して，脂肪組織が 5mm 程度つくようにする。
頭側は腋窩静脈前面，尾側は胸背動静脈が前鋸筋枝を分岐した部位（第 6 肋間あたり）を確認できるところまで，内側は側胸壁（前鋸筋），外側は上腕の屈筋群（烏口腕筋）手前までを展開できるようにする。

▶腋窩部　レベルⅠ

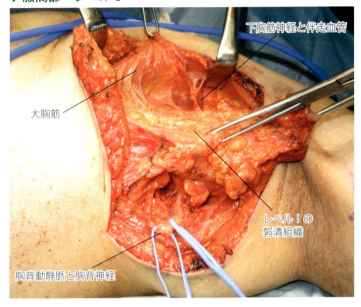

仰臥位で患側上肢全体を消毒して，ストッキネットで覆う。手台に載せておき，固定はせずに術中動かせるようにしている。

腋窩静脈に達するために通常 2 つの方法を用いる。

1 つは広背筋前縁で胸背動静脈の前鋸筋枝および本幹を見つけて，胸背動静脈から肩甲下動静脈，そして腋窩静脈へと辿る方法である。

もう 1 つは，術野の頭側 1/3 付近で大胸筋外側縁を背側から腹側に回る下胸筋神経とそれに伴行する血管を見つけて，その血管を腋窩静脈まで辿る方法である。

また別の方法として，大胸筋の外側縁を頭側に辿り，その深部に上腕の軸と平行な筋線維を有する烏口腕筋を見つけ，その尾側で腋窩神経，動静脈を確認する方法がある。

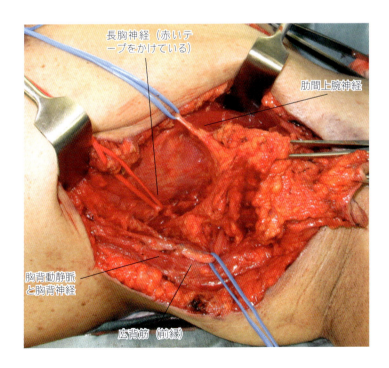

術野の尾側で広背筋前縁を露出する。この位置では，広背筋前縁の前方 1～3cm ほどで，薄い前鋸筋固有筋膜下に長胸神経が頭尾方向に走る。長胸神経は，血管は伴走せず，胸背神経より細い（約 1.5mm ほど）。胸背神経は太い（約 3mm）。前鋸筋は横方向の筋線維をもつ。

腋窩静脈尾側を，広背筋腹側の肩甲下動静脈から大胸筋外側縁の間を縦方向（頭尾側）に走行する静脈を結紮・切離する。

Advice
・第 2，3 肋間から出る肋間上腕神経は上腕に向かうので，胸背神経，長胸神経などが術野を縦方向に走行するのと異なり，術野を横方向に向かうのでわかり

第6章 リンパ節郭清

やすい．中心腋窩リンパ節と交叉接触しており，郭清の徹底のために切離している．
・切離の際は神経刺激器で刺激して筋収縮がないことを確認すると，より安全である．
・長胸神経は胸背動脈の前鋸筋枝分岐部付近が確認しやすい．

▶腋窩部　レベルⅡ

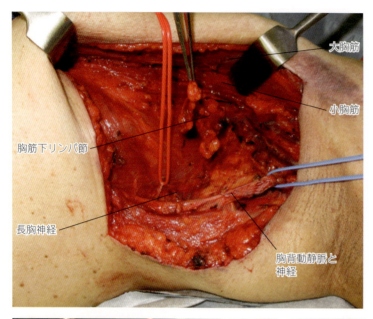

上肢を90°外転させ，肘を屈曲させて上内側に挙上することで，大胸筋の緊張が緩和され，筋鉤による大胸筋の授動がしやすくなる．

大胸筋外側縁から大胸筋裏面に入り，小胸筋との間の胸筋間リンパ節を含んだ組織を，小胸筋内側縁まで剥離して摘出する．次に，小胸筋裏面と胸壁との間の胸筋下リンパ節を含んだ組織を，小胸筋内側縁まで剥離して摘出する．

腋窩静脈尾側を内側から外側にかけて，小胸筋内側縁の胸肩峰動静脈から広背筋前側の肩甲下動静脈の間に縦方向（頭尾側）に走行する静脈（外側胸静脈など）を結紮・切離する．腋窩静脈は腋窩外側で，上腕静脈と橈側皮静脈に分岐する．

Advice
・レベルⅢ郭清を行った場合は，レベルⅡ領域から小胸筋内側のレベルⅢ領域に指を挿入して，郭清すべき組織が残っていないことを確認する．

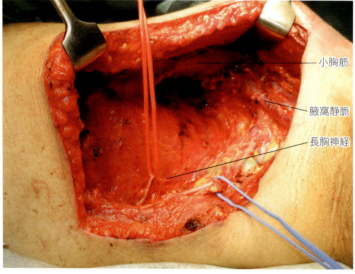

3. 腋窩部

▶腋窩部　レベルⅢ

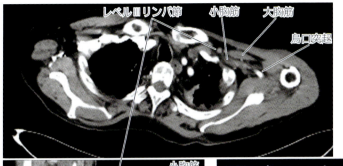

画像検査
　鎖骨のほぼ中央部で，胸肩峰動静脈が腋窩静脈に注ぐ部位の内側にリンパ節が位置する。
　術前にCTや超音波検査でリンパ節の位置を検討しておくとよい。

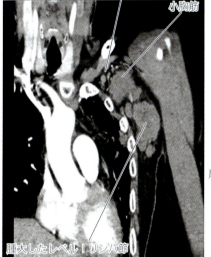

造影CT

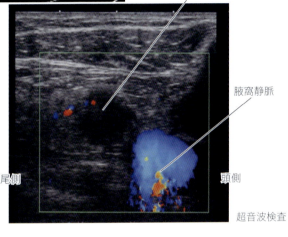

超音波検査

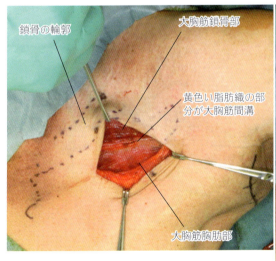
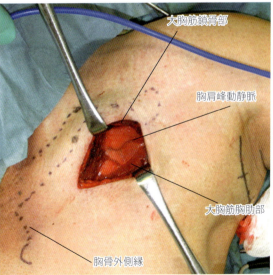

　小胸筋の内側を明視野に置くためには，大胸筋間溝（大胸筋の鎖骨部と胸肋部との間）を大きく開くようにする。
　大胸筋間溝は大胸筋筋線維間の黄色い脂肪組織の間隙としてわかる。大胸筋間溝の約1cm尾側を筋線維に沿って切開する。その下の脂肪組織中に胸肩峰動静脈分枝が頭尾側方向に走行している。

第6章 リンパ節郭清

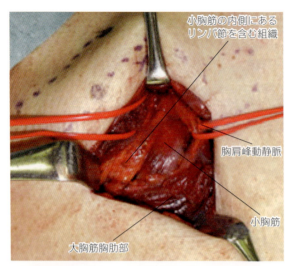

小胸筋を外側に寄せて，胸肩峰動静脈および神経（上胸筋神経）周囲を剥離する。その下のリンパ節に周囲組織をつけて，頭側に接している腋窩静脈を損傷しないように注意して切除する。

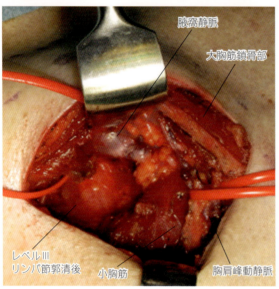

小胸筋の内側縁と外側縁に沿って剥離を行い，小胸筋を外側に牽引して鎖骨下領域を直視下に展開する。

腋窩静脈を露出して，腋窩静脈の走行に沿って内側より外側に向かって鎖骨下領域を郭清する。

▶肘部・上腕中央部

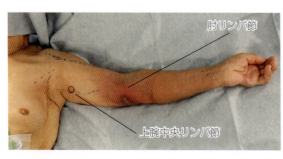
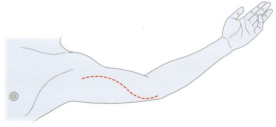

滅菌ターニケットでの駆血下，あるいは20〜40万倍エピネフリン局注下に上腕骨内側上顆から腋窩遠位端に向かう緩やかなS字状切開線をデザインする。

3. 腋窩部

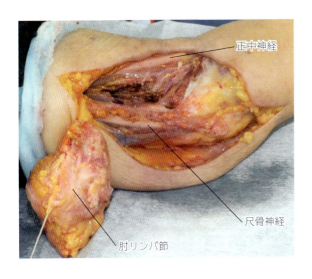

肘リンパ節と上腕中央リンパ節は尺側皮静脈，正中神経，上腕動静脈，尺骨神経に近接して存在する。

肘リンパ節・上腕中央リンパ節の両者を郭清する場合は切開線全体を切るが，肘リンパ節・上腕中央リンパ節のどちらか一方のみの郭清の場合は，その切開線のうち必要な部分のみを切開する。肘リンパ節郭清時は，まず尺骨神経を上腕骨内側上顆後方で確認する。

肘リンパ節は尺側皮静脈と接しており，その枝およびリンパ管で繋がっている。下尺側側副動静脈も近接しており，尺側皮静脈および連続するそれらの血管を結紮して肘リンパ節と一緒に切除する。

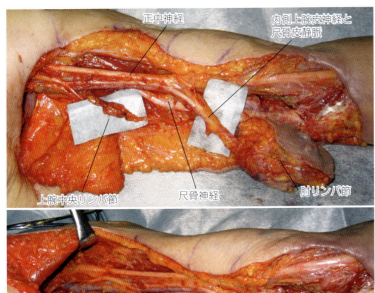

肘リンパ節と連続して上腕リンパ節を郭清しているところ

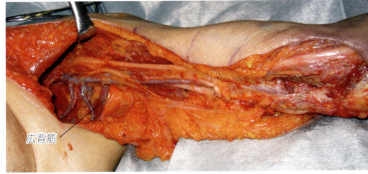

郭清終了時

　上腕中央リンパ節は，上腕中央部付近の内側筋間中隔に存在する。中隔の前方にある上腕二頭筋，正中神経，上腕動脈を確認する。正中神経と上腕動脈は並走している。後方には尺骨神経がある。尺側皮静脈は上腕中央リンパ節に隣接しているか癒着しているので，尺側皮静脈と周囲の皮下組織や皮神経を含めて上腕中央リンパ節を摘出する。結果的に，上腕二頭筋と上腕三頭筋に挟まれた中隔部のリンパ組織を一塊として切除したことになる。肘・上腕中央部の郭清においては，尺骨神経，正中神経，上腕動脈の同定と保護が肝要である。

❸ 術後管理

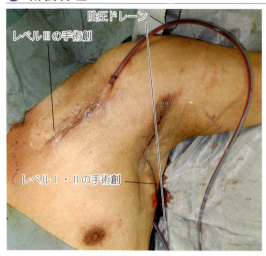

レベルIIIの手術創
陰圧ドレーン
レベルI・IIの手術創

陰圧ドレーンを留置して手術を終了する。
三角巾で肩関節・肘関節を固定して安静を保つ（約1週間）。
ドレーンは排液量20ml/日以下を目安に抜去する。
リンパ漏などを認めれば適宜穿刺を行う。
リンパ浮腫が高度の場合は，リンパマッサージや弾性ストッキングによる圧迫を検討する。

> **著者からのひとこと**
> 肘リンパ節や上腕中央リンパ節転移は，腋窩転移を合併しているか，過去に腋窩郭清された症例で転移をみることがある。肘リンパ節や上腕中央リンパ節転移への単独転移例の経験はない。

History & Review

● 所属リンパ節の解剖学的事項について説明されている。
日本皮膚悪性腫瘍学会編：解剖学的事項—領域と所属リンパ節．皮膚悪性腫瘍取り扱い規約（第2版），pp9-18，金原出版，東京，2010

● 初めて皮膚癌のセンチネルリンパ節生検に蛍光法を用いた報告。
Fujiwara M, Mizukami T, Suzuki A, et al: Sentinel lymph node detection in skin cancer patients using real-time fluorescence navigation with indocyanine green: preliminary experience. J Plast Reconstr Aesthet Surg 62: e373-e378, 2009

● 悪性黒色腫における腋窩郭清範囲について多施設共同で検討した報告。
Tsutsumida A, Takahashi A, Namikawa K, et al: Frequency of level II and III axillary nodes metastases in patients with positive sentinel lymph nodes in melanoma: a multi-institutional study in Japan. Int J Clin Oncol 21: 796-800, 2016

● 肘リンパ節，上腕中央リンパ節の解剖と郭清方法について解説。
Fujiwara M, Suzuki A, Mizukami T, et al: Mid-arm lymph nodes dissection for melanoma. J Plast Reconstr Aesthet Surg 63: 1561-1564, 2010

● 乳癌における腋窩郭清について詳述した参考書。
山本豊，岩瀬敬，三瀬圭一ほか：腋窩郭清．乳腺外科の要点と盲点（第2版），pp204-221，幕内雅敏監，霞富士雄編，文光堂，東京，2005

● リンパシンチグラフィに基づいて体の各部位ごとのリンパ経路とリンパ節局在を解説。
Uren RF, Howman-Giles RB, Chung D, et al: Role of lymphoscintigraphy for selective sentinel lymphadenectomy. Cancer Treat Res 127: 15-38, 2005

第6章 リンパ節郭清

4. 鼠径部・骨盤内

前田　拓・山本有平

Knack & Pitfalls

- 鼠径リンパ節とは，大腿筋膜の表層にある浅鼠径リンパ節と，大腿筋膜より深部にある深鼠径リンパ節とに分かれる
- 皮膚外科領域では，下肢および体幹では前面を臍と肋骨弓の中間，後面を胸椎の下縁を境界としその尾側の胸郭，腹部，腰部，殿部に発生するリンパ行性の皮膚癌において，所属リンパ節に転移を認める場合に，鼠径リンパ節郭清術を行う
- 悪性黒色腫では，鼠径リンパ節に加え骨盤内リンパ節へ転移が及ぶこともあり，これらを同時に郭清することがある
- 骨盤内リンパ節とは，鼠径靭帯より頭側で，総腸骨，内・外腸骨，閉鎖動静脈に沿って存在するリンパ節である。骨盤内リンパ節郭清は，外腸骨・閉鎖領域で十分とする考え方が主流である

概要

　リンパ節郭清とは，原発腫瘍の場所によって規定される所属リンパ節を切除する外科的治療法である。皮膚癌の中にはリンパ行性に転移を来すものがある。このリンパの流れに沿って全身に広がる前に腫瘍を切除し，癌を根治させることを目的としてリンパ節郭清が施行される。下肢および体幹では前面を臍と肋骨弓の中間，後面を胸椎の下縁を境界としその尾側の胸郭，腹部，腰部，殿部の皮膚癌はリンパ流に沿って鼠径部に流れることから，同部位に発生した皮膚癌の所属リンパ節は鼠径リンパ節となる。ただし，下肢原発皮膚癌においては，膝窩リンパ節領域を考慮する必要がある。内果を経由するリンパ流は大伏在静脈に沿って浅鼠径リンパ節に達し，一方，外果から集まり小伏在静脈に沿うリンパ流の大半は大伏在静脈のリンパ管に合流するが，その一部が筋膜を貫いて膝窩リンパ節に達するためである。

　皮膚外科領域において，鼠径リンパ節郭清の適応となる疾患は，悪性黒色腫，有棘細胞癌，乳房外パジェット病，メルケル細胞癌などである。このうち，悪性黒色腫およびメルケル細胞癌では，リンパ節転移の様式が他の皮膚癌とは異なっており，これらの腫瘍では鼠径リンパ節郭清に加えて，骨盤内リンパ節郭清を行うことがある。

　悪性黒色腫に関するNCCNのガイドラインでは，鼠径大腿部に臨床的なリンパ節腫大を認める，または鼠径大腿部に3個以上のリンパ節転移を認める場合は骨盤内リンパ節の郭清を考慮してもよい。そして，骨盤内CTでリンパ節転移を認める，またはCloquetのリンパ節が陽性であれば骨盤内リンパ節の郭清を行う，と記載している。ただし，これは米国での基準であり，ヨーロッパでは骨盤内リンパ節郭清の適応は異なる。また2014年にEggerらは，センチネルリンパ節（sentinel lymph node：SLN）の肉眼的転移（macroscopic）と微小転移（microscopic）症例に対して，鼠径リンパ節郭清のみの群と鼠径および骨盤内リンパ節郭清群を後ろ向きに比較したところ，局所再発，生存率に差がなかったと報告した。下肢，外陰部および臍の高さ以下の躯幹に発生した皮膚癌において，SLN転移陽性症例に対して，鼠径リンパ節郭清のみでよいのか，または鼠径に加え，骨盤内リンパ節郭清を追加した方がよいのかについては，いまだ十分なエビデンスがあるわけではなく，意見が分かれるところである。

郭清範囲

　鼠径リンパ節郭清とは，浅鼠径部と深鼠径部のリンパ節郭清を指す（図1）。頸部郭清や腋窩郭清と異なり，リンパ節がレベルで分類・表記されていない。その範囲は，頭側では鼠径靭帯を，外側では縫工筋を，内側では長内転筋をメルクマールとして囲まれた大腿三角が中心となる。大腿浅筋膜と縫工筋・長内転筋の深筋膜の間の皮下脂肪組織に存在する浅鼠径リンパ節と腸恥窩（腸腰筋

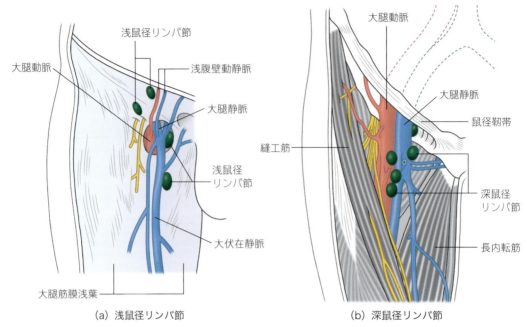

(a) 浅鼠径リンパ節　　(b) 深鼠径リンパ節

図1　鼠径リンパ節（右）
（日本皮膚悪性腫瘍学会編：解剖学的事項―領域と所属リンパ節．皮膚悪性腫瘍取扱い規約．p18, 図6, 金原出版，東京，2010 より転載）

と恥骨筋の間にあるくぼみ）において大腿動静脈に沿って存在する深鼠径リンパ節を含む。

　Daseler らは，浅鼠径リンパ節の郭清範囲を，上外側点を上前腸骨棘の1cm 上内側点，下外側点を上外側点から大腿を20cm 下りた点，上内側点を恥骨結節の頭側で外鼠径輪上縁の高さの点，下内側点を恥骨結節を通る大腿長軸方向の線と下外側点を通る横方向の線の交点と定め，これら4点で囲まれた領域（quadrilateral block）とした（図2）。しかし近年は，リンパ流可視化の技術の進歩により，郭清範囲の縮小化が図られ，浅鼠径リンパ節郭清では，縫工筋と長内筋上の脂肪組織を一部含む大腿三角の領域で十分との考え方がある（図3）。なお，皮膚や皮下組織切除の範囲は原発巣の体表解剖学的な位置，腫瘍の種類なども考慮して最終的に決定される。例えば，原発巣から皮膚への intransit 転移を生じ得るメラノーマでは，鼠径部から原発巣までの連続皮膚切除を行う subtotal integumentectomy が必要となる症例もある。上記範囲を郭清するためには，① lazy S incision，② straight incision，③ bipedicle flap incision などの皮膚切開法がある（図4）。

　前述したごとく，悪性黒色腫では骨盤内リンパ節郭清を行うことがある。この骨盤内とは，鼠径靱帯より頭側で，総腸骨，内腸骨，外腸骨，閉鎖動静脈の走行に沿って存在するリンパ節を含む脂肪組織を指す。ただし，皮膚癌に特化したリンパ流を考慮した郭清範囲は内外腸骨動静脈の分岐部を最上端とし，外腸骨・閉鎖領域となる。骨盤内は郭清範囲が曖昧となりやすいために，骨盤内リンパ節郭清の際には必ず，外腸骨領域，閉鎖領域などと併記する必要がある。

合併症と予防

　鼠径・骨盤リンパ節郭清の術後合併症として頻度の高いものとしては，リンパ浮腫，皮膚壊死，リンパ漏が挙げられる。リンパ浮腫の発生率は83.3%，皮膚壊死の発生率は38.9%，リンパ漏の発生率は27.8% との報告がある。また，骨盤リンパ節郭清の際に経腹膜アプローチをとると，開腹になるためにイレウスの危険性が生じる。一方，腹膜外アプローチでは，外腹斜筋を縦切開すると腹壁の肋間神経を損傷する可能性があり，3本以上切離すると腹直筋麻痺から瘢痕ヘルニアが生じやすいと言われている。鼠径靱帯を切離して郭清を行う場合は大腿ヘルニアの発生リスクが高くなる。なお，創感染は一定の割合で発生し，その発

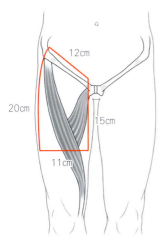 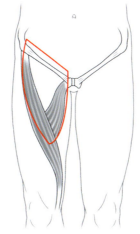 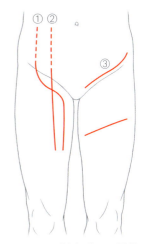

図2 Daseler らの浅鼠径リンパ節郭清の範囲
quadrilateral block

図3 われわれが行っている浅鼠径リンパ節郭清の範囲

図4 鼠径リンパ節郭清の切開線
骨盤内リンパ節郭清では点線まで
① lazyS incision
② straight incision
③ bipedicle flap incision

生率は5%程度と報告されている。

　術後の皮膚壊死発生を回避するために2015年古川らは，術中ICG蛍光造影検査を施行し，ICGで描出されない皮膚や軟部組織，すなわちviabilityのない組織を切除して縫合することで術後の皮膚壊死発生を減らすことができると報告している。過去には，皮膚壊死を回避するために，閉創の際に切開縁から約2cmと決めて皮膚を切除するなどの報告があるが，術中ICGを用いることでviabilityのない部分のみを正確に，そして確実に切除することが可能であり，この方法は有用である。

　リンパ漏を回避するためには，こまめなリンパ管の処理が重要である。透明なリンパ液の明らかな漏出があれば結紮する。

手技

- 鼠径リンパ節の郭清範囲は，頭側では鼠径靭帯を，外側では縫工筋を，内側では長内転筋をメルクマールとして囲まれた大腿三角を中心とする
- 骨盤内リンパ節の郭清範囲は，皮膚癌に特化したリンパ流を考慮し，外腸骨・閉鎖窩領域が中心となる
- リンパ管を含む脂肪層の切離は，電気メスを用いずに結紮処理を行うか，シーリング効果の高いデバイスを用いる
- 術中のICG蛍光造影検査は，術後高率に発生する皮膚壊死を減らすことができる

第6章 リンパ節郭清

❶ デザイン（鼠径・骨盤内リンパ節郭清時）

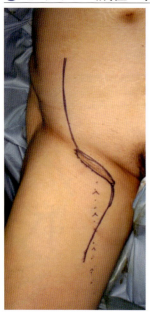

体位は仰臥位で患肢の股関節を外転外旋位とする。

皮膚切開は臍より約3cm下方の高さで腹部外側寄りを下降し，鼠径靱帯下方約2cmの位置で股関節部に平行に沿い，大腿内側部で恥骨結合から約10cm下降するlazy-S incisionとする。この際に，郭清に先立って施行した（SLNBを含む）リンパ節摘出によって生じた手術瘢痕を含めるようにする。

> **Advice**
> - SLNBや鼠径部リンパ節生検を行う際に，郭清を行うことを想定して切開線をデザインすることが重要である。
> - 色素法はリンパ節の同定のみならずリンパ管の同定にも有効である。青染された主なリンパ管を確実に結紮することでリンパ漏を予防する。

❷ 郭清

▶浅鼠径リンパ節

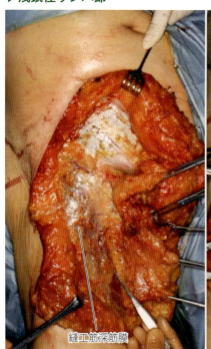
縫工筋深筋膜

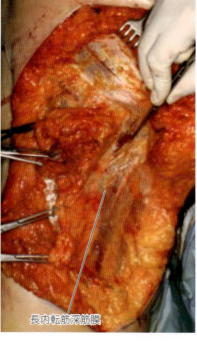
長内転筋深筋膜

デザインに沿って皮切を行い，浅筋膜より上または下の層で皮弁を挙上する。浅鼠径リンパ節範囲の上下縁，外側縁，内側縁で脂肪組織を切離する。主なリンパ管は結紮処理する。下縁の内側部では大伏在静脈を結紮，切断する。大腿部深筋膜を含めて皮下脂肪組織を一塊として，縫工筋の内側縁および長内転筋の外側縁の剥離を進める。

> **Advice**
> - 浅鼠径リンパ節とは，縫工筋と長内筋上の脂肪組織を一部含む大腿三角の領域の範囲で，上図で示した深筋膜より浅い皮下脂肪組織を指す。
> - 実際には，浅鼠径リンパ節と深鼠径リンパ節を分けず，一塊として郭清する。

▶深鼠径リンパ節

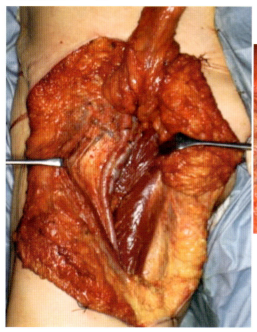

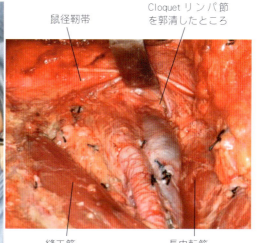

鼠径靭帯
Cloquetリンパ節を郭清したところ
縫工筋
長内転筋

大腿三角部に入り連続的に深鼠径リンパ節の郭清を行う。大腿動静脈の血管鞘を切開し，神経と大腿動静脈以外の組織を含めるように大腿三角部末梢から頭側へと剥離を進める。

伏在裂孔深部で大腿静脈の大伏在静脈への分岐部を確認し，大伏在静脈を結節切離する。さらに大腿動脈が鼠径靭帯を出る部位まで剥離を進め，大腿静脈内側で，大腿輪が閉じるところに局在するCloquetリンパ節を確認し，このリンパ節を含めて郭清を終了する。

▶骨盤内リンパ節郭清（切開〜外腸骨領域）

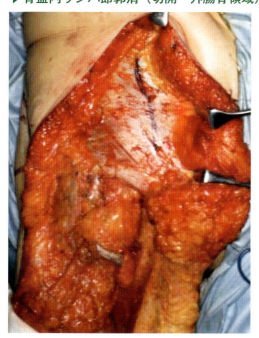

骨盤内リンパ節郭清を行う場合は，引き続き，後腹膜へのアプローチを傍腹直筋切開から行う。

腹直筋の外側縁で腹横筋膜を縦切開し，用手的に腹膜と腹横筋膜を剥離し，後腹膜腔に達する。

なお，内腸骨・総腸骨に明らかなリンパ節転移を認める場合（より上位にリンパ節転移を認める場合）は同領域の郭清を行うことがある。その場合は，開腹で行った方が広い視野が確保できるために，外科に依頼する。

第6章 リンパ節郭清

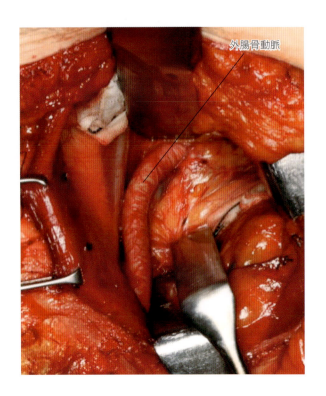

腹腔臓器は腹膜に覆われたまま内上方へと翻転する。外腸骨動脈を確認し，外腸骨動静脈周囲の外腸骨リンパ節を郭清し，外腸骨・内腸骨動脈分岐部まで達する。この操作の際に，外腸骨動脈前面を上外側から下内側に走る尿管を確認し温存する。

▶骨盤内リンパ節郭清（閉鎖領域）

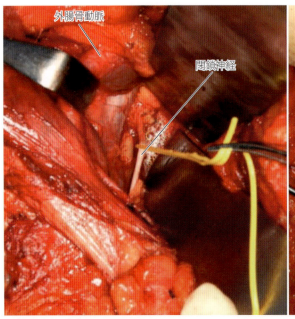

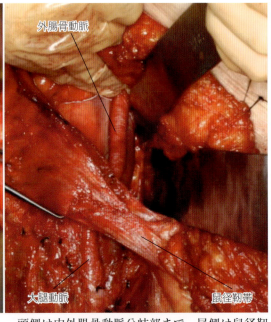

外腸骨・内腸骨動脈分岐部まで達した後，動静脈背側から閉鎖神経背側までの閉鎖リンパ節を郭清する。閉鎖神経をメルクマールにして郭清するとよい。

頭側は内外腸骨動脈分岐部まで，尾側は鼠径靭帯直下までの範囲を郭清する。鼠径靭帯部で，大腿部からの切除組織と連続させ，en blockとして切除し，郭清を終了する。

❸ 術後管理

1. 閉創

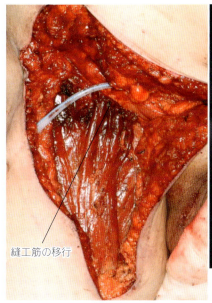
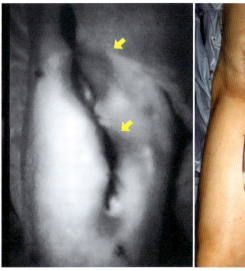
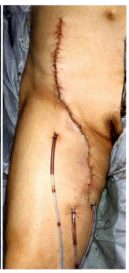

縫工筋の移行

露出した大腿動静脈が挙上した薄い皮膚の直下に直接接しないように，縫工筋を移行して保護する

　古川らの方法に準じて仮縫合を行い，縫合による緊張を創縁にかけた状態で術中 ICG 蛍光造影検査を行う。

　ジアグノグリーン 25mg を生食 10ml に溶かし，そのうち 2ml を静注する。PDE を用いて直接観察すると，血流のあるところでは輝度の高い白色調の蛍光が観察される。黒色調の領域は組織の viability がないと判断し，切除する（➡）。腹部および大腿部皮下に吸引ドレーンを留置する。

　真皮縫合はキーポイントのみとする。辺縁部の壊死を予防するため，決して過度に盛り上げることはしない。

2. 術後管理

　術後は創部の圧迫を行う。下肢は弾性包帯で圧迫し挙上する。吸引ドレーンは，1 日の排液量が 20〜30ml 以下になれば抜去する。1 週間以上ドレーンを留置しない。術後 1 週間を目安に歩行を開始する。

- 術後のリンパ浮腫予防のために大伏在静脈を温存して鼠径部の郭清を行う方法がある（modified groin dissection）。リンパ節転移が大伏在静脈を巻き込まずに剝離可能な場合は，大伏在静脈を温存する。
- リンパ管を含む脂肪層の切離の際に，シーリング効果の高いハーモニック FOCUS® などのデバイスを用いる方法も有効である。

第6章 リンパ節郭清

History & Review

- 皮膚癌における郭清範囲が明記されている。
 日本皮膚悪性腫瘍学会編：皮膚悪性腫瘍取扱い規約（第2版）．pp9-18, 金原出版, 東京, 2010
- 鼠径リンパ節郭清の世界で初めての報告。
 Pringle JH: A method of operation in cases of melanotic tumours of the skin. Edinburgh MJ 23: 496-499, 1908
- 鼠径リンパ節の解剖について詳細に記載し, 郭清すべき範囲を明示した。
 Daseler EH, Anson BJ, Reimann AF: Radical excision of the inguinal and iliac lymph glands; a study based upon 450 anatomical dissections and upon supportive clinical observations. Surg Gynec Obstet 87: 679-694, 1948
- 鼠径・骨盤内リンパ節郭清の定義と範囲を見直した。
 Smith OJ, Lee-Rodgers L, Ross GL: The nomenclature of groin dissection for melanoma - Time to simplify. J Plast Reconstr Aesthet Surg 68: 1588-1591, 2015
- 皮膚癌の最新の治療方針などが詳しく記載されている。
 NCCN Clinical Practice Guidelines in Oncology v.1.2017, (Accessed August 1, 2017, at https://www.nccn.org/professionals/physician_gls/f_guidelines.asp#site)
- 鼠径リンパ節郭清術後の皮膚壊死予防のために, ICG蛍光造影検査を応用した。
 Furukawa H, Hayashi T, Oyama A, et al: Effectiveness of intraoperative indocyanine-green fluorescence angiography during inguinal lymph node dissection for skin cancer to prevent postoperative wound dehiscence. Surg Today 45: 973-978, 2015

形成外科治療手技全書Ⅴ

腫瘍・母斑
・血管奇形

第7章 知っておきたい知識

1. メラノーマの薬物治療

堤田 新

再発・転移を来たした切除不能メラノーマ（悪性黒色腫）に対する薬物治療は，長い間，殺細胞性抗癌薬のダカルバジンあるいはそれを含めた多剤併用療法であった。また術後補助療法としてインターフェロンβが使われていた。欧米を中心として，2011年にbreakthroughが起こり，新薬の開発が進んできた。わが国では，2014年7月に世界に先駆けて，免疫チェックポイント阻害薬である抗PD-1抗体のニボルマブ（オプジーボ®）が承認されて以降，メラノーマに対する新薬が続々と認可されている。2014年12月に低分子性分子標的薬であるBRAF阻害薬のベムラフェニブ（ゼルボラフ®），2015年7月には免疫チェックポイント阻害薬である抗CTLA-4抗体のイピリムマブ（ヤーボイ®），2016年3月にはBRAF阻害薬のダブラフェニブ（タフィンラー®），MEK阻害薬のトラメチニブ（メキニスト®），2016年9月には抗PD-1抗体のペムブロリズマブ（キイトルーダ®）が承認された。

免疫チェックポイント阻害薬

免疫抑制として作用する免疫チェックポイントにはいくつかあるが，それを阻害することで抗腫瘍免疫を増強させる可能性があり，免疫チェックポイント阻害剤は有望である。

BRAF遺伝子変異陰性例に対しては，免疫チェックポイント阻害薬が第1選択となる。抗PD-1抗体と抗CTLA抗体の比較では，ニボルマブとイピリムマブの併用（本邦未承認）とニボルマブ単剤，イピリムマブ単剤を比較した試験（CheckMate-067試験）があり，奏効率はニボルマブ単剤44%，イピリムマブ単剤19%，PFS中央値はニボルマブ単剤6.9カ月，イピリムマブ単剤2.2カ月と報告された[1]。すなわち，抗CTLA-4抗体に比べて，抗PD-1抗体の方が優れていることが証明され，現時点では抗PD-1抗体のニボルマブあるいはペムブロリズマブが第1選択と考えられる。

免疫チェックポイント阻害薬は，決して奏効率は高いとは言えないが，いったん奏効すると長期生存，場合によっては治癒と言ってもよい状態に至ることがある[2]。イピリムマブでは約20%の患者が長期生存しており，ニボルマブやペムブロリズマブでの長期フォローデータは未発表だが，さらに改善すると予想される。また最近では，ペムブロリズマブによりcomplete response（CR）が得られ，何らかの理由で治療を中止した症例についてのフォローアップデータが報告され[3]，観察期間の中央値が10カ月ではあるが，97%がCRを維持している。一方で，免疫チェックポイント阻害薬により，間質性肺炎や腸炎，肝障害など重篤な免疫関連有害事（immune-related adverse events：irAEs）を来たすことがあり，内科をはじめ他科医や，薬剤師，看護師など多職種間の連携が非常に重要である。

低分子性分子標的薬

細胞膜にあるチロシンキナーゼレセプターにリガンドが結合するとチロシンキナーゼが活性化し，RAS, RAF, MEK, ERKと活性化し，核内に伝達されて細胞増殖を制御させる。このMAPキナーゼ経路のうち，メラノーマではBRAF, NRAS遺伝子変異が高頻度に見られるため，それを阻害することにより癌の増殖を抑制するのがBRAF阻害剤やMEK阻害剤の低分子性分子標的薬である。ただし，日本におけるBRAF変異は海外のそれと比較して少ない。

BRAF変異陽性例に対しては現在ベムラフェニブ，ダブラフェニブそれぞれ単剤かダブラフェニブ＋トラメチニブの併用が使用可能である。ダブラフェニブ＋トラメチニブ併用とダブラフェニブ単剤の比較試験（COMBI-d試験）では，奏効率はそれぞれ64%：51%，生存期間の中央値は25.1カ月：18.7カ月であった。また，ダブラフェ

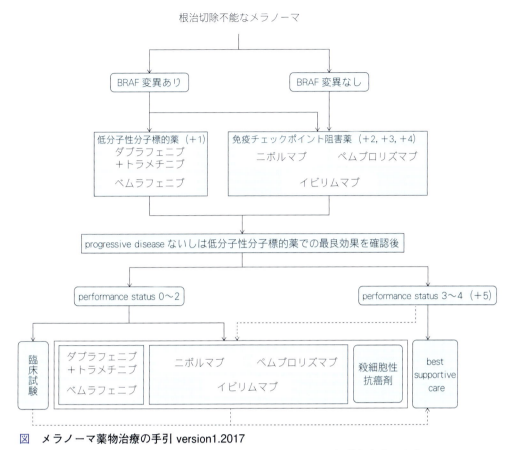

図 メラノーマ薬物治療の手引 version1.2017
（山崎直也ほか：日本皮膚悪性腫瘍学会 悪性黒色腫（メラノーマ）薬物療法の手引．Skin Cancer 32：1-5, 2017 より引用改変）

ニブ＋トラメチニブ併用とベムラフェニブ単剤との比較試験（COMBI-v 試験）では，奏効率はそれぞれ 64%：51%，生存期間の中央値は 25.6 カ月：18 カ月と，併用療法の方が優れていた[4)5)]。併用療法の副作用として発熱，関節痛，脱毛，皮疹などに注意が必要だが，問題となっていた BRAF 阻害薬単剤で見られる有棘細胞癌の発生はむしろ少ない。

最近では，併用療法による長期フォローのデータが示され，低分子性分子標的薬が著効した場合，長期生存が期待できることが明らかになってきている[6)]。

治療薬の選択

BRAF 遺伝子変異の有無を知ることがまず必須となる。前述のように BRAF 遺伝子変異陰性例に対しては，免疫チェックポイント阻害薬のうち抗 PD-1 抗体が第 1 選択となるが，BRAF 変異陽性症例に対して，低分子性分子標的薬と免疫チェックポイント阻害薬のどちらから開始するかについては議論があるところである。最新の NCCN のガイドラインでは，免疫チェックポイント阻害薬と低分子性分子標的薬を同程度に推奨しながら，臨床的に早期の奏効が必要な際は，低分子性分子標的薬を使用することとされている。最近，わが国でも，薬物治療の目まぐるしい変化に対応するため，2016 年，日本皮膚悪性腫瘍学会より「悪性黒色腫新規薬剤に対する治療の手引」が公表され，現在は version 1.2017 となっているが（図）[7)]，今後も適宜改訂される。

次に，奏効した低分子性分子標的薬をいつまで継続するべきかという問題があろう。前出の「悪性黒色腫新規薬剤に対する治療の手引 version 1.2016」においても，PD ないし最良効果を確認後，次の治療へ移行するとしてあるが，具体的に

は症例おのおので考慮されているのが実際であろう。

免疫チェックポイント阻害薬の併用が未承認のため，現時点では免疫チェックポイント阻害薬の切り替えについて議論されている。抗PD-1抗体で治療を開始したが腫瘍が増大した時，いつまで継続すべきであろうか。

まず3カ月は使用継続するという意見も多いと思われる。免疫チェックポイント阻害薬においては，いったん増大した病変がその後縮小に転じるpseudo-progressionという現象も知られている。これは免疫反応の活性により病変の陰影が増大すると考えられているが，実はそれほど多い現象ではないとも言われている。では，いつイピリムマブに変更すべきなのか。

この問題を考えるうえで，重要な臨床試験にCheckMate-064試験がある。この試験では2群に分け，一方はニボルマブを2週間隔で6回投与後，2週間あけてイピリムマブを4回投与，その後ニボルマブで維持を行う。もう一方はイピリムマブで開始し4回投与し，その後3週間あけてニボルマブを2週間隔で継続された。1年生存率で，ニボルマブから開始した群が76%，イピリムマブから開始した群が54%と有意差が認められた[8]。切り替えに関してどのような投与スケジュールが最も有益かを検証すべきであろう。

今後の展望

■**進行期の治療開発について**

海外では，ニボルマブとイピリムマブの併用が認められている。その効果は高いが，有害事象も多いとされる[9]。日本でも早期の認可が期待されている。また腫瘍溶解ウイルス薬のT-VEC（talimogene laherparepvec），HF-10と免疫チェックポイント阻害薬の併用療法などの治験が現在進行中である。このように，今後はさらなる効果を期待し，免疫チェックポイント阻害薬の併用，分子標的薬と免疫チェックポイント阻害薬，腫瘍溶解ウイルス薬と免疫チェックポイント阻害薬などさまざまな併用療法が治療の主流になると思われる。また，依然として予後不良である脳転移に対する治療開発も急務である。

■**術後補助療法について**

所属リンパ節転移を伴うIII期のメラノーマは，リンパ節郭清後にも再発・転移が多く見られるため，全世界的にこれまでもさまざまな術後補助療法が検討されてきた。2015年に高用量イピリムマブ療法が初めて生存を改善させるという結果が報告された[10]が，有害事象も認められているため標準治療にはなっていない。現在，抗PD-1抗体あるいは低分子標的治療薬の術後補助療法としての有効性を，日本も参加して治験が進行中である。

また，日本独自の研究として以前より使われていたインターフェロンβ（フェロン®）の補助療法としての意義を確認する目的で，JCOG皮膚腫瘍グループにおいてRCTが進行している。

引用文献

1) Larkin J, Hodi FS, Wolchok JD: Combined Nivolumab and Ipilimumab or monotherapy in untreated melanoma. N Engl J Med 373: 1270-1271, 2015
2) Schadendorf D, Hodi FS, Robert C, et al: Pooled analysis of long-term survival data from phase II and phase III trials of ipilimumab in unresectable or metastatic melanoma. J Clin Oncol 33: 1889-1894, 2015
3) Robert C, Ribas A, Hamid O, et al: Three-year overall survival for patients with advanced melanoma treated with pembrolizumab in KEYNOTE-001. ASCO Abstract 9503, 2016
4) Robert C, Karaszewska B, Schachter J, et al: Improved overall survival in melanoma with combined dabrafenib and trametinib. N Engl J Med 372: 30-39, 2015
5) Long GV, Stroyakovskiy D, Gogas H, et al: Dabrafenib and trametinib versus dabrafenib and placebo for Val600 BRAF-mutant melanoma: a multicentre, double-blind, phase 3 randomised controlled trial. Lancet 386: 444-451, 2015
6) Long GV, Weber JS, Infante JR, et al: Overall survival and durable responses in patients with BRAF V600-Mutant metastatic melanoma receiving dabrafenib combined with trametinib. J Clin Oncol 34: 871-878, 2016
7) 山﨑直也, 清原祥夫, 宇原久ほか: 日本皮膚悪性腫瘍学会 悪性黒色腫（メラノーマ）薬物療法の手引. Skin Cancer 32: 1-5, 2017
8) Weber JS, Gibney G, Sullivan RJ, et al: Sequential administration of nivolumab and ipilimumab with a planned switch in patients with advanced melanoma (checkmate 064): an open-label, randomised, phase 2 trial. Lancet Oncol 17: 943-955, 2016
9) Postow MA, Chesney J, Pavlick AC, et al: Nivolumab and ipilimumab versus ipilimumab in untreated melanoma. N Engl J Med 372: 2006-2017, 2015
10) Eggermont AM, Chiarion-Sileni V, Grob JJ, et al: Prolonged survival in stage III melanoma with ipilimumab adjuvant therapy. N Engl J Med 375: 1845-1855, 2016

第7章 知っておきたい知識

2. 血管奇形の画像診断

長尾宗朝

"血管腫"としてひとくくりにされてきた病変も，ISSVA（the International Society for the Study of Vascular Anomalies）分類により血管性腫瘍と血管（脈管）奇形の2つの疾患群に大別され，病態面からの整理が進んできた。それに伴い，おのおのの疾患の鑑別や治療方針の決定において画像診断の果たす役割，重要性が増して来ている。

画像診断への手順

外来診察における問診（発症時期，臨床経過，治療歴，既往歴，家族歴）に始まり，理学的所見（視診，触診，聴診）を取る。さらに，超音波検査においてB（brightness）モード画像にカラードプラ検査の所見を組み合わせることで，病変内部の血流の有無，流速やその方向を評価することができる。これらの所見によって典型的な病変についてはおおむね診断可能である。さらに，初期の精査や治療方針の決定のためにMRI画像などを追加する。血流豊富な病変においては，その評価のための造影CT，MRIによるダイナミックスタディやCT angiography（CTA），MR angiography（MRA）が考慮される。

なお，体表における限局性の毛細血管奇形などは，外観や臨床経過で診断が可能なことが多いため，必ずしも画像診断を必要としない。

画像診断の役割

血管性腫瘍や血管奇形における画像検査の目的は主に，診療開始時における診断，病変の局在，広がり，他疾患との鑑別のみならず，治療可否を含めた治療方針の決定，治療後の評価や経過観察となる。それぞれ疑われる病変に応じて医療機器や撮像法の選択，造影の有無などが選択される。

画像診断に用いられる医療機器の特徴と選択

主なものに，超音波，単純X線，CT，MRIが挙げられる。特に診断能と侵襲性の観点からは超音波検査とMRIが有用である。血管造影検査は侵襲を伴うため，診断の目的だけで行うことは勧められていない。

■超音波

簡便かつ無侵襲な検査であり，疾患を疑った際の第1選択検査となる。特に体表の浅い部位に存在する病変の観察に有用であるが，二次元的画像の組み合わせとなるため，広範囲病変における全体の広がりを把握することは困難である。

画像はBモードを基本とし，血管性腫瘍などの充実性病変と血管奇形との鑑別が行われる。血管奇形の病変は，一般的に皮下や筋肉内などにさまざまな形態を模した低輝度病変として認められることが多い。さらにカラードプラーを重ねて表示することで，病変内部における流速やその方向をリアルタイムに評価できる。

■MRI

軟部病変である血管性腫瘍や血管奇形の診断やその広がりを把握するために高いコントラスト，つまり画像に対する濃淡の差の分解能を有しており大変優れた検査と言える。そのため治療を行う際は，病変の広がりを把握する意味でも可能な限り行うべき検査である。ただし，乳幼児の場合，検査には鎮静を必要とすることも多いため，症状を含めて検査の必要性や時期についての判断に検討を要する。

MRIの撮像は，T1強調像では内部信号が中間から低信号，T2強調像やSTIRで高信号を呈する。そのため脂肪抑制のT2強調像は，病変の広がりの検索には有用である。出血や血栓などがある場合は内部不均一な像を呈することもある。静脈奇形の診断に特異的な静脈石は，どの撮像条件でも低信号で結節状構造として認識される。また

高流速病変の場合は，血管内無信号領域つまりflow voidが低信号で見られ，静脈石や静脈血栓もflow void様に見られることがあるが，流速や画像の連続性などを辿ることで鑑別は可能である。

■CT

濃度分解能が低いため，軟部組織における質的精査ではMRIには及ばないが，MRIが禁忌である症例などでは評価に用いられることもある。MRIと比較すると骨・関節部の評価や，静脈石の描出に有用である。また，広範囲に及ぶ高流速病変ではCTAを行うことで，病変の広がり，供血動脈や排出静脈などを同定することが可能であり，それが治療計画を立てるうえで有用である。しかしながら頻回のCT検査や無用なCTA検査は，放射線被曝のリスクの観点から避けるべきである。

■単純X線

静脈奇形における静脈石の描出や骨軟部組織の成長異常（脚長差）の評価など，役割は限られる。また，病変に近接する骨や関節への浸潤の評価などにも用いられる。

■その他の検査

核医学検査（血液プールシンチグラフィやリンパ管シンチグラフィ）は，静脈奇形とリンパ管奇形の鑑別などで用いられることもあるが，日常で行われることは少ない。

疾患別血管奇形の画像診断

■静脈奇形

従来，海綿状血管腫や筋肉内血管腫などと呼ばれてきた最も頻度の高い血管奇形で，全体の半数近くを占める。これらを疑った場合にまず勧められる画像検査は，超音波検査および単純MRIである。それにより大半は診断可能である。低流速病変で，嚢胞状や海綿状，静脈瘤状，拡張静脈様などさまざまな形態を呈する（図1）。

その局在は，皮膚表面，皮下においては，青紫調の柔らかい，圧迫可能な非拍動性腫瘤として認

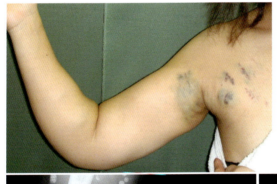

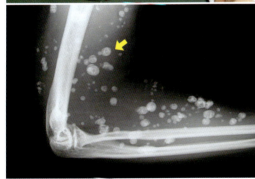

単純X線所見
多数の静脈石（⇨）が確認できる

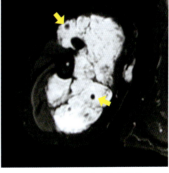

MRI所見（T2強調脂肪抑制像）
高信号に描出された筋肉内に病変を認め，静脈石（⇨）が低信号の結節状構造として認められる

図1　静脈奇形の画像診断（25歳，女性，右胸部〜上肢静脈奇形）

第7章 知っておきたい知識

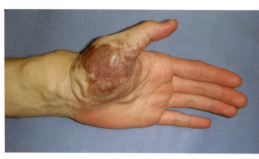
発赤を伴う部位を中心に腫脹を認め，拍動を触知する

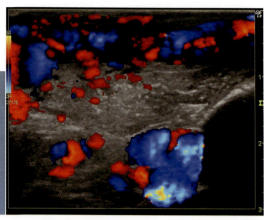
カラードップラー検査所見　高流速の拍動性乱流を認める

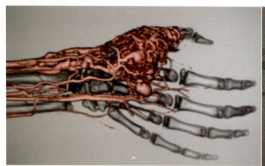
3D-CTA所見　病変の広がりを把握できる

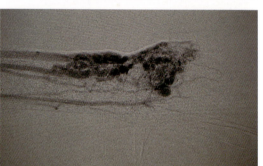
血管造影検査所見　流入血管，nidus，流出血管の詳細を把握し，治療計画を立てる

図2　動静脈奇形（AVM）の画像診断（16歳，男性，左手動静脈奇形）

識される。また，筋肉，腱，関節，骨やこれらの間隙にも存在することがあり，それらの広がり，位置，流速などの評価が必要となる。

血管平滑筋が菲薄化して過剰進展した静脈腔に血液が貯留する像を，エコーなどを用いて観察する。一般的には，周囲の組織と比較して均一あるいは不均一な低エコーの腔をもつ病変を認める。腫瘤状とはならないため，そのような所見がある場合は，他の血管腫瘍を考える。

静脈奇形は，超音波探触子による圧迫により内腔虚脱の所見が認められるが，海綿状構造を呈する病変などではその所見に乏しい場合もある。また静脈石は，静脈奇形の診断に至る特異度の高い所見である。音響陰影（acoustic shadow）を伴う高輝度結節として描出される。

MRI画像では，T2強調像（脂肪抑制画像含む），非選択的脂肪抑制法（short-tau inversion recovery：STIR）で高信号を呈し，診断および病変の広がりの精査に有用である。境界明瞭でかつ明らかなドレナージ血管がない所見であれば，治療は経皮的硬化療法で良好な結果が期待できる。

単純X線写真は，静脈石の検出や病変周囲の骨の状態を把握できる。

血管造影は，診断目的に施行はされないが，治療目的に直接穿刺により造影剤の流れを観察することで，硬化療法のリスクを推察することが可能である。

■**動静脈奇形（AVM）**

動静脈の吻合異常によるシャントを有し，その吻合集合体はナイダス（nidus）と呼ばれる。進行につれて流入，流出血管の拡張，蛇行，瘤の形成など二次的変化を伴う。妊娠や外傷を契機に増悪を認める。

初期の動静脈奇形は，拍動や温感が著明でなく，乳児血管腫や毛細血管奇形との鑑別を要する。

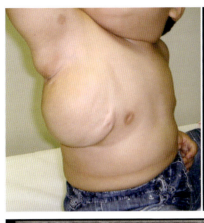
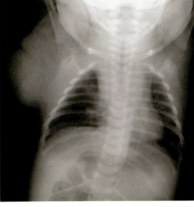

単純X線所見
疾患そのものに対する情報は少ない

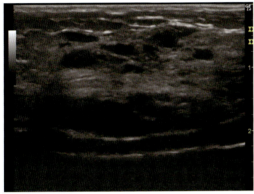
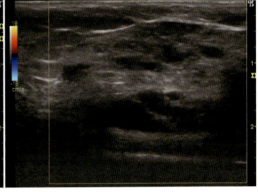

エコー所見（Bモード）　大小不同の囊胞腔を認める　　カラードップラー検査所見　血流は認めない

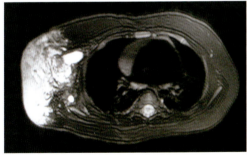
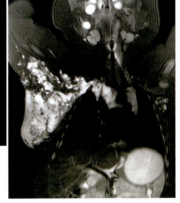

▲水平断では，右腋窩部に海綿状と囊胞状の混在した病変が認められる
▶冠状断では，縦隔まで病変の広がりが認められる
MRI所見（T2脂肪抑制像）

図3　リンパ管奇形の画像診断（1歳，男児，右腋窩混合型リンパ管奇形）

　画像診断は，超音波検査において，疾患の特徴である動静脈の拡張や蛇行を観察する。カラーモードにおいて，nidus部分はモザイクパターンを示し，波形解析では高い流速や拍動性乱流などのシャント波形を認める（図2）。
　MRIでは，T1強調像，T2強調像ともにflow void を示す。また，造影CTAは血管構築を行うことで，病変の広がり，血行動態を把握し，血管塞栓術や切除術などの治療計画を立てるのに役立つ。治療を行うにあたり，最終的にはより詳細に，かつ経時的に血流動態を把握する必要があるため，血管造影も不可欠となる。

第7章 知っておきたい知識

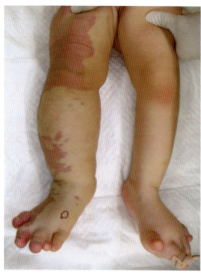

右下肢の肥大および広範な毛細血管奇形を認める

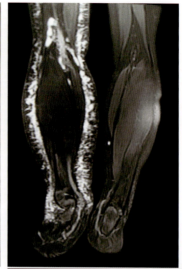

冠状断

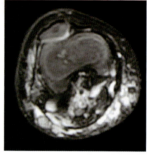
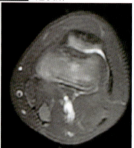

MRI 所見（T2 脂肪抑制像）
皮下に血管，リンパ管の集簇を認める

図4　混合型血管奇形と MRI 画像（2歳，女児）

■リンパ管奇形

　いわゆるリンパ管腫に相当し，病変の大きさによって macrocystic type, microcystic type, mixed type に分類される。

　Macrocystic type は，超音波検査では多胞状の囊胞性腫瘤の像を呈し，隔壁や内腔のリンパ液貯留が見られる。MRI 画像では，T1 強調像で低信号，T2 強調像で高信号を示すが，蛋白に富む内容液や出血などの状態で変化も見られる。診断に迷う場合は，穿刺して内容液の性状を確認するのも一手段となる。

　Microcystic type は，超音波検査では，境界不明瞭に無数の微小隔壁による高エコーを呈する。MRI では，脂肪抑制 T2 強調像で高信号域として明瞭に描出される。

　また，これらの混在した mixed type，さらに静脈成分が混在することもある（図3）。

■毛細血管奇形

　赤あざとして認識され，単純性血管腫やポートワイン斑として呼称されてきた。真皮浅層での拡張した毛細血管の集合体であり，多くは肉眼的に診断されるため，半身肥大を伴うなど，一部を除き画像診断は特別に必要としない。

■混合型血管奇形

　Klippel-Trenaunay 症候群に代表される血管奇形を伴う症候群は，単独で生じる血管腫や血管奇形と異なりさまざまな合併症を有し，小児発生例も多いため，長期的な治療計画や展望が必要となる。

　超音波検査のほかに，軟部組織の評価のための MRI 画像検査や脚長差の評価のための単純 X 線写真などが適宜行われる（図4）。

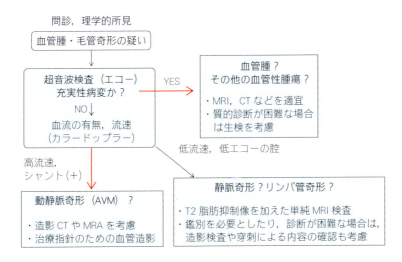

図5　診断のプロセスに応じた医療機器の選択

画像診断のプロセス

　血管性腫瘍や血管奇形の診断のプロセスにおいては，臨床経過や理学的所見に加えて，超音波検査やMRIを中心とした画像精査が重要である．特に超音波検査は外来でも簡易に行うことができるため，これらの疾患を取り扱う意味では不可欠な検査と言える．それらをもとに治療計画を立てていくための検査を，適宜追加していく流れとなる（図5）．

　近年，格段に画像診断の精度が上がってきているものの，確定診断においては病理組織学的検査の域に及んでいない．画像診断を行い，治療を進めるにあたって硬化療法を行う際は，それだけでの組織学的評価は困難である．特に充実性腫瘍の場合，多血性の軟部肉腫や神経系腫瘍なども鑑別に挙げられる．そのため，画像だけでは確定診断に至らない場合や，実際に硬化療法を行っても通常の経過と異なる場合などは，十分な止血準備のもとに生検を行うことが重要であることは忘れてはならない．

History & Review

●ISSVA分類がwebで詳細に確認でき，見やすくまとめられている．
　ISSVA Homepage: CLASSIFICATION. http://www.issva.org/UserFiles/file/Classifications-2014-Final.pdf
●研究班により作成されたガイドライン改訂版であり，診断から治療に至るまで詳細に解説されている．
　血管腫・血管奇形・リンパ管奇形診療ガイドライン2017（第2版）
　http://www.marianna-u.ac.jp/va/files/vascular%20anomalies%20practice%20guideline%202017.pdf#view=FitV
●成書として血管腫や血管奇形を全般にわたり解説している．
　Enjolras O, Wassef M, Chapot R: Introduction; ISSVA classification. Color Atlas of Vascular Tumors and Vascular Malformations, pp1-11, Cambridge University Press, New York, 2007
●ISSVA分類に基づいた診断と治療戦略の特集が組まれており，その画像診断に関して述べられている．
　大須賀慶悟，波多祐紀，上原秀一郎：血管腫・血管奇形の最前線―ISSVA分類に基づいた診断と治療戦略―血管腫・血管奇形の臨床診断と画像診断．画像診断 32：994-1003，2012

3. 悪性腫瘍の画像診断

元村尚嗣

　悪性腫瘍の診療においては，視診，触診のみならず画像検査が重要である．治療前では，腫瘍の性状・局在などの診断や治療方針の決定に使用され，治療後には治療効果判定や経過観察に使用される．したがって，悪性腫瘍に携わる形成外科医は，ダーモスコピー，超音波，CT，MRIなどの画像検査の特徴を理解し，個々の症例に応じて適切な時期に，適切な画像検査を選択する能力が要求される．本稿では，主な原発腫瘍の画像検査およびリンパ節の画像検査について，要点を述べる．

原発腫瘍の画像検査

■ダーモスコピー

　皮膚悪性腫瘍の画像診断として最も簡便でかつ有用なものがダーモスコピーである．肉眼では鑑別困難な皮膚腫瘍を診断できる．簡便であるがゆえに，より良い条件で腫瘍を観察することが重要であり，細かなゴミや痂皮，落屑の付着などをきれいに除去してから検査を行う．診断手順としては，ほとんどすべての色素性病変に対応できる2段階診断法が汎用されており[1]，第1段階でメラノサイト系病変のダーモスコピー所見があるか否かを検討し，メラノサイト系病変の所見が認められたら第2段階へ進む[2]（図1）．ダーモスコピー所見はかなり確立しており体系化が進んでいるが，いまだ判断に迷う症例に遭遇することも少なくない．本稿では悪性黒色腫と基底細胞癌についてのダーモスコピー所見について述べる．

● 悪性黒色腫（MM）

　日本人の皮膚原発MMの約4割が手掌・足底に生じる．悪性所見は皮丘に沿った幅が太く濃淡のある parallel ridge pattern（PRP，図2），良性所見は皮溝に沿った幅が細く濃淡のない parallel furrow pattern（PFP）であることは押

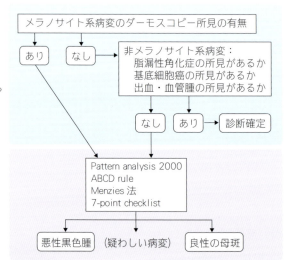

図1　2段階診断法による診断手順
（斎田俊明：ダーモスコピーの診断手順．ダーモスコピーの診かた・考えかた，pp6-12，医学書院，東京，2007より引用改変）

3. 悪性腫瘍の画像診断

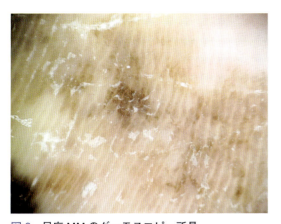

図2 足底 MM のダーモスコピー所見
非対称性で,色素分布が不整,皮丘に沿った幅が太く濃淡のある parallel ridge pattern を認める

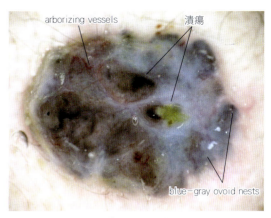

図4 顔面 BCC のダーモスコピー所見
潰瘍,arborizing vessels,blue-gray ovoid nests を認める

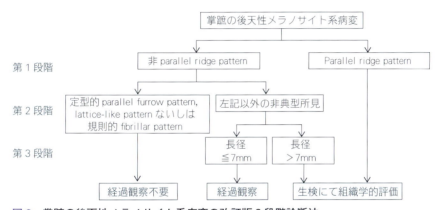

図3 掌蹠の後天性メラノサイト系病変の改訂版3段階診断法
(Koga H, et al: Revised 3-step dermoscopic algorithm for the management of acral melanocytic lesions. Arch Dermatol 147: 741-743, 2011 より一部改変)

さえておくべきである。2011年 Koga らは,PFP およびその亜型である fibrillar pattern,lattice-like pattern であれば色素性母斑と診断し,PRP や 7mm 以上の非典型パターンでは切除を要するという3段階診断法の改訂版を報告した[3](図3)。

● 基底細胞癌(BCC)

BCC の所見としては,arborizing vessels(樹枝状血管),leaf-like area(葉状領域),large blue-gray ovoid nests(青灰色類円形大型胞巣),multiple blue-gray globules(多発性青灰色小球),spoke wheel(車軸領域),shiny white areas(光沢白色領域),ulceration(潰瘍)が挙げられる(図4)。日本人 BCC の8割が黒色調で large blue-gray ovoid nests,multiple blue-gray globules が明瞭な場合が多いことより診断は比較的容易であるが,低色素性の場合にはしばしば診断が困難であり,その場合は arborizing vessels の所見が重要である。

■超音波検査

超音波検査(エコー)は,表在病変で特に有効である。CT や MRI では描出しにくい表在性かつ比較的小さい腫瘍には威力を発揮する。一般的な診断法である B モード法では,病変の大きさ,性状,周囲組織との関係を把握することが可能である。空間分解能が高いことから大きさや距離を

測る際には1/10mmまでの精度が担保される。血流評価（カラードプラ法）による血流パターンから良・悪性の鑑別も可能である。すなわち，多数，多方向から流入する血管を認める場合には転移性リンパ節を含めて悪性腫瘍がほとんどである。エコー検査の利点として，1）リアルタイムで断層像を得られる，2）任意の方向で観察が可能，3）血流の測定が可能，4）低侵襲，5）経時的（繰り返し，反復）観察が可能，などが挙げられる。

■CT

Computed tomography（CT）は，わが国での普及率が高く，短時間での検査が可能であるため頻用される傾向にある。皮膚軟部腫瘍においては腫瘍そのものの診断よりもリンパ節や内臓への転移検索に有用で，局所では骨や血管への浸潤の評価に使用される（図5）。

■MRI

Magnetic resonance imaging（MRI）は，生体内の水や脂肪に含まれる水素原子核（プロトン）の核磁気共鳴現象を利用して生体内の情報を画像化したものである。画像のコントラストは，プロトンおよび水素原子と周囲とのエネルギーのやりとりに関する2つの科学的パラメーター（縦緩和時間T1と横緩和時間T2）を反映している。これら3つに加えて，血流や組織内水分子の微細運動（拡散）によって画像が修飾を受ける。これらの撮像パラメーターを変えることにより特定の因子を強調した画像を得ることができる（表）[4]。基本的撮像法としてはT1強調像（T1WI）とT2強調像（T2WI）がある。これらT1WIとT2WI

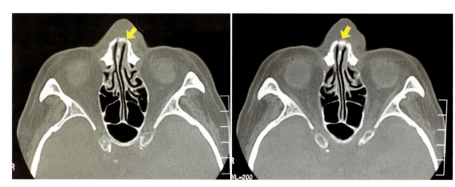

図5　鼻部有棘細胞癌のCT所見

鼻部腫瘍に接する鼻骨には一部辺縁がやや不整な像（➡）を認め，骨浸潤が疑われた

表　MRI撮影法

主な撮影法，造影	特徴
T1強調画像（T1WI）	・脂肪が高信号，水が低信号 ・メラニン，Gd造影剤，Mnなど常磁性体で高信号
T2強調画像（T2WI）	・水，脂肪が高信号，筋肉が低信号 ・血腫，血流，石灰化，メラニンで低信号
脂肪抑制画像 （STIR，CHESSなど）	・脂肪の信号を抑制し，病変のコントラスト増加
FLAIR像	・水が低信号のT2強調画像
拡散強調画像（DWI）	・動きの悪い水のあるところが高信号 ・膿瘍，悪性リンパ腫，転移性腫瘍でも高信号
MR angiography（MRA）	・動脈コントラストが高い多数の元画像処理で血管を抽出
造影（CE）	・腫瘍と周囲組織とのコントラストを増して病変の検出や広がりの判断を助ける ・通常はT1WIで観察し，周囲に脂肪が多い場合は脂肪抑制T1WIを用いる

（大塚正樹：MRI. Skin cancer 31: 80-84, 2016 より引用，一部改変）

3. 悪性腫瘍の画像診断

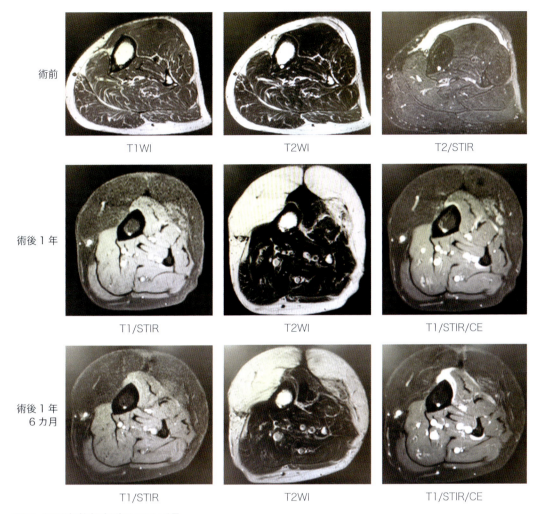

図6 下腿部軟部肉腫のMRI所見
術前：T1WIでlow、T2WIでhigh、T2/STIRでhighな腫瘍を認め、この所見を参考に腫瘍の局在、切除範囲を設定した
術後1年：腹直筋皮弁にて再建が施行されており、前脛骨筋内にわずかに造影を受ける領域を認めた
術後1年6カ月：経過を追っていたが、T1/STIR/CEで造影を受ける領域は増大しており、再発と診断した

をセットとして個人差の少ない水、皮下脂肪、骨格筋、骨、空気などの信号と比較し、高信号か低信号かという相対的な評価により診断を行う。T1WI/T2WI信号パターンは大きく以下の4通りに分けることができる[2]。

1) T1WI/T2WI 低信号/高信号：水、疾患（腫瘍、炎症）の多くが該当する
2) T1WI/T2WI 低信号/低信号：線維成分に富む組織、空気、石灰化、動脈などが該当する
3) T1WI/T2WI 高信号/高信号：脂肪、高蛋白濃度の液体などが該当する
4) T1WI/T2WI 高信号/低信号：まれなパターンであり、メラニンが該当する

これらの特徴を利用して、腫瘍の性状、周囲組織への浸潤、深部組織への深達度を正確に評価することが可能となる。また実際の治療においては、原発巣や転移巣の切除範囲や切除可否の判断や術後経過観察に用いられる（図6）。

リンパ節の画像検査

■超音波検査

CT、MRIでは径10mm未満のリンパ節転移を

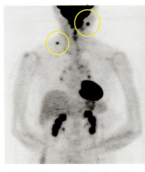
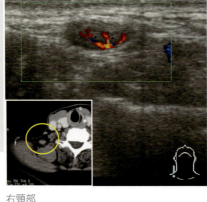
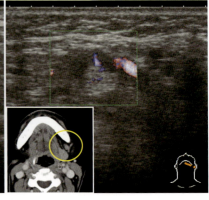

右鎖骨上リンパ節，左下顎リンパ節に集積あり，CTでも同部に1cm強のリンパ節を認め，転移が疑われた

(a) PET所見

右頸部
11×5mmのリンパ節，形状扁平リンパ節門が偏りなく確認でき，リンパ節門からリンパ節全体に均等に血流が分布し，PI:0.84，RI:0.55であった

左下顎部
14×10mmのリンパ節，形状扁平リンパ節門が偏りなく確認でき，リンパ節門からリンパ節全体に均等に血流が分布し，PI:0.96，RI:0.64であった．術前超音波検査では転移はないと診断した

(b) 術前の超音波検査所見

図7 右側頭部MMのリンパ節腫大
(元村尚嗣ほか：皮膚悪性腫瘍におけるリンパ節の画像評価．PEPARS 100：103-108，2015より引用)

見つけることは困難である．しかし，超音波検査ではリンパ節をあらゆる角度から観察できること，血流信号を評価することが可能であることから，より早期のリンパ節転移を見つけることができる．皮膚悪性腫瘍のリンパ節転移の診断に用いられる所見として，①リンパ節の厚みが6mm以上，②長径／短径比が低い（球型に近い），③リンパ節門の偏在や消失，③リンパ節門以外からの動静脈血流の流入，④血管抵抗値の高値（PI: pulsatility index；最高血流速度－最低血流速度／平均血流速度が1.5以上，RI: resistance index；最高血流速度－最低血流速度／最高血流速度が0.8以上）がある（図7）[5]．

超音波診断の欠点としては，1）検者が観察しない部位は診断できないこと，2）検者により検査方法，診断レベルが一定しないためにCT，MRIと比べ客観性の点で劣ること，などが挙げられる．そのため，所属リンパ節全体を見落とすことなく観察し，メルクマールとなる各臓器を中心に得られる超音波画像を基本画像として設定し，必ず左右の基本画像とその付近を観察，記録するようにしていくと，見落としを防ぎ，所属リンパ節領域全体を検査したことを客観的に示すことができる．

■CT，MRI
リンパ節転移のCT，MRI診断は現時点でも正

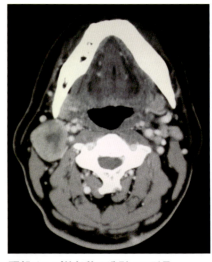

図8 頸部リンパ節転移の造影CT所見
右上内深頸リンパ節の大きさは34×25mmで，中央部に低吸収域を認め，転移陽性と診断した
(元村尚嗣ほか：皮膚悪性腫瘍におけるリンパ節の画像評価．PEPARS 100：103-108，2015より引用)

確な画像診断基準が確立されているわけではない．CT，MRIは形態診断であることから限界があり，顕微鏡的転移や分子レベル診断での転移は診断不可能である．

CT，MRIによるリンパ節転移診断基準は大きく分けて，1）大きさによる診断基準，2）形状に

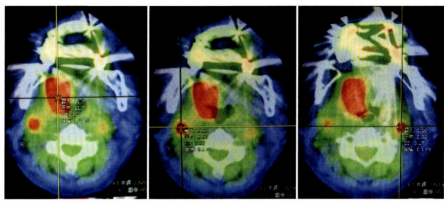

図9　右中咽頭癌のPET-CT所見
右中咽頭部にSUV=15.7のFDGの異常集積を認め，原発病変と判断できる．右上内深頸リンパ節にSUV=5.6，左上内深頸リンパ節にSUV=5.5の異常集積を認め，リンパ節転移と診断した

よる診断基準，3）被膜外浸潤の有無，がある．

● 大きさによる診断基準

一般的に最も用いられる基準はCT画像における最大径での診断基準である．一部のリンパ節（上内深頸リンパ節や顎下部リンパ節では15mmなど）を除いて10mmを超える径のリンパ節を転移陽性とするもので，この基準での正診率は80％前後とされている．

● 形状による診断基準

大きさによる診断基準を満たさないリンパ節の診断について，内部性状が重要とされている．すなわち中心壊死や局所欠損を反映する造影後CTでの低吸収域の存在である（図8）[5]．この低吸収域の診断基準は正診率90％以上とされている．内部性状による診断はCTがMRIより優れているとされるが，頭頸部などでは歯の補綴物や義歯によるアーチファクトが問題となることがあり，MRIで補う必要がある．

● 被膜外浸潤の有無

リンパ節転移において被膜外浸潤（節外浸潤）は予後に重要な影響を及ぼす因子の1つである．被膜外浸潤を示す所見として，CT，MRIともリンパ節の輪郭の不整と被膜の不整な増強効果が見られる．

■ PET-CT

PETはpositron emission tomographyの略語で，ポジトロンCTともいわれる核医学診断装置のことである．PETで使用されるRI（放射性同位元素）は，炭素，酸素，フッ素，窒素などの生体中に存在する元素なので，SPECTよりもなおいっそう代謝などの様子を正確に把握でき，癌などの進行度の診断などに優れた能力を発揮する．PET検査は，癌細胞が正常細胞に比べて3〜20倍のブドウ糖を取り込む，という性質を利用しており，現在PET検査といえば大半がブドウ糖代謝の指標となる18F-FDGを用いたFDG-PET検査である．取り込まれたFDGは癌細胞内に長く留まることができるため，この特性を利用し，PET検査で全身の癌細胞を画像化して診断する．

PET-CT検査は，CT装置を併用することで，時間差による画像のずれを防ぎ，高精度に位置合わせが可能になる．そのため，さらに鮮明な画像で，腫瘍の位置や大きさを撮影することができ，より詳しく分析できるものである．リンパ節の画像評価においてPET-CTは，あくまでも転移したリンパ節の検索が主である（図9）．

PET-CTは非常に有用な検査ではあるが，現状では造影CTと比較して明らかに優れているとは断定できないとの報告が多い．また転移性リンパ節が小さい場合にも描出されない．今後，造影CTをPETの融合画像として用いる造影PET-CTにより転移性リンパ節の検出能が向上することが期待される．

第7章 知っておきたい知識

引用文献

1) Argenziano G, Soyer HP, Chimenti S, et al: Dermoscopy of pigmented skin lesion: results of a consensus meeting via the internet. J Am Acad Dermatol 48: 679-693, 2003
2) 斎田俊明：ダーモスコピーの診断手順．ダーモスコピーの診かた・考えかた，pp6-12, 医学書院，東京，2007
3) Koga H, Saida T: Revised 3-step dermoscopic algorithm for the management of acral melanocytic lesions. Arch Dermatol 147: 741-743, 2011
4) 大塚正樹：MRI. Skin cancer 31: 80-84, 2016
5) 元村尚嗣，羽多野隆治：皮膚悪性腫瘍におけるリンパ節の画像評価．PEPARS 100：103-108, 2015

4. 神経皮膚症候群

諸富公昭

■神経皮膚症候群とは

外胚葉由来の先天性疾患で，皮膚には色素斑や神経線維腫が多発し，さらに各臓器には神経系腫瘍が生じる。神経皮膚症候群に含まれる代表疾患には，神経線維腫症1型（レックリングハウゼン病 von Recklinghausen's disease），神経線維腫症2型，結節性硬化症〔Bourneville(-Pringle)病〕，色素性乾皮症，Peutz-Jeghers 症候群などがあるが，原因遺伝子の解明が進んでいる（表1）[1]。それぞれ，皮膚に大小さまざまな腫瘍や色素斑を認め，大きくなれば軟部組織の変形を来たす。

■疫学

●神経線維腫症（neurofibromatosis）

神経線維腫症1型は，出生約3,000人に1人の割合で生じるとされ，わが国では約40,000人が罹患していると推定されている。その半数は家族歴のない突然変異例である[2]。神経線維腫症2型は，両側性に発生する聴神経腫瘍を主な症状とし，皮膚や眼病変を合併する常染色体優性の遺伝性疾患である。出生率は33,000人に1人とされており[3]，わが国の難病情報センターによる2013年の調査では800人が罹患しているとの報告がある。

●結節性硬化症

皮膚や神経系をはじめとして全身性に過誤腫が生じる疾患で，およそ7,000人に1人の割合で生じており，わが国では15,000人が罹患しているとされている。その65％以上が家族歴のない突然変異例と考えられている[4]。遺伝形式は常染色体優性であるが，約7割は孤発例と言われている。

神経線維腫症1型と結節性硬化症の突然変異率は非常に高い（〜1/10,000 gametes/generation）と考えられており，この高い突然変異率は当然，体細胞の分裂過程でも起こり得ると予測される[5]。

このような背景もあり，神経皮膚症候群の罹患患者は決して少なくない。体表の腫瘍切除を目的として，または外観上の軟部組織変形の改善を主訴として紹介されるため，形成外科医が外来にて診療する機会は比較的多いと考えられる。罹患頻度や遺伝的背景などは，医師が十分に理解したうえで，的確に現場で各疾患について患者に説明しなければならない。

本稿では，神経皮膚症候群のなかでも頻度の高い神経線維腫症1型を中心に述べる。

神経線維腫症1型（レックリングハウゼン病）

■診断

カフェ・オ・レ斑や神経線維腫を特徴とし，脊椎や長管骨病変などを含む全身の骨病変，眼病

表1 主な神経皮膚症候群と原因遺伝子

疾患	遺伝子
神経線維腫症1型	NF1
神経線維腫症2型	NF2
結節性硬化症	TSC1, TSC2
色素性乾皮症	XPA, XPB, XPC, XPD, DDB2, XPF, ERCC5, POLH
Peutz-Jeghers 症候群	LKB1
von Hippel-Lindau 病	VHL

（金田眞理：母斑症の最新の知見（1）神経線維腫症I型（レックリングハウゼン病），形成外科60：903-911，2017より引用一部改変）

第7章 知っておきたい知識

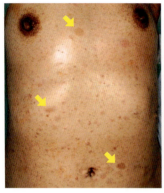
カフェ・オ・レ斑
胸腹部。褐色の色素斑が散在している

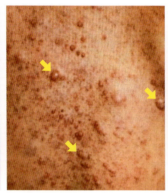
皮膚神経線維腫
背部。腫瘤が多発している

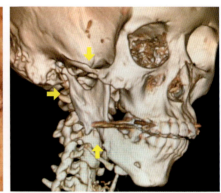
骨病変
顔面骨の3DCT所見。右頬骨から下顎にかけての変形を認める

図1　神経線維腫の主な病変

表2　わが国の神経線維腫症1型患者に見られる主な症候のおおよその合併率と初発時期

症候	合併頻度	初発時期
カフェ・オ・レ斑	95%	出生時
頭蓋骨・顔面骨の骨欠損	5%	出生時
四肢骨の変形・骨折	3%	乳児期
雀卵斑様色素斑	95%	幼児期
視神経膠腫	1%	小児期
虹彩小結節	80%	小児期
神経の神経線維腫	20%	学童期
びまん性神経線維腫	10%	学童期
脊椎の弯曲	10%	学童期
皮膚の神経線維腫	95%	思春期

(吉田雄一ほか：神経線維腫症1型（レックリングハウゼン病）の診断基準および治療ガイドライン．日皮会誌 118：1657-1666, 2008より引用一部改変)

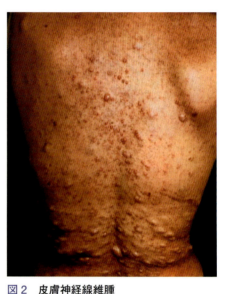

図2　皮膚神経線維腫
急速に増大して来たものや疼痛を認めるものは病理検査を行う

変，中枢神経系病変，心血管系病変などを合併する常染色体優性遺伝疾患である（図1）。遺伝的には100%で浸透するが，その臨床症状は多様である。17番染色体長腕上（17q11.2）にあるNF1遺伝子が責任遺伝子とされ，nerofibrominの発現の低下が腫瘍の発生と関連している[6]。遺伝子型と臨床症状の表現型の相関が解明されたものもある[7]。

各症候には，合併する頻度や初発時期に特徴があり（表2）[8]，患者の年齢に応じた対応が必要となる。人種差，男女差はほぼなく，50%が家族内発生しており，残りの50%は突然変異による孤立性の発生である[9]。神経線維腫自体は，末梢神経の神経鞘から発生するとされ，皮膚神経線維腫（図2）と末梢神経内の叢状神経線維腫（nodular plexiform neurofibroma, 図3），びまん性の叢状神経線維腫（diffuse plexiform neurofibroma, 図4）とに分けられる。内臓に発生する神経線維腫は1%以下であるが，そのなかでは腸管に発生しているものが多い[10]。叢状神経線維腫は約30%で生じる病変であり，神経線維腫が叢状に連なった形態を示しており，眼窩尖端部や上眼窩裂，三

4. 神経皮膚症候群

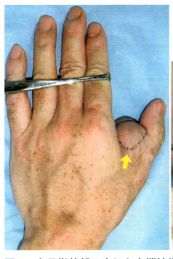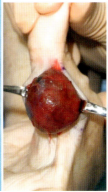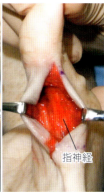

指神経

図3　左母指基部に生じた末梢神経内の叢状神経線維腫
指神経と連続性がなければ，主たる知覚神経や運動神経は確実に温存する

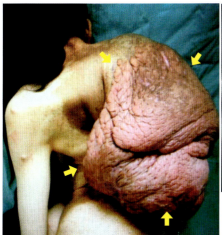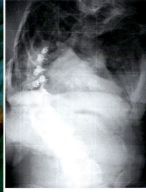

胸部X線所見
脊椎の側弯を認める

胸部CT所見
高度な縦郭変形を呈している

図4　右肩から背部にかけて生じたびまん性の神経線維腫
腫瘤の下垂や慢性的な出血により，日常生活に支障を来たしているため，巨大な腫瘤の場合，しばしば減量術が行われる。相当量の術中出血が予測されるため，自己血貯蓄も考慮する

叉神経の第1枝に発生することが多い[11]。叢状神経線維腫は，眼窩内に進展した結果，眼球突出を来たし，さらに海面静脈洞や咽頭部に進展する[11]。

　神経線維腫全体としては良性の経過をとることが多い。悪性末梢神経鞘腫瘍への悪性化の頻度も約10％と言われており，肺転移を来たしやすい。外来診察にて経過観察を行う際には常に悪性化を念頭におき，神経腫の疼痛や急速な増大には十分に注意する[12]。悪性化した場合の転移経路は，所属リンパ節転移よりも，肺を主とした血行性転移の頻度が高いことから，通常，リンパ節郭清は必要でない[13]。ほかに合併する腫瘍としては，視神経膠腫と脳腫瘍（星細胞腫）が挙げられる。その他では，褐色細胞腫の発生率が高く，正常人に比し約10倍程度の頻度とされる[14]。Waltherら[15]は，本症の0.1〜5.7％に褐色細胞腫が合併すると報告しており，特に本症患者で高血圧が認められる場合は，精査した方がよい。

　わが国では，日本皮膚科学会の神経線維腫症1

第7章 知っておきたい知識

表3 神経線維腫症1型の診断基準

【概念】
カフェ・オ・レ斑，神経線維腫を主徴とし，皮膚，神経系，眼，骨などに多種病変が年齢の変化とともに出現し，多彩な症候を呈する全身性母斑症であり，常染色体優性の遺伝性疾患である

【診断基準】
1. 6個以上のカフェ・オ・レ斑 [*1]
2. 2個以上の神経線維腫（皮膚の神経線維腫や神経の神経線維腫など）またはびまん性神経線維腫 [*2]
3. 腋窩あるいは鼠径部の雀卵斑様色素斑（freckling）
4. 視神経膠腫（opticglioma）
5. 2個以上の虹彩小結節（Lischnodule）
6. 特徴的な骨病変の存在（脊柱・胸郭の変形，四肢骨変形，頭蓋骨・顔面骨の骨欠損）
7. 家系内に同症

7項目中2項目以上で神経線維腫症1型と診断する

【診断のポイント】
[*1] 多くは出生時から見られる扁平で盛り上がりのない斑であり，色調は淡いミルクコーヒー色から濃い褐色に至るまでさまざまで色素斑内に色の濃淡は見られない。通常，大きさは1〜5cm程度で，形は長円形のものが多く，丸みを帯びた滑らかな輪郭を呈する（小児では大きさが0.5cm以上あればよい）
[*2] 皮膚の神経線維腫は淡色あるいは淡紅色の弾性軟の腫瘍であり，思春期ごろより全身に多発する。圧痛，放散痛を伴う神経線維腫や隆起したびまん性神経線維腫が見られることもある

（吉田雄一ほか：神経線維腫症1型（レックリングハウゼン病）の診断基準および治療ガイドライン．日皮会誌 118：1657-1666，2008 より引用一部改変）

型診断基準があるが，診断基準となる症状として，カフェ・オ・レ斑が6個以上，2個以上の神経線維腫，腋窩あるいは鼠径部の雀卵斑様色素斑，視神経膠腫，2個以上の虹彩小結節，特徴的な骨病変（脊柱・胸郭の変形，四肢骨変形，頭蓋骨・顔面骨の骨欠損）の存在，家系内に同症，の7項目が挙げられている。このうち2項目以上の該当があれば神経線維腫症1型と診断する（表3）。その他の参考所見として，大型の褐色斑，有毛性褐青色斑，若年性黄色肉芽腫，貧血母斑，脳脊髄腫瘍，褐色細胞腫，悪性末梢神経鞘腫瘍が挙げられている。

本症は，「難病の患者に対する医療等に関する法律」で指定されている指定難病であり，特定医療費の支給制度が定められている。この制度に基づき，都道府県から指定を受けた指定医が特定医療支給認定の申請に必要な診断書を作成する。診断後は，DNB分類に従い，皮膚病変・神経症状・骨病変の程度を判断し，重症度を決定する。

■外来診察における注意点

前述のように，全身性の合併症を認めるため（骨病変，眼病変，中枢神経系病変，心血管系，脊椎や長管骨病変など），必要に応じて専門科にコンサルトすることが重要である。漫然とした経過観察だけの外来診察となってはいけない。皮膚に多発した神経線維腫により，整容上の問題が生じた場合や日常生活に支障が出る場合は，そのつど外科的に切除を行う。虹彩結節や視神経膠腫は比較的安定している場合が多いが，定期的な眼科診察を行うようにする。骨変形は，約60％の症例で認められており，長管骨の変形で易骨折性を伴う場合は適切な日常生活指導を行う。脊椎側弯症は通常，経過観察で十分であるが，麻痺症状など問診で十分な確認を行う必要がある。少なくとも年に一度の外来診察を行い，身体の診察（血圧測定や眼科的診察を含む）や，頭蓋内や体幹四肢深部の腫瘍の疑いがあればMRIなどの画像検査，また小児においては発達の評価など，患者の状態を把握するように努める。患者は，カフェ・オ・レ斑が出生時から存在したり，乳児期にかけて増加したりすることから，小児科や皮膚科を受診する場合が多い。成長に伴い，知的障害や学習障害，発育の遅延などを発症するため，小児科でのフォローアップが大切であるが，整容上の観点から皮膚科のみならず，形成外科医師による外科的治療の積極的なかかわりが，患者とその家族を含めたケアに貢献できると考える。

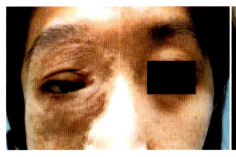

臨床所見	眼窩部 3DCT 所見
複数回の切除術が行われている症例。右眼窩から右頬部にかけて神経線維腫を認める	眼瞼の偏位や下垂に加えて，経年変化による眼窩内の神経線維腫の増大や骨性眼窩の形態変化が原因となり，眼球の位置異常が生じている（⇨）

図5　眼窩部の神経線維腫

神経線維腫症の治療

■皮膚神経線維腫

整容上の患者からの希望と，機能的な問題，疼痛の有無などから切除術の適応を決める（図2）。痛みなどの症状を有する箇所は，病理学的診断を行う。四肢に生じた皮膚神経線維腫を切除する際は，深層に走行する皮神経の損傷に注意する。前腕皮神経の各枝や，橈骨神経浅枝，尺骨神経背側枝を損傷すると，不快な知覚脱失が生じる。

■末梢神経内の叢状神経線維腫

手術を行う場合，可能であれば主たる知覚神経や運動神経を温存する。手指や手掌部に発生した神経線維腫の切除を行う際は，指神経を必ず確認する（図3）。

■びまん性の叢状神経線維腫

巨大な腫瘤となる場合が多く，これに長管骨病変や脊椎側弯症を伴うと，歩行困難が生じるなど，ADLが著しく低下する（図4）。このような症例では，巨大腫瘤の減量や，側弯に対する固定術を適宜行う。ただし，術中の出血が多いため，輸血を要する場合が多い。脊椎の側弯に対しては，装具による補助も検討する。

■顔面，頭部に生じた神経線維腫

顔面や頭部に生じた場合，整容面を考慮することが重要である。三叉神経や顔面神経の損傷に注意して摘出や減量を行う。

頬部は軟部組織が多いため神経線維腫症による下垂が生じやすい部位である。下垂が目立つ時は，フェイスリフトに準じた手術が良い適応となる。頬部皮弁の剥離は皮下で行うが，実際は腫瘍の中での剥離操作となるため，確実な止血操作が必要となる。

眼窩部を中心に神経線維腫が増大するような症例では，経年変化により骨性眼窩の変形が進行する（図5）。結果として，眼窩の拡大や，眼窩下縁と眼窩底の変形により眼球の位置異常が著明になり，眼瞼も変形する。眼球の位置異常に対しては，陳旧性眼窩骨折の眼球陥凹に対する治療と同様に，自家骨や肋軟骨移植により眼窩を再建する。眼瞼の形態異常には，顔面神経麻痺によるものと同様に，下眼瞼の吊り上げ術や下瞼縁の短縮を行う。

神経線維腫が顔面部から頭部にかけて拡がっているような症例では，頭蓋骨病変を伴う場合が多い。頭蓋骨欠損に対しては，頭蓋再建が必要となる。下顎周囲から，中顔面，頭蓋にかけて，顔面においてもあらゆる箇所が病変部となるため，腫瘍の切除や減量を適宜行うとともに，硬組織の再建も必要となる。

第7章 知っておきたい知識

引用文献

1) 金田眞理：母斑症の最新の知見（1）神経線維腫症Ⅰ型（レックリングハウゼン病）．形成外科 60：903-911，2017
2) Viskochi D: Neurofibromatosis type1. Management of Genetic Syndromes (3rd ed), edited by Classidy SB et al, pp549-568, Wiley-Blackwell, 2010
3) Evans DG, Howard E, Giblin C, et al: Birth incidence and prevalence of tumor-prone syndromes: estimates from a UK family genetic register service. Am J Med Genet 152: 327-332, 2010
4) Shepherd CW, Beard M, Gomez MR, et al：Tuberous sclerosis complex in Olmsted county, Minnesota, 1950-1989. Arch Neurol 48: 400-401, 1991
5) 大野耕策：神経皮膚症候群研究の進歩．脳と発達 30：109-114，1998
6) Ledbetter DH, Rich DC, O'Connell P, et al: Precise localization of NF1 to 17q11.2 by balanced translocation. Am J Hum Genet 44: 20-24, 1989
7) Shofty B, Constantini S, Ben-Shachar S: Advances in molecular diagnosis of neurofibromatosis Type 1. Semin Pediatr Neurol 22: 234-239, 2015
8) 吉田雄一，久保田由美子，金田眞理ほか：神経線維腫症1型（レックリングハウゼン病）の診断基準および治療ガイドライン．日皮会誌 118：1657-1666，2008
9) North K: Neurofibromatosis type 1: review of the first 200 patients in an Australian clinic. J Child Neurol 8: 395-402, 1993
10) Riccardi VM: von Recklinghausen neurofibromatosis. N Engl J Med 305: 1617-1627, 1981
11) 片瀬七朗，土屋一洋：第2章 遺伝性母斑症（神経皮膚症候群；neurocutaneous syndrome）神経線維腫症1型（NF1）．臨床画像 31：55-58，2015
12) Karadurmus N, Basaran Y, Buyukturan G, et al: Neurofibromatosis type 1 complicated with malignant transformation and diffuse pulmonary disease. Open access J Oncological Sci 2: 84-86, 2016
13) 新村眞人：Recklinghausen病自験例150例および本邦報告例について．皮膚臨床 16：15-21，1974
14) 中澤成晃，岸川英史，秋山幸太朗ほか：神経線維腫症1型に合併したドパミン産生褐色細胞腫の1例．泌尿器科紀要 58：543-547，2012
15) Walther MM, Herring J, Enquist E, et al: von Recklinghausen's disease and pheochromocytomas. J Urol 162: 1582-1586, 1999

History & Review

●NF1における遺伝子型と臨床症状の表現型が解説されている。
  Shofty B, Constantini S, Ben-Shachar S: Advances in molecular diagnosis of neurofibromatosis Type 1. Semin Pediatr Neurol 22: 234-239, 2015
●標準的な治療指針が記載されている。
  吉田雄一，久保田由美子，金田眞理ほか：神経線維腫症1型（レックリングハウゼン病）の診断基準および治療ガイドライン．日皮会誌 118：1657-1666，2008
●NFの画像診断についてまとめられている。
  亀井淳，佐々木真理：神経線維腫症．疾患別アトラス編 神経皮膚症候群．小児内科 39：S258-S261，2007

索　引

和　文

【あ】
悪性黒色腫（MM） 71, 210
──── 特異的生存期間 165
悪性黒色腫の病期分類 74
──── の TMN 分類 74
悪性 51 種 81
悪性腫瘍 210
──── の画像診断 210
悪性神経鞘腫 18
アクロコルドン 12
異型脂肪腫様腫瘍 90
異常血管 109

【い】
一次性乳房外パジェット病 62
一次リンパ節 167
イミキモド 30, 35
陰茎 67
喉頭浮腫 175

【う】
ウンナ母斑 107

【え】
腋窩郭清 180
腋窩部 69, 180
腋窩部レベルⅡ 186
腋窩部レベルⅢ 187
腋窩リンパ節 181
──── の郭清範囲 182
──── の領域区分 182
エタノール 183

【お】
大型青灰色卵円形胞巣 38
オスラー病 122
音響陰影 116

【か】
外陰・女性 68
外陰・男性 67
外骨腫 21
外鼻 51
海綿状リンパ管奇形 137
外毛根鞘嚢腫 8
潰瘍 38

膿瘍 174
踵部 79
下眼瞼 43, 59
顎下腺 159
顎下腺腫瘍 159
郭清 176, 185, 194
下肢 168
画像診断 204
──── のプロセス 209
──── の役割 204
──── への手順 204
下腿 35
カフェ・オ・レ斑 218
カポジ肉腫様血管内皮腫 115, 101
眼窩周囲のリンパ流 57
ガングリオン 22
癌真珠 48
感染 174
汗嚢腫 8
ガンマプローブ法 166, 169, 170
顔面神経の同定 156
顔面浮腫 175

【き】
気胸 175
基底細胞癌（BCC） 38, 211
境界母斑 15
頬部 78, 95
峡部型毛包嚢腫 8
局所皮弁 77
局面型 99
局面隆起型 99

【く】
クリッペル・トレノネー症候群 107
くり抜き切除術 15

【け】
経皮的硬化療法 128
頸部 172
頸部郭清 172
──── の術式 173
頸部皮膚血流障害 175
血管芽細胞腫 101
血管奇形 204

──── の画像診断 205
血管内治療 128, 135
──── の合併症 130
血色素尿 131
血腫 174
結節性硬化症 217
腱滑膜巨細胞腫 23
血管腫の発現型 99
原始血管叢 122
原発性（一次性）乳房外パジェット病 62
原発巣 180
──── と SLN 167

【こ】
硬化剤 118, 128, 141
硬化療法 119, 128, 135, 141, 143
紅色肥厚症 32
口唇 51, 52
光線力学療法 30
高分化型脂肪肉腫 90
黒褐色色素沈着 72
骨盤内リンパ節（郭清） 191, 195
骨病変 218
混合型血管奇形 208
混在型 99
根治的頸部郭清術 173

【さ】
サーモンパッチ 107
再増大 127
3 段階診断法 211
霰粒腫 57

【し】
耳介 51, 52
耳下腺 148
耳下腺腫瘍 148, 155
色素血管母斑症 108
色素性母斑 14
色素ネットワーク欠如 38
色素法 165
色素レーザー 104, 110
四肢 132
脂腺癌 56
脂腺母斑 13

| 至適切除縁（癌研有明病院）...... 84
| 歯肉過形成 107
| 脂肪腫 20
| 脂肪腫類似型 92
| 脂肪肉腫 90
| しみ 12
| 車軸状領域 38
| シャント塊 122
| 樹枝状血管 38
| 出血 174
| 術前塞栓術 127
| 腫瘤型 99
| 上肢 168
| 上肢皮膚のリンパ流 180
| 掌側皮弁 75
| 上背部 36
| 上皮内癌 32
| 上皮・付属器系 8
| 静脈還流 119
| 静脈奇形 101, 114, 205
| ———の形態・分布 115
| ———の静脈還流パターン 117
| 上腕中央リンパ節 183
| 植皮 78
| シラノの鼻型 99
| 視力障害 131
| 脂漏性角化症 11
| 神経鞘腫 18
| 神経線維腫（症） 18, 217
| 神経線維腫症1型 217
| ———の診断基準 220
| 神経線維腫症2型 217
| 神経損傷 175
| 神経皮膚症候群 217
| ———と原因遺伝子 217
| 深頸部リンパ節 174
| 神経麻痺 130
| 尋常性疣贅 13
| 深鼠径リンパ節（郭清） 192, 195
| 心肺虚脱 130
| 真皮内母斑 15

【す】
スキンタッグ 12
スクィーズ法 21
スタージ・ウェーバー症候群 107

【せ】
石灰化上皮腫 11
舌下腺 159
舌下腺腫瘍 159
切除縁評価の方法 83
浅頸部リンパ節 173
穿刺吸引検査 140
穿刺吸引細胞診 152
全切除生検 3
浅鼠径リンパ節（郭清） 192, 194
選択的頸部郭清術 173
センチネルリンパ節 164
———の検査法と特徴 165
———の同定法 165
センチネルリンパ節生検 73, 164, 172, 172, 180
先天性血管腫 101
浅葉部分切除術 154

【そ】
爪甲下外骨腫 21
双手診 161
爪床原発黒色腫 75
叢状神経線維腫 219
塞栓術 128, 135
続発性（二次性）乳房外パジェット病 62
鼠径部 191
鼠径リンパ節（郭清） 191, 192
組織壊死 131

【た】
ダーモスコピー 38, 40, 72, 210
体幹 167
体幹皮膚のリンパ流 180
大腿外側部 87
唾液腺癌の悪性度分類 152
唾液腺腫瘍 148
———のTNM分類と病期分類 154
唾液腺の局所解剖 149
多形型 90
多形腺 148
脱分化型 90
多発状青灰色小球 38
多発ボーエン病 33
多発葉状領域 38
炭酸ガスレーザー 29

単純性血管腫 106
単純X線 205

【ち】
超音波検査 204, 211, 213
直接穿刺造影 117

【て】
低分子性分子標的薬 200

【と】
頭頸部 132, 167
頭頸部癌取扱い規約とAAO-HNS分類の対応 173
頭頸部皮膚腫瘍のリンパ流 167
凍結療法 29, 35
動静脈奇形（AVM） 122
———の画像診断 206
頭部 54
動脈造影 116
年寄りイボ 11
トレーサーの注入 168
内側足底皮弁 79
軟性線維腫 12
軟部腫瘍診断アルゴリズム 82
軟部肉腫 81, 127

【に】
二次性乳房外パジェット病 62
2段階診断法 210
日光角化症 26
日光黒子 12
乳児血管腫 98
乳び漏 175
乳房外パジェット病 62
———のTNM分類と病期分類（案） 65

【ね】
粘液型 90
粘膜部黒子型 71

【の】
脳梗塞 130, 175
脳塞栓 130
嚢胞状リンパ管奇形 140, 137

【は】
パークスウェーバー症候群 108
肺梗塞 130
肺塞栓 130
背部 141
破壊型基底細胞癌 39
パジェット癌 62

パジェット現象	62
針生検	92
瘢痕癌	54
斑状強皮症型	41
パンチ生検	2

【ひ】
皮下型	99
ヒグローマ	137
肘部・上腕中央部	188
肘リンパ節	183
砒素中毒	33
非退縮性先天性乳児血管腫	126
ヒトパピローマウイルス	9
皮膚神経線維腫	218
切開生検時の注意点	4
皮膚線維腫	16
皮様嚢腫	8, 10
表皮嚢腫	8
稗粒腫	8
鼻部	44

【ふ】
フィールド療法	30
複合母斑	15
房状血管腫	101, 115
部分切除生検	3
プロプラノロール内服療法	101, 103
分枝露出法	156
粉瘤	8

【ほ】
ポインター	149
縫合不全	175
ボーエン癌	32
ボーエン病	32
ポートワイン母斑	106
母指	75, 77
保存的頸部郭清術	173
母斑細胞性母斑	14
頰部	95
ポリドカノール	118
本幹露出法	156

【み】
| 脈管奇形症候群 | 122 |

【む】
| 無色素性黒色腫 | 71 |

【め】
| メラノーマ | 200 |

| メラノーマ薬物治療 | 201 |
| 免疫チェックポイント阻害薬 | 200 |

【も】
毛細管リンパ管奇形	138
毛細血管奇形	106, 127, 208
毛母腫	11
モノエタノールアミンオレイン酸塩	118

【や】
| 薬物治療 | 200 |
| 薬物療法 | 101 |

【ゆ】
有棘細胞癌	46
―――の再発リスク分類	49
―――の診療アルゴリズム	50
―――の TNM 分類	48
―――の病期分類	48
―――の表皮内癌と前駆症	47
指粘液囊腫	23

【よ】
| 予防的リンパ節郭清 | 172 |

【り】
隆起性皮膚線維肉腫	85
リンパ管奇形	137, 208
リンパ管腫	137
リンパ管静脈奇形	138
リンパ小囊胞	139
リンパシンチグラフィ	165, 169, 181
リンパ節郭清	51
リンパ節の画像検査	213
リンパ漏	175

【る】
| 類器官母斑 | 13 |

【れ】
| レーザー | 110 |
| レックリングハウゼン病 | 217 |

【ろ】
| 老人性疣贅 | 11 |
| 漏斗部型毛包囊腫 | 8 |

【わ】
| ワルチン腫瘍 | 148 |

欧　文

【A】
AAO-HNS 分類によるリンパ節領域	175
acoustic shadow	116
acrochordon	12
actinic keratosis	26, 32
AJCC system	94
AJCC 第 8 版	73
amelanotic nevus	14
amorphous hazy high density area	91
angioblastoma	101
anterograde parotidectomy	156
arborizing vessels	38
arteriovenous malformation： AVM	122
atheroma	8
atypical lipomatous tumor	90
AVM 悪化機序	123
AVM Stage	123

【B】
Barrier 換算スコア	83
bipedicle flap incision	192
blue rubber bleb nevus（Bean） syndrome VM	114
Bourneville（-Pringle）病	217
Bowen's disease	32
BRAF 遺伝子変異	200

【C】
calcifying epithelioma	11
cancer pearl	48
capillary lymphatic malformation：CLM	138
capillary malformation	106, 127
capillary malformation-arteriovenous malformation：CM-AVM	122
carcinoembryonic antigen（CEA）	63
CD31	140
cerebral cavernous malformation：CCM	114
Cho らの分類	129
Clark 分類	71
Common VM	114
compound nevus	15
CT	205, 212, 214
Cynergy	110
cyst	8

cystic hygroma 137
【D】
Daseler 192
dedifferentiated 90
dermatofibroma 16
dermatofibrosarcoma
　protuberans：DFSP 85
dermoid cyst 8, 10
desmoplastic melanoma 71
diffuse plexiform neurofibroma
　......... 218
diffuse type 56
digital mucous cyst 23
DSA（digital subtraction angiography）......... 118, 128, 143
【E】
EO 118
epidermal (inclusion) cyst 8
epitrochlear nodes 183
erythroplasia of Queyrat 32
excisional biopsy 3
【F】
familial VM cutaneo-mucosal 114
fine needle aspiration：FNA 152
flow control 119
FNCLCC grading system 93
follicular cyst（infundibular type）
　......... 8
follicular cyst（isthmuscatagen type）......... 8
Frey 症候群 154
【G】
ganglion 22
generalized lymphatic malformation 139
glomuvenous malformation：GVM
　......... 114
glucose transporter-1：GLUT-1
　......... 98
Gorham-Stout syndrome 139
【H】
hemangioma 98
hereditary hemorrhagic telangiectasia：HHT 122
hidrocystoma 8
Hughes flap 59
human papilloma virus（HPV）
　......... 9, 13
【I】
ICG 蛍光法 166, 169, 170
incisional biopsy 3
intermediate（locally aggressive）
　......... 90
intradermal nevus 15
IP 切断 75
irregular spiky pattern 41
【J】
junctional nevus 15
【K】
Kaposiform hemangioendothelioma 101, 115
Klippel-Trenaunay 症候群
　......... 107, 139
【L】
lactate dehydrogenase：LDH 72
large blue-gray ovoid nests 38
lateral mega vein 109
lateral orbital flap：LOF 58
lazy S incision 192
lipoma 20
lipoma-like type 92
liposarcoma 90
localized intravascular coagulopathy：LIC 115
lymphangioma 137
lymphangioma circumscriptum
　......... 139
lymphatic malformation：LM 137
lymphaticovenous malformation：LVM 138
【M】
macrocystic LM 137
Malar flap 43
malignant melanoma 71
malignant nerve sheath tumor 18
mapping biopsy 67
microcystic LM 137
micronodular nest 41
mid-arm nodes 183
millium 8
modified radical neck dissection
　......... 173
MRI 204, 212, 214
MSLT-II 165
multiple blue-gray globules 38
multiple leaf-like areas 38
myxoid 90
【N】
National Comprehensive Cancer Network Guidelines 73
neurilemmoma 18
neurofibroma 18
neurofibromatosis 217
nevocellular nevus 14
nidus 122
nodular plexiform neurofibroma
　......... 218
nodular type 56
non-involuting congenital infantile hemangioma 126
【O】
organoid nevus 13
【P】
Paget 癌 62
Paget 現象 62
papillomatous type 56
parallel ridge pattern 72
Parkes Weber 症候群 108, 122
partial superficial parotidectomy：PSP 154
peripheral palisading irregularity
　......... 41
PET 181
PET-CT 215
Peutz-Jeghers 症候群 217
photo dynamic therapy：PDT
　......... 35
photodynamic therapy 30
pigment network 38
pigmented nevus 14
pilomatricoma 11
pleomorphic 90
primary vascular plexus 122
Puig 分類 116
【Q】
quadrilateral block 192
【R】
radical neck dissection 173
Rendu-Osler-Weber syndrome
　......... 122
retrograde parotidectomy 156

【S】

Schöbinger の臨床病期分類 …… 122
Schwannoma …… 18
Schwann 細胞 …… 18
sebaceous nevus …… 13
sebaceous（gland）carcinoma …… 56
seborrhic keratosis …… 11
selective neck dissection …… 173
senile（pigment）freckle …… 12
senile lentigo …… 12
sentinel lymph node biopsy：
　SLNB …… 164
sentinel lymph node：SLN …… 164
shine-through 現象 …… 78, 166, 164
skin tag …… 12
soft fibroma …… 12
solar lentigo …… 12
spoke wheel areas …… 38
squamous cell carcinoma in situ
　…… 32
squamous cell carcinoma：SCC
　…… 46
straight incision …… 192
strawberry pattern …… 26
sturge-Weber 症候群 …… 107
subungual exstosis …… 21
surgical staging system …… 94

【T】

tenosynovial giant cell tumor …… 23
tram-track sign …… 109
trichilemmal cyst …… 8
tufted angioma …… 101, 115
tumor thickness（Breslow
　thickness）…… 72

【U】

ulceration …… 38

【V】

vascular anomalies …… 137
vascular malformations …… 137
vascular tumors …… 137
V beam …… 110
venous malformation：VM …… 114
verruca senilis …… 11
von Recklinghausen's disease
　…… 217

【W】

Warthin …… 149
well differentiated …… 90
WHO classification of tumours of
　Soft Tissue 142 種類 …… 81

数字・記号

5-FU …… 66
5-FU 外用療法 …… 35
5-FU 軟膏 …… 30
5-S-cysteinyldopa（5-S-CD）…… 72

形成外科治療手技全書 V
腫瘍・母斑・血管奇形　　　　　　　〈検印省略〉

2018年4月1日　第1版第1刷発行
定　価（本体13,000円＋税）

監　修　波利井 清紀・野﨑 幹弘
総編集　平林 慎一・川上 重彦
編　集　磯貝 典孝・山本 有平
発行者　今井　良
発行所　克誠堂出版株式会社
　　　　〒113-0033　東京都文京区本郷3-23-5-202
　　　　電話　03-3811-0995　　振替　00180-0-196804
　　　　URL　http://www.kokuseido.co.jp

　　　　印刷・製本：株式会社シナノパブリッシングプレス
　　　　イラスト：勝山 英幸
　　　　デザイン・レイアウト：有限会社貫太郎事務所
　　　　　　　　　　　　　　株式会社MOデザイン室
　　　　　　　　　　　　　　佐野 裕子

ISBN 978-4-7719-0501-6 C3047　　￥13,000E
Printed in Japan ©Kiyonori Harii, Motohiro Nozaki, 2018

●本書の複製権・翻訳権・上映権・譲渡権・公衆送信権（送信可能化権を含む）は克誠堂出版株式会社が保有します。
●本書を無断で複製する行為（複写，スキャン，デジタルデータ化など）は，「私的使用のための複製」など著作権法上の限られた例外を除き禁じられています。大学，病院，診療所，企業などにおいて，業務上使用する目的（診療，研究活動を含む）で上記の行為を行うことは，その使用範囲が内部的であっても，私的使用には該当せず，違法です。また私的使用に該当する場合であっても，代行業者等の第三者に依頼して上記の行為を行うことは違法となります。
●JCOPY 〈(社)出版者著作権管理機構　委託出版物〉
本書の無断複写は著作権法上での例外を除き禁じられています。複写される場合は，そのつど事前に(社)出版者著作権管理機構（電話 03-3513-6969，Fax 03-3513-6979，e-mail：info@jcopy.or.jp）の許諾を得てください。